Erkki Lehtiranta & Leena Niemelä

kasvien
viisaus
kivien
muisti

Mestari Hilarionin viisautta 3

Kasvien viisaus, kivien muisti
Mestari Hilarionin viisautta 3

Smiling Stars
www.smilingstars.fi

2. painos 2019
ISBN 978-952-69278-0-0 (nid.)
ISBN 978-952-69278-1-7 (EPUB)

Paino: Books on Demand, Norderstedt, Saksa

Taitto ja kannen suunnittelu Tomi Leporinne, Avendis

Valokuvat Vesa Mikkonen
sekä Lasse Kalleinen (kuva 28), Kari Leo (kuva 27), Leena Niemelä (kuvat 31, 54),
Sinikka Piippo (kuvan 29 ruis), Henry Väre (kuva 15).
Kivet kuvattu Geologian museon Mineraalikabinetissa paitsi spektroliitti ja kulta.

Etukannessa: Saniaiset ja spektroliitti, kuvaaja Vesa Mikkonen
Takakannessa: Vaivero, kuvaaja Kari Leo, ja sideriitti ja tekijät, kuvaaja Vesa Mikkonen

Värähtelylääkintä on lempeä ja pehmeä täydentävä hoitomuoto, joka toimii hyvin mm. tukihoitona konventionaalisen lääketieteen rinnalla. Kirjan materiaalia ei ole tarkoitettu korvaamaan lääkärin tutkimusta, määräämiä lääkkeitä tai hoitoja sairaustapauksissa. Kirjan kirjoittajat ja kustantaja eivät ole vastuussa, jos teoksessa mainittuja metodeja käytetään sairauksien hoitamisessa.

Erkki Lehtirannan muuta kirjallista tuotantoa:
Musiikin korkeammat oktaavit (Dialogia 2004)
Suomen luonnon valkoista magiaa (Smiling Stars 2007)
Astrologia ja Henkinen Tie (Smiling Stars 2008)
Astrologiset syklit ja elämänhallinta (Smiling Stars 2010)
Tien päällä ja taivaan alla (Smiling Stars 2011)
Universaalit lainalaisuudet ja henkinen kehitys (Smiling Stars 2012)
Vesi – elämän sanansaattaja (Shantia 2012, 2013)
Tuli – muutoksen ja luovuuden elementti (Shantia 2014)
Musiikki, henkisyys ja hyvinvointi (Viisas Elämä 2015)
Todellisuuden lukutaito – vinkkejä valaistumisen varalta (Viisas Elämä 2017)
Astrologia ja hyvinvointi (Viisas Elämä 2017)

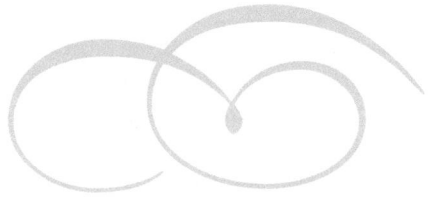

Omistamme tämän kirjan
kiitollisin mielin ja rakastavin ajatuksin
värähtelylääkinnän suurelle pioneerille
Gurudasille (1945-2001).

Kiitokset

Kirjan synnyttäminen on monien yksilöiden ja tahojen vuorovaikutuksen tulosta. Keskeisenä hahmona tässä projektissa on ollut energia, olento tai värähtely - niin kuin hän itseään kutsuu - nimeltä Hilarion. Hän on tullut monille suomalaisillekin tutuksi yhtenä planeettamme henkisen hierarkian, Suuren Valkoisen Veljes- ja Sisarkunnan mestarina, joka on vuosisatojen saatossa inspiroinut monia uuden tiedon ja tietoisuuden parissa työskenteleviä.

Olemme syvästi kiitollisia saamastamme tiedosta ja viisaudesta, jonka tahdomme tämän kirjansarjan myötä jakaa kaikille halukkaille. Suurena apuna tiedonhankinnassa on ollut Hilarionia verrattomasti kanavoiva yhdysvaltalainen ystävämme Jon C. Fox (www.hilarion.com), jonka oma tieteellinen ja teknologinen tausta on osaltaan auttanut tuomaan ihmiskunnalle uudenlaisia ideoita ja ratkaisumahdollisuuksia nykyisiin haasteisiin.

Fred Rubenfeld on toinen yhdysvaltalainen ystävämme, jonka johtama Pegasus Products (www.pegasusproducts.com) on tuonut saataville valtavan valikoiman värähtelyuutteita ja -teknologiaa. Fred jatkaa Gurudasin aloittamaa työtä tällä alueella, ja hän on myös Gurudasin värähtelylääkintää käsittelevien kirjojen nykyinen oikeudenomistaja. Olemme kiitollisia Fredille hänen veljellisestä tuestaan ja rakkaudestaan sekä luvastaan antaa käyttää osia Gurudasin kirjoista omassa teoksessamme. Tämä materiaali on peräisin Hilarionilta ja hänen korkeammilla todellisuudentasoilla työskentelevältä henkiseltä tutkimusryhmältään. Gurudasin keskeiset teokset – värähtelylääkinnän klassikot – löytyvät kirjan lopussa olevasta kirjallisuusluettelosta.

Meidän keskeistä työtämme vuosien saatossa on ollut hilariaanisen materiaalin testaaminen käytännön tasolla, erilaisten värähtelyuuteyhdistelmien innovointi ja tiedon vieminen eteenpäin. Tässä tahdomme kiittää kaikkia Smiling Starsin kurssilaisia ja kukkamatkoillamme erityisesti Kreetalla olleita ihmisiä, joiden rakastava läsnäolo, oivallukset ja vinkit ovat auttaneet löytämään uusia reittejä ja lukutapoja luonnon viisaaseen kielioppiin.

Käytännön toteutuksessa olemme saaneet korvaamatonta apua erityisesti valokuvaaja Vesa Mikkoselta ja kirjan taittaneelta Tomi Leporinteeltä. Suurin osa kirjan kuvamateriaalista on peräisin Vesalta, joka on projektin puitteissa kulkenut kameran kanssa Kolilta ja Juuan Kivikeskuksesta Kotkan Sapokkaan, Turun saaristoon ja Helsingin yliopiston geologiseen museoon. Tomi on puolestaan jälleen uhrannut osan loppuvuoden kiireistä aikaa kirjan visuaalisen ilmeen toteutukseen. Kiitämme lämmöllä Vesaa ja Tomia ystävyydestä ja suurenmoisesta avusta.

Kiitokset myös muille kuvaajille, Kari Leolle, Sinikka Piipolle, Henry Väreelle ja Lassi Kalleiselle, Juuan Kivikeskuksessa toimivan Stone Pole Oy:n yhteyspäällikkö Leena Mustoselle sekä yli-intendentti, professori Martti Lehtiselle, jonka opastuskierrokset Helsingin yliopiston Geologian museon mineraalikabinetissa ovat olleet hyvin avartavia – ja hauskoja.

Kielentarkastuksen osalta kaunis kiitos ystävillemme Seija Aallolle ja Seppo Ilkalle, jotka ovat muutenkin osallistuneet tärkeällä tavalla kirjan synnyttämiseen tuen ja monien inspiroivien keskustelujen myötä. Myös ystävämme Anja ja Jarkko Leo, Päivi Kari ja Mauri Rantala ovat olleet hyvänä tukena kirjan syntyvaiheissa. Professori Sinikka Piippo on ystävällisesti antanut apuaan joissakin kasvikuntaan liittyvissä kysymyksissä, mistä lämmin kiitos.

Kasvikunnan deevat eli kasveihin koodattujen kehitysohjelmien suojelijat ja toteuttajat ovat antaneet Hilarionin välityksellä oman merkittävän panoksensa kirjamme sisältöön, niin kuin lukija voi helposti huomata. Tunnemme syvää lämpöä ja rakkautta näitä säteileviä olentoja kohtaan, joiden kautta kasvien ikiaikainen viisaus virtaa myös omaan aikaamme. Toivomme, että kirja auttaa samalla voimistamaan ihmisten ja deevojen välistä yhteyttä ja vuorovaikutusta.

Lopuksi kiitämme vielä Suomen kansan ja valtion 20 Vanhinta ja heidän kahta omaa opastaan, jotka ovat myötävaikuttaneet kirjaamme suuntaviivoihin ja sisältöön erityisesti kivien osalta. Tämä maamme henkinen "vanhempainneuvosto" tahtoo edistää suomalaisuuden positiivisten energioiden esiinmarssia, ja heiltä olemme saaneet tukea ja inspiraatiota hankkeellemme. He ovat auttaneet meitä ymmärtämään paremmin Suomen luonnosta löytyvää värähtelyjen voimaa.

Helsingissä 1.1.2009

Erkki Lehtiranta & Leena Niemelä
Smiling Stars

SISÄLLYS

Kasvien viisaus, kivien muisti

III

Johdatus kivikuntaan

Suomen kansalliskivi ja maakuntakiviä

IV

Käytämme uutteista ja eliksiireistä kirjoittaessamme isoa ja kasveista ja kivistä kirjoittaessamme pientä alkukirjainta.

Esipuhe (Hilarion)

Suomalaisia kukkauutteita käyttävät ihmiset kehittyvät kiinnostavasti ryhmänä. Tämä kehitys on merkittävämpi ja korostuneempi kuin millään muulla Maa-planeetalla elävällä samankokoisella ryhmällä, olipa kyseessä maa, uskonnollinen organisaatio, erityinen oppi tai ajatussuunta. Suomalaisilla on joitain ainutlaatuisia ominaisuuksia, jotka liittyvät lapsenkaltaiseen yksinkertaisuuteen, toisin sanoen kykyä antaa anteeksi, huomattavaa älykkyyttä sekä tietoisuuden monien kykyjen ja mahdollisuuksien ymmärrystä. Näiden ominaisuuksien yhdistäminen on tietysti vaikeaa, ja siihen pääsemiseen kaikille olennoille sopivimmalla ja hyödyllisimmällä tavalla liittyy aina kamppailua.

Näiden asioiden ymmärtäminen liittyy koko maailmaan. Suomalaiset voivat nimittäin toimia opettajina, mutta eivät leijonamaiseen tapaan, vaan pikemminkin Vesimiehen ajan hengessä. Tällöin johdetaan ilman johtamista, autetaan ilman että autettavat edes tietävät siitä, opastamalla, leikkimällä, pitämällä hauskaa ja keskittymällä älyn korkeimpiin ja intensiivisimpiin aspekteihin tai tarvittaessa asian syvempään ymmärrykseen.

Voidaan myös huomata, kuinka deevojen ja myös suomalaisten työ kukkien parissa saa aikaan evoluutiota. Se muuttaa asioita. Tällaisen prosessin on jo havaittu toimivan johonkin mittaan Yhdysvalloissa ja monien yhdysvaltalaisten keskuudessa, jotka työskentelevät näiden asioiden parissa ja muodostavat oman, vähitellen yhdistyvän tietoisuuden.

Näemme tämän voivan tapahtua nopeammin Suomessa. Näin ollen on hyödyllistä tutkia, miten sitä voitaisiin soveltaa, ymmärtää ja työstää tietoisemmin. On myös arvokasta ymmärtää, että asian eri aspekteja voidaan kehittää paremmin ihmisissä silloin, kun oman sisäisen lapsen olemassaolo on hyväksytty ja sitä pyritään ymmärtämään ja tuntemaan paremmin.

Kun tutkitaan sitä, miten tiedettä voidaan soveltaa näissä asioissa hyödyllisellä tavalla, nousee kuitenkin esiin toinen kysymys, jota suomalaiset voivat oppia ymmärtämään paremmin kuin muut. Tämä liittyy kukkien deevojen vuorovaikutukseen. Kyse on vastuunotosta, kyvystä vastata. Tässä tapauksessa kyseessä on kuitenkin kosmoeettinen vastuu, vastuu Jumalalle, vastuu korkeammalle värähtelyenergialle ja kyky vastata positiivisimmalla, hyödyllisimmällä ja rakastavimmalla tavalla.

Niinpä tässä tarvitaan joskus hieman apua siinä suhteessa, kuinka käyttää paremmin kukkia, kehittää sydäntä, kehittää kykyä yhdistää äly ja sydän sekä kuinka karsia entistä paremmin pois niitä asioita, joita ei enää tarvita.

Ei ole sattumaa, että Suomessa on valtava kommunikaation teknologiapainotus, joka johtaa seuraavalle tasolle: Kuinka ilmentää paremmin kommunikointia kukkien kanssa, työskentelyä deevojen kanssa sekä auttaa paremmin ymmärtämään suomalaisten syvempää viestintää ja heidän kykyään kommunikoida muun maailman kanssa?

Tämän päämäärän toteuttamiseksi on Yhdysvalloissa, Japanissa ja Saksassa kehitetty joitain alustavia ohjelmia, joiden avulla pyritään ymmärtämään sähköisen viestinnän luonnetta henkisten sanomien välittämisessä. Tämä voi olla mahdollista käyttämällä kukkauutteita.

Ehdotamme, että kiinnität kännykkääsi pienen kupin tai maljan, johon voit tiputtaa tipan jotain valitsemaasi uutetta. Voit kokeilla myös kukan terälehtiä ja muita mahdollisuuksia ja tehdä asiasta myös hauskaa.

Ensimmäinen soittosi pisaran laittamisen jälkeen yhdistää sinut koko verkkoon, eikä vain siihen ihmiseen, jolle soitat. Noiden muutamien sekuntien ajan deevojen yhteys ja voimakkaat värähtelyenergiat ovat läsnä. Kuuntele, kun yhteyttä ollaan muodostamassa. On vain sekunti tai pari aikaa, ennen kuin yhteys vastaanottajaan muodostuu, mutta juuri tänä aikana kukan energia yhdistyy koko verkkoon, ennen kuin se menee vastaanottajalle. Tämän verkkoon yhdistymisen aikana näe mielessäsi, visualisoi, ole tietoinen ja toivota tervetulleeksi kukkaan liittyvän värähtelyn koko idea sen levitessä koko puhelinverkkoon.

Olet oikeassa, käsipuhelimen energiat tuhoavat kukkauutepisaran energian, kukan terälehden tai jonkin muun maljaan laittamasi energian, mutta sillä ei ole tässä väliä. Informaatio ehtii siirtyä verkkoon.

Vaikuttaako liian yksinkertaiselta? Voit kuitenkin oivaltaa, että tämänkaltainen asia voidaan ymmärtää paremmin, kun se liittyy mainitsemaamme kommunikaation koko ideaan: kuinka kukat kommunikoivat paremmin, kuinka deevat voivat lisätä kommunikointia ja kuinka suomalaiset pystyvät itse ottamaan yhteyttä, jakamaan energiaa, rakastamaan ja kommunikoimaan muiden planeetan ihmisten kanssa. Ja kuinka näitä energioita voidaan jakaa paremmin muiden kuin perinteisten keinojen avulla, käyttämällä visualisointia tai jopa modernia teknologiaa ja välittää samalla kukkien energioita.

Nämä kaikki ovat mielenkiintoisia alueita, joiden tarkoituksena on herättää kiinnostusta ja avartaa tietoisuutta monista mahdollisuuksista.

Suomen maaperästä ja kivikunnasta löytyy monia kiinnostavia tekijöitä. Lemurian sivilisaation myöhäisten vaiheiden aikana oli suunnilleen 8000 vuotta kestänyt ajanjakso, jolloin planeetan vulkaaniset ja geologiset muutokset kohosivat vahvasti esiin. Nykyisen Suomen alue oli mukana tässä muutoksen ajassa. Kyseessä oli merkittävä jakso ennen Lemurian tuhoutumista, ja se oli samalla myös suuren kulttuurisen vuodatuksen aikaa, jolloin kukoistivat taide, musiikki, tanssi ja kaikki muut tavat olla yhteydessä Äiti Maahan.

Lemurialaiset matkustivat tuona aikana kaikkialle löytääkseen tärkeitä yhteyksiä Äiti Maahan. Jotkut näistä yhteyksistä luotiin ryhmätietoisuuden välityksellä. Ryhmätietoisuus mahdollisti monien Maan energioiden esiinnousun ja ilmentymisen deevoina, kauniina värähtelyinä ja tietysti lopulta kukkina, kaikenlaisina kasveina sekä yhteytenä eläimiin, maaperän mikrobeihin ja kaikenlaisiin tärkeisiin energioihin, jotka Maa ja näissä paikoissa elävät ihmiset tunnistivat.

Tämä eroaa Atlantiksen siirtokuntien ideasta. Lemurialaiset eivät matkustaneet näihin paikkoihin luodakseen pysyviä sivilisaatioita. Sen sijaan Maan energiat olivat heille suurta, riemukasta juhlaa. Noina aikoina Maa pystyi eri keinoin varoittamaan ja antamaan ikään kuin erilaisia energeettisiä varoituksia, jotta ihmiset pystyivät muuttamaan niiltä alueilta ennen vaaratilanteita.

Maa-planeetta oli tuohon aikaan hieman epävakaampi ja ilmastoltaan hyvin toisenlainen kuin nyt. Suomen alue oli tuolloin lämmintä tropiikkia, ja tuona aikana sinne vakiintui hyvin positiivinen, hyödyllinen ja sydäntä avaava energia. Se ei ole tunnistettavissa niinkään ruusuissa kuin pienemmissä kukissa, erityisesti niissä, joihin olette jo tutustuneet, mutta kyseessä oli myös aivan uudenlainen värähtely monille tämän alueen mineraaleille.

Tämän seurauksena voi monien suomalaisten aineiden ja kivien välillä olla eräänlaista samankaltaisuutta. Jopa graniitti, liuske sekä vulkaaniset ja muut syväkivilajit - vaikka niillä ei ole erityistä gemmologista merkitystä - pyrkivät jakamaan tämän värähtelyn. Tämä puolestaan luo eräänlaista yhteyttä, mutta on samaan aikaan voimakkaan inspiroivaa ja auttaa ihmisiä löytämään uusia rituaaleja, uusia näkökulmia lähestyä maailmaa sekä uusia keinoja ratkaista ongelmia.

Esiin voi nousta tunne siitä, että mikä tahansa on mahdollista, että monia näkökulmia voidaan löytää ja että on olemassa yhteys johonkin ihmisiä tai ajan tapahtumia suurempaan, maailman tai sivilisaation yhteyttä suurempaan, ikään kuin yhteys itseensä Äiti Maahan. Nämä energiat liittyvät tällä alueella moniin muihin asioihin. Kyseessä on hienovarainen energia, joka on alueen ulkopuolelta tulevan tai kauan poissa olleen helpompi huomata saapuessaan Suomeen.

Tietystikään ei voida sanoa tämän koskevan ainoastaan Suomea, koska se kattaa koko alueen. Lemurian aikana ei ollut muita kuin luonnollisia maantieteellisiä rajoja. Näiden energioiden yleinen keskittymä, joka on jäänyt elämään nykypäiviin asti erityisesti lappalaisten rituaalien ja uskonnollisen tietoisuuden ymmärryksessä, sai kuitenkin alkunsa Lemurialla.

Pyrittäessä ymmärtämään näitä asioita voi joskus tuntua siltä, ettei niissä ole järkeä. Niitä ei voikaan ymmärtää loogisesti tai kirjoittaa niitä muistiin. Kyse on kuin kutsusta uneen, näkyyn tai tietoisuuteen paljon varhaisemmasta ajasta, jolloin juhlittiin näitä energioita. Niitä ei tuolloin niinkään tarvinnut hyödyntää tai edes oppia niistä.

Kirjan lähtökohtia ja tavoitteita

Everything in life is vibration.
- Albert Einstein

Luet parhaillaan Mestari Hilarionin viisautta -kirjasarjan kolmatta kirjaa. Se on myös suoraa jatkoa sarjan avanneelle teokselle Suomen luonnon valkoista magiaa (Smiling Stars, 2007), jossa esiteltiin 50 suomalaisen luonnonkasvin värähtelyominaisuuksia. Kirjan saama hyvä palaute kannusti meitä jatkamaan tutkimustamme tällä alueella, maamme luonnon salattujen ja vähemmän tunnettujen ominaisuuksien parissa.

Kirjan materiaali on uutekuvausten osalta peräisin Mestari Hilarionilta, tuolta suurelta ihmiskunnan opettajalta, joka on vuosituhanten saatossa eri hahmoissa auttanut ihmiskuntaa sen pitkällä pyhiinvaellusmatkalla kohti valoa, viisautta ja rakkautta. Hilarionin monet inkarnaatiot aineen vastuksen maailmassa tunnetaan hyvin historian sivuilta, ja olemme esitelleet joitain näistä hahmoista Suomen luonnon valkoista magiaa -kirjan liitteessä. Heistä mainittakoon tässä mm. filosofi Platon, apostolit Johannes ja Paavali (näihin osin samanaikaisiin jälleensyntymiin liittyy syviä mysteereitä, joista voi saada käsityksen Bernando Bertoluccin Pikku Buddha -elokuvan välityksellä) sekä uusplatonisti Jamblikhos ja suuri parantaja Pyhä Hilarion, jotka myös elivät suunnilleen samoihin aikoihin ajanlaskumme alkuvuosisatoina.

Mainitussa liitteessä (SLVM, s. 227-233) on annettu myös monia kirjallisia lähteitä, joista voi etsiä hilariaanista viisautta, jota suuri opettaja on antanut ihmiskunnalle kautta vuosisatojen. Erityisesti hän on tuonut viidennen kosmisen säteen eli smaragdinvihreän säteen kautta tieteellistä tietoa ja uusia parantamiseen liittyviä metodeita, joita kirjammekin osaltaan käsittelee. Säteistä kirjoitamme lisää tämä kirjan liitteessä, ja niihin on usein viitattu myös uuteselostuksissa. Hilarion opettaa edelleen ei-fyysisillä tasoilla, ja hänen temppelinsä sanotaan olevan Kreetan saaren yläpuolella. Hän on yksi niistä ihmiskunnan korkeista opettajista, jotka valmistavat ihmiskuntaa ja planeettaa Vesimiehen ajan suureen henkiseen vuodatukseen ja planetaariseen värähtelytason nousuun.

Kirjassamme esitetty tutkimus liittyy laajasti ottaen värähtelylääkintään (engl. vibrational medicine), jota Hilarion on voimakkaasti edistänyt ja jota harjoitetaan ja tutkitaan nykyään ympäri maailmaa. Hilarion on myös ollut tässä suhteessa keskeinen opettajamme, jonka kanssa aloitimme nykyisessä inkarnaatiossa yhteistyön suunnilleen 15 vuotta sitten.

Hilarionin opetus on uutta luovaa, eikä nojaudu vanhoihin hokemiin ja ajatusmalleihin, ja olemme pyrkineet säilyttämään tämän hengen myös kirjassamme. Tässä yhteydessä on hyvä muistaa, että annettu opetus on alun alkaen ollut suullista. Lisäksi uusi energeettinen kielioppi vaatii myös osin uutta käsitteistöä ja energioiden ja värähtelyjen ymmärtämistä todellisuutemme taustamattona. Hilarion puhuu usein esimerkiksi emootioista energioina (tunne, e-motion on energiaa liikkeessä), kuten Peltovalvattiuutteen ominaisuuksien esittelyssä.

Kirjaan on kirjoitettu paljon myös rivien väliin, josta tarkka ja intuitiivinen lukija voi saada monia oivalluksia. Jos lukija haluaa saada paremman yhteyden tämän informaation lähteeseen ja siihen säde-energiaan, jonka kautta hilariaaninen viisaus vuodattuu planeetallemme ja ihmiskunnalle, hänen kannattaa ennen lukemista tehdä pieni virittäytyminen smaragdinvihreään säteeseen.

Tämän voi tehdä vaikkapa silmät kiinni visualisoimalla smaragdinvihreän sylinterin, jonka sisällä lukija on ja joka on läpimitaltaan suunnilleen kymmenen metriä. Mitä elävämpi kuva tästä muodostuu, sen parempi. Sylinterin voi sitten nähdä ulottuvan kauas taivaan korkeuksiin ja alapuolella planeetan ytimeen, jolloin muodostuu ikään kuin taivaan ja maan yhdistävä energiasilta tai energeettinen vuoropuhelu. Tämän harjoituksen voi hyvin tehdä myös ryhmissä, ja olemme monessa yhteydessä todenneet sen toimivuuden.

Samalla on mahdollista saada pitävämpi ote kirjassa esitettyihin ajatuksiin ja osaltaan uuteen käsitteistöön. Ajassamme vallitsevien käsitteiden karkeus ja kulmikkuus - joka osin johtuu vallitsevasta, mutta hiljalleen murentuvasta materialistisesta maailmankuvasta - tekee energiatodellisuuden kuvaamisen usein varsin haasteellisesti. Olemme kuitenkin tehneet voitavamme tässä moninkertaisessa kielenkäännöksessä.

Vanhat totuudet osoittautuvat usein tämän päivän puolitotuuksiksi; niinpä myös henkisen tiedon on uudistuttava vastatakseen paremmin ihmiskunnan tarpeisiin ja uudenlaisiin energioihin, joita planeetallemme virtaa kosmisista lähteistä. Näihin virtauksiin liittyy leimallisesti uudenlaisen, henkisen tai esoteerisen ekologian ajatus.

Tutkimuskohteena luonnon näkymättömät energiat

Ihmiskunnan täytyy saada uudenlainen luontoymmärrys tai löytää takaisin ikiaikaiseen luonnon pyhyyden kunnioittamiseen, mikäli haluamme elää tällä kauniilla planeetalla vielä tulevina vuosisatoina. Värähtelylääkintä liittyy osaltaan uuden ymmärryksen esiinmarssiin. Me kaikki olemme värähteleviä olentoja, meidän ajatuksemme värähtelevät, samoin tunteemme, fyysisestä kehostamme puhumattakaan. Kykenemme niin tahtoessamme nostamaan värähtelytasoamme. Ja näin tehdessämme nostamme myös kokonaisuuden tasoa.

Hilarionin antaman opetuksen rikastamat vuodet ovat avartaneet suuresti näkemyksiämme luonnon ihmeellisestä kirjasta, tuosta jättiläismäisen monimuotoisesta muisti- ja informaatiopankista, josta riittää ammennettavaa tuleviksikin vuosisadoiksi. Tahdomme omalla panoksellamme olla mukana tässä mielenkiintoisessa tutkimustyössä ja inspiroida mahdollisimman monia mukaan tutustumaan luonnon kätkettyyn puoleen, etenkin Suomen kauniin luonnon värähtelykirjaston aarteisiin. Lisäksi omaa kokemusta ei voita mikään myöskään värähtelyihin liittyvissä asioissa.

Lähtökohtanamme on jälleen ollut tutkia sitä puolta luonnosta, jota ei vielä nykyisillä sangen karkeilla tutkimusvälineillä pystytä fyysisesti mittaamaan. Värähtelyuutteiden vaikutuksia voivat kuitenkin kaikki niitä ennakkoluulottomasti kokeilevat testata ja hyötyä siitä eheyttävästä voimasta, jonka suomalainen luonto kätkee itseensä. Haluamme jälleen myös innostaa muista asiasta kiinnostuneita tutkijoita ja terapeutteja tulemaan mukaan tähän kartoitustyöhön, jonka merkitys ja vaikutus ei rajoitu pelkästään omaan aikaamme, vaan ulottuu mielestämme myös tuleviin vuosiin ja vuosikymmeniin.

Omat askeleemme ovat tämän tutkimusprojektin merkeissä kulkeneet mm. Himalajalle, Amazonille, Kreetan ja Pyreneiden kasvikunnan pariin sekä Lappiin, jonka puhtaista energioista tulemme kirjoittamaan tässäkin teoksessa. Meidän tapamme on ollut tutkia luontoa nimenomaan sen värähtelyominaisuuksien kautta ja avulla. Luontohan on täynnä värähtelyitä, taajuuksia ja aallonpituuksia - jotka puolestaan voidaan muuntaa värähtelyiksi. Olemme keskittäneet tutkimuksemme tällä hetkellä erityisesti kasvi- ja kivikunnan tutkimukseen, ja keskeinen metodimme on ollut värähtelyuutteiden tekeminen kukista, mineraaleista, kivilajeista ja metalleista. Olemme erityisesti halunneet selvittää Suomesta löytyvien kasvien ja kivien erityisominaisuuksia, sitä "Suomi-lisää", jota luonnostamme näyttää löytyvän.

Kukkauutteita on käytetty eri kulttuureissa ammoisista ajoista lähtien. Metodin keksi uudelleen englantilainen lääkäri ja homeopaatti Edward Bach (1886-1936) viime vuosisadan alkupuolella, ja siitä lähtien näitä uutteita on käytetty monenlaisiin hoitotarkoituksiin ja tukihoitoihin muun lääkinnän yhteydessä. Bachin ajatus demokraattisesta, kaikkien ulottuvilla olevasta lempeästä ja luonnonmukaisesta hoitomuodosta on osin toteutunut, mutta työtä riittää vielä.

Värähtelyuutteiden vaikutukset ulottuvat toki paljon laajemmalle kuin ainoastaan niiden terapeuttisiin vaikutuksiin. Kirjassa esiteltyjen uutteiden vaikutusten skaala on valtava - se ulottuu tunne-elämän ja ajattelun rakenteiden uudistamisesta oman varjopuolen kohtaamiseen, suomalaisuuden ytimen kirkastamiseen ja elämän itsensä suurten periaatteiden parempaan ymmärtämiseen.

Menneet kulttuurikaudet, erityisesti Lemurian ja Atlantiksen valtavat ajanjaksot, ovat mukana Hilarionin antamissa tiedoissa. On ehkä hyvä myös huomioida, että Atlantiksen ja sitä osittain edeltäneen Lemurian erilaisuus elää omassakin ajassamme erilaisina jännitteinä ihmisten ja heidän edustamiensa elämänasenteiden välillä.

Lemurian sivilisaatio oli oikean aivopuoliskon hallitsema orgaaninen kulttuuri, jolla oli voimakas yhteys kasvikuntaan ja rituaaleihin. Monilla luonnonsuojelijoilla on voimakas yhteys lemuriaanisiin energioihin. Hilarionin esipuheesta käy ilmi myös suomalaisen luonnon voimakas yhteys Lemurian energioihin. Atlantis oli teknologisesti orientoitunut kulttuuri, jonka aikana työskenneltiin paljon esimerkiksi kiteiden ohjelmoinnin kanssa. Teknologiasta hyvin kiinnostuneet ihmiset edustavat yleensä yhteyttä tämän sivilisaation energioihin.

On helppo nähdä yhteyksiä Atlantiksen korkeakulttuurin ongelmien – joihin se sitten lopulta tuhoutuikin – ja monien oman aikamme haasteiden välillä. Näihin kuuluu esimerkiksi teknologian ja eettisyyden epätasapaino, se teknopäihtymys ja hybris, jonka ihminen joutuu jälleen kohtaamaan. Käsittelemättä jäänyt haaste menneisyydestä tulee aina uudestaan kohdattavaksi ja selvitettäväksi. Näyttää siltä, että tämä aika on juuri nyt.

Monia kasveja ja puita luotiin Lemurialla ja myöhemmin myös Atlantiksella meditaation, mentaalisen energian ja luovan visualisoinnin avulla, jotta voitiin oppia tiettyjä tietoiseen kasvuun liittyviä läksyjä sekä parantua mielen, kehon ja hengen tasoilla. Näillä kasveilla on oma karmallinen tarkoituksensa, josta löytää paljon kiehtovaa materiaalia esimerkiksi Gurudasin kirjoista *The Spiritual Properties of Herbs* ja *Flower Essences and Vibrational Healing*. Tästä aiheesta kirjoitimme jo kirjasarjan ensimmäisessä osassa.

Hilarion käsittelee monien uutteiden kohdalla myös niiden astrologisia yhteyksiä ("niin ylhäällä kuin alhaallakin"), samoin sitä, miten ne liittyvät eri chakroihin, meridiaaneihin ja säteisiin. Näin löydämme yhteyden esoteerisen rakenteemme ja luovien kosmisten voimien välille. Olemme kirjasarjan ensimmäisessä osassa omistaneet luvun nimeltä *Värähtelyuutteet, chakrat, hienokehot ja meridiaanit* (s. 184-200) ihmisen esoteeriselle anatomialle.

Joissain tapauksissa Hilarion tuo esiin kukkauutteiden ja myös marjojen yhteyden erilaisiin hivenaineisiin, vitamiineihin ja kehon puhdistusprosesseihin. Tämä onkin mitä tärkeintä, koska liian prosessoitu ravinto, liian kiireinen elämänrytmi ja kielteisten ajatusten tuoma eetteritason tukkoisuus tuovat fyysiseen kehoon rasitteita ja voivat myös hidastaa värähtelyuutteiden vaikutusta.

Monet uutteet nostavat esiin esimerkiksi taiteellisia ja luovia kykyjä ja ominaisuuksia sekä henkisiä ja esoteerisia kykyjä, lisäävät sosiaalisuuttamme ja kommunikaatiokykyämme, poistavat pelkoja ja jännitystä sekä auttavat meitä rentoutumaan.

Monet ihmiset käyttävät värähtelylääkinnän mahdollisuuksia meditaation ja muiden henkisten praktiikoiden yhteydessä, matkustellessaan lentokoneella aikavyöhykkeiden yli (mikä rasittaa ihmistä monin eri tavoin), puhdistaakseen auraansa ja aktivoidakseen chakrojaan (ks. sanasto teoksen lopussa), opiskelun yhteydessä, tunne-elämän ongelmissa ja ylipäätään parantaakseen elämänlaatuaan. Tutkimus tuo kaiken aikaa esiin uusia, joskus yllättäviäkin mahdollisuuksia käyttöyhteyksien suhteen. Kirjojemme kautta olemme halunneet tuoda esiin näitä mahdollisuuksia ja näköaloja. Hyvä esimerkki niistä on Hilarionin esipuheessa mainitsema värähtelyuutteen käyttö kännykkäpuhelun yhteydessä.

Tämän päivän alkemiaa

Värähtelyuutteiden tekeminen on osa värähtelylääkintää, joka on tällä hetkellä täydentävien hoitomuotojen nopeimmin kehittyvä osaalue. Värähtelylääkintä on holistinen hoitomuoto, joka ottaa yhtä lailla huomioon ihminen fyysisen kuin ei-fyysisenkin puolen. Vasta molempien huomiointi tekee hoidosta kokonaisvaltaista, ja ilman sitä paraskin hoito on vain "puolihoitoa".

Värähtelylääkintä kattaa erilaiset tavat, joilla esimerkiksi eri kasvien, alkuaineiden, mineraalien, kivilajien, metallien, jalokaasujen, maantieteellisten paikkojen ja taivaankappaleiden energeettisiä ominaisuuksia voidaan tallentaa veden muistiin ja käyttää hoitotarkoituksiin.

Muun muassa homeopatia, kukkauutteet, jalokivieliksiirit, jalokaasu-uutteet ja tähtieliksiirit kuuluvat tähän kategoriaan. Siihen voitaisiin hyvin lisätä myös aromaterapia, jossa käytetään eri tuoksujen aromaattisia ja energeettisiä hoito-ominaisuuksia, sekä ääni- ja musiikkiterapia, jossa käytetään äänivärähtelyitä hoitotarkoituksiin. Viimeksi mainittu terapiamuoto on myös kenties kaikkein konkreettisin, koska siinä ollaan suorassa, helposti aistittavissa olevassa kontaktissa ääniaaltoihin ja -värähtelyihin.

Jotkut näistä ovat varsin vakiintuneita hoitomuotoja, jotkut tekevät vasta tuloaan laajempaan tietoisuuteen. Kaikkien mainittujen muotojen kohdalla ihmisen täytyy kuitenkin astua materialistisen maailmankuvan ulkopuolelle energioiden ja värähtelyjen ymmärryksen maailmaan. Olemme oman tutkimustyömme aikana vakuuttuneet siitä, että värähtelylääkintä toimii, se ei ole vain "uskomushoitoa". Eikä se pelkästään toimi, vaan se edustaa myös hellää, kokonaisvaltaista hoitotapaa, joka sopii ihmisten lisäksi erinomaisesti niin eläimille kuin kasveille. Monien uutteiden vaikutukset ulottuvat nimittäin myös eläinkunnan hoitamiseen ja auttavat usein kasvikuntaa itseään samoin kuin maaperää ja vettä elpymään, eheytymään ja uusiutumaan ihmisten voimatoimista.

Kukkauutteista käytetään usein englanninkielessä nimeä flower essence. Essence on olemus tai peruslaatu, mutta jotain vieläkin syvempää. Kasvien ydinolemus ei ole löydettävissä niiden aineellisesta olemuksesta, vaan siitä värähtelysignatuurista, joka niillä on elämän korkeammilla tasoilla.

Mm. pythagoralaiset puhuivat kvintessenssistä, "viidennestä alkuaineesta", jonka he liittivät neljän perinteisen elementin rinnalle. Samanlainen ajatus on esillä myös intialaisessa ayurveda-opissa ja -lääkinnässä. Keskiajalla Paracelsus (1493-1541) ja Heinrich Cornelius Agrippa von Nettesheim (1483-1535) tarkoittivat käsitteellä kaikkien aineiden hienointa ja sisintä osaa, "maailmanhenkeä". Alkemiassa tällä näkemyksellä on ollut suuri merkitys, ja siihen viittaa esimerkiksi 1800-luvulla elänyt suuri amerikkalainen filosofi Ralph Waldo Emerson ajatuksessaan siitä, että kaikki luonnonvoimat piilevät kaikessa, mitä luonnossa on. Kaikki koostuu pohjimmiltaan salatusta aineksesta.

Värähtelylääkinnän parissa työskentelevät ovat tämän päivän alkemisteja. He pyrkivät löytämään luonnosta sen hienoimman energian, joka ei ole fyysisellä tasolla eikä fyysistä ainetta, vaan korkeammilla tasoilla ja ulottuvuuksissa. Tällä hetkellä kvanttifysiikka kolkuttelee näiden tasojen ovilla, ja lähivuosina tullaan löytämään konkreettisia todisteita siitä, että maailmankaikkeus on täynnä elämää (joskaan ei siinä muodossa kuin materialisti elämän kuvittelee), että ihminen ulottuu kauas fyysisen olemuksensa ulkopuolelle ja että aine itsessäänkin sisältää myös ei-fyysisiä ominaisuuksia. Kun nämä asiat avautuvat, mystisinä pidetyt kyvyt ja ominaisuudet, kuten telepatia, selvänäköisyys ja tietoisuuden ulottuminen fyysisten aivojen ulkopuolelle, saavat luonnollisen selityksensä.

Planeetan kemianlaboratorio ja sulatusuuni

On moneen otteeseen ja eri yhteyksissä todettu, että kasvikunta ravitsee maailmaa muuttamalla auringonvaloa tarvitsemikseen aineiksi. Kasvikuntaan kuuluu nykyään suunnilleen miljoona (aivan oikein: 1 000 000!) kasvilajia, ja planeettamme vihreässä kemianlaboratoriossa on jatkuvasti meneillään syviä vuorovaikutusprosesseja kasvi-, kivi-, eläin- ja ihmiskunnan välillä. Usein ihmiselle itselleen vain tuo viimeksi mainittu luonnonkunta näyttää tärkeältä, mutta tietoisuus on nyt avartumassa ymmärtämään aiempaa paremmin vuorovaikutusta ja luonnonkuntien riippuvaisuutta toinen toisistaan.

Luonnon herkkiin energioihin perustuvien värähtelyuutteiden yhteydessä on mitä syvimmässä määrin kyse rakkaudesta - rakkaudesta luontoäidin aarteisiin - ja siitä syvästä kunnioituksesta, jonka koemme tärkeäksi yhdyssiteeksi eri luonnonkuntien välillä. Ihmiskunta on erottamaton osa luontoa, vaikka onkin joskus käyttäytynyt kuin olisi tästä erillään. Uudenlainen luontoyhteys on löydettävissä myös näiden uutteiden avulla, koska ne kertovat omilla tavoillaan, ominaisuuksillaan ja voimallaan siitä suurenmoisesta avusta ja tuesta, jonka luonto tarjoaa värähtelyjensä kautta kaikille ystävilleen.

Haluamme osaltamme valottaa kirjasarjassamme luonnon vuorovaikutusprosesseja ja keskinäistä riippuvaisuutta, jotta ymmärrys kirkastuisi eri luonnonkuntien kaikkiyhteydestä. Kirjamme on tässä mielessä myös ekologinen kannanotto. Suuret muutokset esimerkiksi metsissä eivät voi olla vaikuttamatta koko planeetan herkkään ekologiaan. Tästä ovat kuvaavina ja samalla hyvin vakavina esimerkkeinä Amazonian alueen hakkuut, joiden vaikutus heijastuu kaikkialle planeetallamme.

Tässä luonnonkuntien vuorovaikutuksen hengessä olemme halunneet sisällyttää kirjaan myös valikoiman kivi- ja metalliuutteita lähtien maamme kansalliskivestä graniitista ja ulottaen tutkimuksen Lapin maakuntakiveen eli kultaan sekä timantteihin, joita maaperästämme on löytynyt 1970-luvulta lähtien. Ensimmäinen löytö tehtiin Nauvossa.

Ilman mineraalikuntaa meillä ei olisi maata jalkojemme alla, ilman mineraaleja ja niistä koostuvia kivilajeja meillä ei olisi tätä planeettaa! Kivet ovat niin jokapäiväinen asia, ettemme aina kiinnitä niihin edes huomiota, ennen kuin potkaisemme sellaiseen vahingossa tai kun sellainen menee kenkään. Kuitenkin kävelemme kivien päällä päivittäin, ja nauttimassamme ravinnossa on mukana mineraaleja, joista kivet koostuvat. Koko tietokonevallankumous perustuu piikiteisiin, ja kivi on esimerkiksi rakennusaineena sekä vahva että kestävä. Egyptin pyramidit, Kiinan muuri, Ateenan Parthenon ja lukemattomat muut muinaiset rakennuskohteet puhuvat puolestaan.

Tässä kirjassa esitellään Suomen kansalliskiven graniitin, Suomen maakuntakivien ja muutamien muiden tärkeiden kivilajien ja metallien värähtelyominaisuuksia. Maakuntakivet ovat kunkin maakunnan asukkaiden valitsemia vuonna 1989 järjestetyssä valintakampanjassa, jonka Geologinen tutkimuskeskus ja Suomen Matkailuliitto järjestivät ja jossa olivat lisäksi mukana Tiedekeskus Heureka, Kiviteollisuuden keskusliitto, Tapiola-yhtiöt ja Tiede-lehti. Kampanjalla haluttiin lisätä ihmisten kiinnostusta kivikuntaa, etenkin oman maamme kiviä, kohtaan.

Suomen maakuntakukat valittiin muutama vuosi aiemmin, ja useista niistä kirjoitimme jo kirjasarjan ensimmäisessä osassa. Nyt on tullut aika tutkia myös mineraalien ja kivilajien vastaavia vaikutuksia senkin takia, että kukkauutteet ja jalokiveliksiirit toimivat hyvin yhdessä erilaisissa kombinaatioissa. Jopa erityinen Suomi-kombinaatio voidaan tehdä maakuntakivistä valmistettuja uutteita yhdistämällä. Hilarion itse asiassa ehdottaakin tällaisen kombinaation valmistamista kaikille, jotka haluavat ymmärtää syvemmin Suomea, sen luontoa ja erikoislaatua.

Mukana kirjassamme on monia "tavallisia" kiviä, jotka ehkä vertautuvat kasvikunnassa yleisimpiin kasveihin, joista monet ovat ns. rikkakasveja. Me emme jaa kuitenkaan tätä näkemystä rikkakasveista. Niin kuin jo Suomen luonnon valkoista magiaa -kirjassamme kerrottiin, monilla näistä joskus väheksytyistä kasveista on merkillisiä henkisiä ominaisuuksia, joita niin monet tarvitsevat omana aikanamme. Ehkäpä tästä syystä ne ovatkin niin yleisiä!

Kivien suhteen on havaittavissa samanlainen tilanne: monet yleiset kivilajit ovat hyvin hoitavia ja tarpeellisia monille meistä. Niin kasveista kuin kivistäkin etsitään usein vain ulkoisesti loisteliaimpia lajeja näiden "tavisten" kustannuksella, mutta kokemus osoittaa, että kaikilla on oma tärkeä värähtelyantinsa meille ihmisille.

Tässä yhteydessä on tärkeää huomata myös se, että emme kivienkään suhteen keskity pelkästään niiden fysikaalisten ominaisuuksien - joita on jo paljon tutkittu - vaan värähtelyominaisuuksien tutkimiseen ja esittelyyn. Ja, kuten totesimme jo edellä, tämän lähestymistavan täysi ymmärtäminen vaatii moniulotteisempaa todellisuuskäsitystä kuin se, mitä materialismilla ja tiedeuskonnon edustajilla on tänä päivänä annettavanaan. Olemme kirjoittaneet asiasta laajemmin kirjasarjan ensimmäisessä osassa.

Lienee paikallaan myös muistuttaa, että luonto "muistaa" asioita. Esoteerisissa piireissä puhutaankin luonnonmuistista, akaashan aikakirjoista, joihin kaikki tekomme, tunteemme ja ajatuksemme ovat jättäneet muistijäljen. Luonto on tässä suhteessa paitsi verraton muistipankki myös tärkeä opettajamme. Esimerkiksi kivet kantavat tietoa kulttuureista, maista ja kansoista. Tämän ovat usein oivaltaneet ja havainneet ne, jotka tuovat kiviä mukanaan matkoiltaan - tai vievät suomalaisia kiviä mukanaan ulkomaille. Näin mekin teemme. Kivillä on lisäksi pitkä muisti, joka saattaa Suomen maaperässä ulottua yli 3,5 miljardin vuoden taakse! Maastamme on muuten löydetty EU:n vanhin kivi.

Kasvikunnan vihreän kemianlaboratorion osalta olemme laajentaneet tutkimuksemme tällä kertaa itiökasvien suuntaan. Nämähän eivät kuki, mutta on olemassa keinoja, joilla myös niiden energeettinen koodi ja informaatio voidaan tallentaa veden muistiin. Palaamme näihin tekniikoihin tuonnempana kirjassamme.

Tällä kertaa esillä ovat perinteisten kukkakasvien ja itiökasvien ohella viljat. Myös näillä on kiehtovia värähtelyominaisuuksia. Mukana on jälleen useita marjovia kasveja, joiden värähtelyllisten laatujen yhteydessä Hilarion antaa uutta tietoa myös niiden ravinto-ominaisuuksista.

Puutkin ovat näkyvästi esillä kirjassa. Ne ovat aina olleet suomalaisille hyvin tärkeitä, jopa pyhiä, niin kuin pihlaja Kalevalassa. Metsä on suomalaisten kirkko, ja puut muodostavat sen pylvässalit. Lisäksi suhteessa pinta-alaan Suomi on Euroopan metsäisin maa, jossa metsien osuus maa-alasta on yli 70%. Puhutaan myös katajaisesta kansasta. Kun katajan ja pihlajan värähtelyominaisuuksia tutkii, asia saa aivan uuden valaistuksen ja kantavuuden. Molemmat ovat mukana tämän kirjan uuteselostuksissa. Puiden yhteydessä on värähtelyominaisuuksien lisäksi mukana Hilarionin huomioita mm. männyn pihkasta ja koivun mahlasta.

On maamme köyhä ja siksi jää -fraasi voidaan näiden löytöjen ja maamme luonnonvarojen sisäisten ominaisuuksien puolesta heittää jo romukoppaan. Maamme on sekä kasvi- että kivikuntansa puolesta rikas maa, ja ainakin mineraalien ja kivilajien puolesta meillä on myös lupa odottaa uusiakin löytöjä. Tällaisista mainittakoon pari vuotta sitten löytynyt ensimmäinen safiiriksi luokiteltava korundi ja myös ensimmäinen suomalainen rubiini. Nämä molemmat ovat peräisin Lapin kultamailta Lemmenjoen lähettyviltä.

Luontomme runsautta on muutenkin hyvä pohtia tarkemmin. Mitä tarvitsemme eniten saattaa hyvin näkyä luonnon runsaudessa. Kannat voivat vaihdella huomattavastikin luonnonkasvien vuotuisessa esiintymisessä ja kukinnassa, mitä voidaan tarkastella myös henkisestä näkökulmasta. Joidenkin kasvien jokavuotinen yleisyys on sekin eräänlainen signatuuri, joka kertoo kyseessä olevan kasvin tarpeellisuudesta myös ihmiselle. Hyvä esimerkki on voikukka, jonka energia, tietoisuus ja informaatio värähtelyuutteessa auttaa poistamaan stressiä, erityisesti lihaksiin tallentunutta mentaalista stressiä. Kuulostaako tutulta?

Kivikunnassa puhutteleva esimerkki on tietysti Suomen kansalliskivi graniitti, joka kuvaa hyvin suomalaisen luonteen sitkeyttä, tahdonvoimaa ja kykyä vastustaa ulkopuolisia paineita. Sattumaako? Tuskin. Sattuma on vakavasti otettavana asiana hyvin harvinainen, melkeinpä olematon tekijä universumissa.

Kasvit ja kivet edustavat luonnon kahta tärkeää aluetta - orgaanista ja ei-orgaanista luontoa - täydentäen ja tukien hyvin toisiaan. Jos kukat ovat kuin eläviä mantroja, kiviin on kirjoitettu luonnon ikiaikaista viisautta ja planetaarista historiaa. Kivet kantavat mukanaan vuosimiljoonien, monissa tapauksissa miljardien vuosien muistia ja värähteitä. Tuo informaatio voidaan vapauttaa uuttamisen avulla.

Kirjamme loppupuolella kerromme erilaisten uutekombinaatioiden valmistamisesta ja niistä periaatteista, jotka niiden tekemisessä on hyvä tietää. Teoksen lopusta löytyy myös pieni sanasto keskeisistä esoteerisista käsitteistä ja kurkistus jalokaasuihin värähtelylääkinnän näkökulmasta.

Palautamme johdannon lopuksi vielä lukijan mieleen, että henkinen ja maallinen tieto tulisi nykyistä paremmin yhdistää. Erkin raja-joogan opettaja, Kirjeopisto Vian perustaja T.E. Matilainen sanoi aikoinaan, ettei ole henkistä tietoa ilman maallista tietoa. Henkisyydestä, jota ei tuoda käytännön tasolle ja toteutukseen, tulee taakka, on Mestari Hilarion puolestaan todennut. Kunnioittakaamme siis molempia tietämisen aspekteja, vain yhdessä ne antavat todelliset tiedon avaimet olemassaolon mysteereihin.

Tervetuloa tutkimusmatkalle!

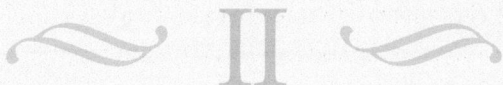

Suomalaisia kukka- ja kasviuutteita vaikutuksineen

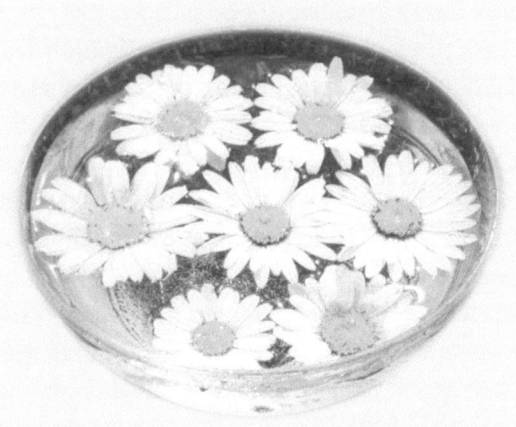

Juolukka   1

lat. Vaccinium uliginosum

- uudet näkökulmat

Puolukan sukuun kuuluva juolukka on alkuperäinen luonnonkasvi ja yleinen koko maassa soistuvissa metsissä, rämeillä, nevoilla ja korvissa, Pohjois-Suomessa myös kangasmetsissä ja tuntureiden varpukankailla. Juolukka kukkii touko-kesäkuussa. Ruukkumaiset kukat ovat valkoisia tai punertavia. Juolukan marjat mm. lisäävät mahanesteiden eritystä, ja niillä on hoidettu suolistotulehduksia.

Juolukkauutteella on kykyä auttaa ihmistä muuttamaan omaa näkökulmaansa. Juolukka auttaa näkemään asioita eri tavoin kuin aiemmin ja saamaan visioita. Usein ihmiset eivät ole kuitenkaan tietoisia, mistä näkökulmasta he näitä visioita saavat. Tämä näkökulmaan liittyvä aspekti on tärkeä. Kun meditoidessasi ja havainnoidessasi kysyt, kuka havainnoi, astut kohti syvempää ymmärrystä omasta näkökulmastasi ja siitä, miten itse havaitset nämä energiat.

Näkökulma liittyy kielellisesti visuaaliseen kykyyn, mutta tietysti se liittyy kaikkiin kykyihin. Kyky havaita kuulon tai kosketuksen avulla on näkökulmana tai toisin sanoen lähtökohtana yhtä tärkeä. Juolukka ei auta pelkästään tässä, vaan se auttaa ihmistä myös tiedostamattaan olemaan yhteydessä muihin ihmisiin korkeammilla psyykkisillä tasoilla ja ottamaan vastaan heidän visioitaan, energioitaan ja ideoitaan. Joskus tämä voi olla hämmentävääkin, mutta uute voi auttaa selventämään asiaa joillekin ihmisille.

Juolukkauute herättää tietoisuuden ihmisten kyvystä muistaa paremmin meditaation ja tietoisuuden projektion aikana nähtyjä sekä oman mielikuvituksen luomia visuaalisia kuvia. Tämä voi olla hyödyllistä taiteellisessa työskentelyssä, kun luodaan ja toteutetaan uudenlaisia piirtämisen, maalaamisen tai kuvanveiston visioita ja ideoita.

Uute on hyödyllinen kolmannelle silmälle, aivopuoliskojen tasapainottamiselle, näkökyvylle ja -hermolle, ja se puhdistaa kehoa monenlaisista metalleista. Viimeksi mainittu näyttää olevan monien pienien marjojen pysyvä ominaisuus, kuuluivatpa ne mihin kasviheimoon tahansa, koska niiden pieni koko ja kasvu lähellä maata auttavat niitä imemään itseensä useita antioksidantteja, jotka kykenevät puhdistamaan kehoa metalleista. Juolukka on raakana hieman myrkyllinen. Jos marjoja syödään runsaasti, jotkut yksilöt voivat saada oireita. Joskus tämä liittyy yksinkertaisesti metalleihin, joista keho pyrkii vapautumaan; joskus marjat taas häiritsevät kehoa huonosti sulavien kasvialkaloidiensa takia. Sama metodi, jonka avulla imeytetään biobromideja raakaan suklaaseen näyttää toimivan myös tässä. Ongelmana on vain se, ettei sitä voida käyttää kovin pitkää aikaa.

Marjat kannattaakin murskata ja sekoittaa munanvalkuaiseen. Seoksen annetaan muhia vähintään vuorokauden verran, ja sitä pitää myös tarkkailla huolellisesti. Viikko olisi tässä sopiva aika. Sen aikana seokseen kehittyy luultavasti hieman hometta. Myrkkyjenpoiston kannalta pieni määrä hometta on eduksi, mutta voi aiheuttaa joillekin ihmisille hieman väsymystä.

Juolukkaa voidaan raakana käyttää raskaampien metallien poiston lisäksi myös kevyempien metallien poistoon, kuten alumiinin, berylliumin, litiumin ja bariumin poistoon sekä niitä hieman raskaampien metallien, kuten koboltin poistoon. Sitä esiintyy kuitenkin harvoin runsaasti kehossa.

Edellä mainitun lisäksi tällä marjalla näyttää olevan monia ravitsemuksen kannalta hyödyllisiä ominaisuuksia. Se tuo kehoon antioksidanttien lisäksi paljon erilaisia vitamiineja. Kukkauute voimistaa jonkin verran maksameridiaania. Kyseessä on värähtelyenergia, joka vapauttaa ja vähentää erilaisia myrkyllisiä tunteita, erityisesti syyllisyyttä, häpeää tai voimakasta kaunaisuutta, joiden vapauduttua tunnekeho puhdistuu. Kolmas ja viides chakra voimistuvat useimmilla ihmisillä, ja yhdeksäs säde energisoituu joillain yksilöillä.

Astrologisesti uutteella on puhdistava tai hyödyllinen positiivinen vaikutus Marsin kontakteihin ja konfliktienergioihin, kuten neliöihin ja joskus oppositioihin - tämä riippuu myös kartan muusta kokonaisuudesta – samoin muihin tärkeisiin astrologisiin tekijöihin, erityisesti Venukseen, Merkuriukseen, Kuuhun ja Aurinkoon. Marsin energiat yksilöityvät näissä aspekteissa, ja yksilön kyky nähdä ne uudenlaisessa valossa voimistuu Juolukkauutteen avulla.

Jäkälät 2

lat. Lichenes

- transformaatio ja vuorovaikutus

Jäkälä on yleisnimitys sienille, jotka muodostavat yhteisen sekovarren jonkin levän kanssa. Jäkälät ovat siis symbioottisia kaksoisorganismeja, jotka tulevat toimeen kaikissa planeetan suurekosysteemeissä ja myös muulle kasvillisuudelle epäedullisissa olosuhteissa. Jäkäliä tunnetaan kaikkiaan suunnilleen 15 000 lajia, ja Suomessa kasvaa lähes 1500 lajia. Jäkälät lisääntyvät ja leviävät lähes yksinomaan suvuttomasti. Niillä on erityinen merkitys kallioiden, kivien ja hietikoiden pioneerilajeina. Jäkälien lajilukumäärä on pienentynyt ilmansaasteiden takia.

Jäkälistä tehdään uute samalla tavoin kuin sammalista, saniaisista ja kortekasveista. Lähdevesimalja laitetaan tällöin aurinkoisella ilmalla jäkälien lähelle ja annetaan niiden energian siirtyä maljaan.

Jäkälistä ja niistä tehtävistä uutteista puhuttaessa on kuin puhuttaisiin koko kasvikunnasta. Kyse on nimittäin suuresta organismien ryhmästä, joka ei ole kasvien alakategoria. Jäkälät eroavat kasveista mielenkiintoisilla lisääntymiskyvyillään, ja niiden ominaisuudet siirtyvät lajista toiseen, toisin sanoen yhden ryhmän ominaisuudet ilmenevät myös toisessa.

Vaikka voitaisiin kuvitella, että jäkäliin voidaan yhdistää jokin tietty säde, hienokeho tai jokin erityinen astrologinen kuvio, asia ei ole näin yksiselitteinen. Jäkälien eri muunnelmat, lajit, sijainnit, kasvutavat ja muut tekijät vaikuttavat kaikki asiaan.

Jäkälien yhteydessä on yleensä epäselvää, mikä on näiden organismien todellinen luonne; niissä on joitain hyvin mystisiä, joskus jopa maagisia ominaisuuksia. Tämä johtuu erityisesti jäkälien deevoista.

Kasvien viisaus, kivien muisti

Ne muistuttavat ihmisen silmissä enemmän keijukaisia, noiden hyvin yksilöllistyneiden olentojen energioita, ja ne ovat muodoltaan paljon lähempänä ihmistä kuin useimmat muut kasveihin liittyvät deevat. Ja kun jäkälien deevat haluavat auttaa ja työskennellä ihmiskunnan kanssa, niiden ainutlaatuinen ja kaunis mystinen ominaislaatu nousee esiin. Tällöin ihmistä pyydetään ikään kuin ymmärtämään asioita ilman mielen apua ja ilman tieteellistä ja mentaalista ajattelutapaa.

Samalla jäkäliä tarkkailevat ihmiset joutuvat ymmärtämään transformaation luonnetta nähdessään valtavia muutoksia jäkälien muodossa, koossa ja rakenteessa ja huomatessaan myös niiden kyvyn sopia moninaisiin biologisiin lokeroihin. Kaikkein tärkeintä on kuitenkin ymmärtää, kuinka tämä kaikki haastaa ihmistä muuttumaan, olemaan joustava, näkemään asioita eri tavoin, toimimaan siltana ja luomaan mahdollisuuksia rotujen ja ihmisten välillä, jotka voivat olla hyvin erilaisia kieliltään, tavoiltaan ja kulttuureiltaan, ja löytämään tavan yhdistää nämä kaikki.

Yleisesti ottaen voidaan havaita, kuinka kaikki edellä mainittu keskittyy vuorovaikutukseen ja siihen, kuinka kasvu, ymmärtäminen ja muuttumiskyky ovat sidoksissa yksilöiden keskinäiseen riippuvuussuhteeseen ja siihen, että opimme toisiltamme. Kyse on tietysti paljon laajemmasta asiasta, ja se liittyy kaikkien lajien keskinäiseen riippuvuuteen ja syvempään ymmärrykseen ihmisten, kasvien, eläinten, Ilman luonnonkunnan, veden ja tietysti mineraalienkin välillä. Syvemmällä tasolla sinua pyydetään tunnistamaan jokin sellainen itsessäsi, johon voit rakentaa yhteyden. Tällaisen yhteyden solminen toisiin ihmisiin, syvemmän diplomatian ymmärrys ja syvempi rakkauden tai sukulaissuhteen tunteminen toisia kohtaan on hyvin tärkeää.

Olennaisin viesti on, että kyetään radikaaliin, voimakkaaseen ja nopeaan transformaatioon vuorovaikutuksessa. Hyvin usein nämä rakenteet ja ihmiset muodostavat keskenään yhteisöjä ja vuorovaikutteisia ryhmiä, joissa energioita jaetaan. Tämä on tietysti tärkeä symboli ihmisille: nähdä kokonaiskuva siitä, mitä he ovat luoneet ja nähdä se korkeammasta näkökulmasta. Se on hyvin vaikeaa useimmille ihmisille. Heillä on taipumus keskittyä vain omiin yksilöllisiin tarpeisiinsa ilman että he kykenevät helposti ymmärtämään ryhmän tai korkeamman vuorovaikutuksen aspektia.

Tällä tavoin voimme nähdä vuorovaikutuksen mikro- ja makrotason välillä, kaikkein pienimmän ja kaikkein suurimman välillä. Voimme nähdä, kuinka nämä voivat vaikuttaa kaikkeen ihmisen käyttäytymiseen ja hänen vuorovaikutukseensa muiden ihmisten kanssa.

Olisi tietysti mahdollista tarkastella pitkään jäkälien erityisiä toimintoja, lajeja, tietoisuuksia, deevoja ja kaikkea muuta niihin liittyvää, mutta tässä vaiheessa ihmisten on hyödyllisintä tutkia niitä jäkäliin liittyviä alueita, joita kohtaan he tuntevat erityistä kiinnostusta, ja opiskella niitä tieteellisestä näkökulmasta. Näin ihmiset törmäävät tavallisesti johonkin jäkälän ominaisuuteen, joka on aivan ihmeellinen, epätavallinen, erikoinen tai ehkä jopa stimuloiva tai inspiroiva. Tämä voi olla hyödyllinen seikka monille, jotka haluavat ymmärtää ja työskennellä paremmin omien kätkettyjen puoliensa kanssa.

Kataja 3

lat. Juniperus communis

- fyysisen kehon syvempi ymmärrys

Sypressikasveihin lukeutuva kataja on yleisin ja runsain pensaslajimme, mutta se voi kasvaa myös yli kymmenmetriseksi puuksi. Se on yleinen valoisilla tai puolivarjoisilla paikoilla kaikkialla Suomessa. Kataja kukkii touko-kesäkuussa, ja kukat ovat kaksikotisia, pieniä ja kehättömiä. Hedekukinnot ovat kellertäviä, emikukinnot vihertäviä ja silmumaisia. Marjoja on käytetty lääkkeenä monessa kulttuurissa ja meilläkin rohtona kansanlääkinnässä. Katajanmarjat edistävät virtsan, mahanesteiden ja sapen eritystä. Ne eivät sovi munuaisvaivoista kärsiville eivätkä raskauden aikana.

Katajasta tehdyllä kukkauutteella on mielenkiintoisia vaikutuksia tietoisuuden ja uskomusten muutoksiin. Se kykenee luomaan yhdistävän kentän, eräänlaisen interaktiivisen energian seitsemännen chakran ja fyysisen kehon energioiden välille. Tämä kenttä auttaa ymmärtämään uudella, syvemmällä tavalla jokaisen kehon osan toimintaa ja tarkoitusta ja herättää tietoisuuden jokaisen kehon osan ja toiminnon välisestä henkisestä suhteesta aivan uudella hienovireisellä, henkisellä tasolla. Katajauutteella on tärkeä vaikutus kuudennen ja viidennen samoin kuin kahdeksannen ja yhdeksännen chakran avautumisessa. Uutteen energia vaikuttaa voimakkaasti yksilöihin, jotka ovat nousemassa henkisen tietoisuuden uusille tasoille.

Joskus uutteen käyttö nostaa esiin lyhytaikaisen erillään olemisen tarpeen, jolloin ihminen vetäytyy ympäristöstä ja sulkeutuu itseensä. Tämä voi olla mahdollista jopa kiireisessä, meluisassa ja ahtaassa paikassa. Etenkin Katajauutteen ensimmäisen käyttökerran yhteydessä voi nousta esiin tunne, että ihminen on vähemmän kiinnittynyt aineen maailman tapahtumiin ja siihen, mitä hänen ympärillään tapahtuu.

Katajautteella on voimakas yhteys deevajärjestöön, joka pyrkii tuomaan esiin korkeamman tarkoituksen ikään kuin auttaakseen ihmistä tulemaan tietoiseksi näistä asioista, mutta erityisesti fyysiseen kehoon liittyvistä seikoista. Uutetta on erityisen hyvä käyttää jonkin liikuntamuodon, esimerkiksi tanssin, fyysisen kehon lempeiden liikkeiden, kävelyn tai jooga-asentojen yhteydessä. Eri keinot aktivoida kehoa lempeillä liikkeillä näyttävät voimistavan tätä hyödyllistä vaikutusta.

Uute voimistaa myös monien ihmisten tietoisuutta kuudennesta säteestä. He voivat kyetä jopa näkemään säteen helpommin sen työskennellessä muissa ihmisissä. Planeetta Merkuriukseen syntyy lempeä, mutta tiivis astrologinen yhteys, joka liittyy planeetan kykyyn energisoida mentaalikehoa. Uutteen käyttö Merkuriuksen perääntyvän liikkeen aikana on suositeltavaa kaikenlaiseen sisäiseen työskentelyyn.

Mentaalikeho ja eetterikeho näyttävät yhdistyvän voimakkaasti toisiinsa Katajauutetta käytettäessä, vaikkakaan vaikutus ei yleensä kestä kovin kauan. Tunnekeho liittyy tietysti asiaan, koska se toimii luonnollisena yhdistäjänä eetterikehoon.

Katajauute voi edistää fyysisen kehon eri alueiden puhdistumista ja energisointia. Tämä voi kuitenkin riippua siitä, ymmärtääkö ihminen kehon ja sen jokaisen osan henkisen merkityksen. Uute lisää monien mineraalien, vitamiinien, hormonien ja entsyymien imeytymistä, mutta imeytymisen lisääntyminen riippuu hyvin paljon siitä, tiedostaako yksilö että hänen päämääränsä, ymmärryksensä, korkeamman tietoisuutensa ja fyysisen kehonsa välillä on keskinäinen suhde. Erityisesti A- ja C-vitamiinien imeytyminen voimistuu.

Katajanmarjoja on pitkään käytetty suoliston puhdistamiseen ja parantamiseen. Yksi syy tähän on, että kataja voi vahvistaa aineiden siirtymistä kehosta, ts. aineita jotka täytyy poistaa kehosta ja toisaalta aineita joiden täytyy päästä kehoon. Katajanmarjat nopeuttavat ja voimistavat tätä koko prosessia. Katajauutteen käyttö auttaa myös jonkin verran tässä prosessissa.

Valitettavasti katajassa on myös aineita, joilla on negatiivisia vaikutuksia ja jotka haittaavat monia kehon värähtelyitä. Tästä syystä katajaa on parasta käyttää yksistään, joko marjoina tai olemalla fyysisessä kontaktissa pensaaseen tai ottamalla uutetta. Kun sitä ei sekoiteta mihinkään muuhun kukkauutteeseen, voidaan parhaiten tuntea sen puhdas, kirkastava vaikutus.

Keltamaksaruoho 4

lat. Sedum acre

- valon muuntuminen ajatukseksi

Monivuotisiin mehikasveihin lukeutuva keltamaksaruoho on alkuperäinen luonnonkasvi kallioisilla ja soraisilla merenrannoilla. Sen esiintyminen painottuu maan lounaisosaan. Keltamaksaruoho kukkii kesä-heinäkuussa, ja 3-6-kukkaisessa kirkkaankeltaisessa, tähtimäisessä latvakukinnossa on viisi terälehteä.

Keltamaksaruoholla on kukkauutteena hyödyllisiä vaikutuksia moniin parantamistapoihin. Se näyttää olevan erityisen hyödyllinen psyykkisissä häiriötiloissa, joissa aivot eivät kykene vaivattomasti kommunikoimaan kehon kanssa tai niiden eri osat eivät kommunikoi keskenään. Se auttaa myös häiriötiloissa, joissa joiltain aivoalueilta puuttuu syvempi yhteys perusenergioihin.

Aivojen toiminta ei ole vain sitä, miten tiede sen nykyään ymmärtää. Aivojen muuntumiskykyyn liittyvät olennaisesti myös erilaiset paranemiseen kuuluvat seikat, kuten psyykkinen tietoisuus, intuitio jne. Valo ei tule aivoihin sähkömagneettisessa muodossa - vaikka näinkin voi ajoittain tapahtua, esimerkiksi Kuun heijastamana tai Auringon suorana valona - vaan korkeampina värähtelyenergioina, jotka ovat yhteydessä aurinkokunnan kaikkeen valoon.

Saapuessaan aivoihin tämä energia muuntuu ajatukseksi. Olet tietoinen ainoastaan osasta ajatusta. Toinen osa kuitenkin suuntautuu kehon elävöittämiseen ja tuo voimakkaita sähköisiä energioita, tietoisuuden muutosta sekä erilaisia energioita, joita ei nykyään vielä juuri ymmärretä tai kyetä määrittämään. Tätä aivojen transformaatiokykyä voivat toisinaan rajoittaa lapsuuden traumaattiset kokemukset ja voimakkaat pelot.

Tällaiset kokemukset siirtyvät tavallisesti tietoisuuteen tunteena, että yksilö on jollain tavoin jäänyt vaille rakkautta. Se johtuu siitä, että tullessaan yksilöön nämä muuntavat energiat ja valo käyttävät kaikki rakkautta monin eri tavoin, jotta yksilö tiedostaisi näiden energioiden läsnäolon ja ymmärtäisi niitä syvemmin.

Keltamaksaruoholla on kyky rakentaa uudelleen yhteys energioihin, jotka liittyvät sydämeen. Se itse asiassa vaikuttaa jossain määrin kolmoislämmitinmeridiaaniin ja vähemmän sydän- ja ohutsuolimeridiaaneihin. Kyseessä on positiivinen ja hyödyllinen energia, joka pyrkii puhdistamaan nämä meridiaanit. Sen pääasiallinen tehtävä on kuitenkin luoda uudelleen aivoissa tunne jatkuvuudesta, valosta tulevasta energiavirrasta, joka ulottuu aina tietoisuuteen saakka. Se ei virtaa ainoastaan ajatuksiin, eikä pelkästään mielen harhailuihin, filosofiaan tai ideoihin, vaan johonkin syvempään, ikään kuin loisit yhteyden sydämeesi ja tunteeseen, että olet rakastettu tai osa elävää maaplaneettaa..

Pitkäaikaisen käytön myötä tämä kukkauute pyrkii avaamaan monia yhteyksiä jalkojen ja maan välillä. Aluksi tämä tapahtuu hyvin lempeästi, ja eräs tietty alue aivoissa alkaa valaistua, voimistua ja aktivoitua enemmän. Ohimolohkoissa on myös eräänlainen väylä, jolle toisinaan suosittelemme laitettavaksi eri uutteita samoin kuin voideltavia öljyjä. Keltamaksaruoho sopii hyvin kukkauutteena käytettäväksi tällä tavoin; uutetta tai kasvin värähtelyä lisätään hieman öljyyn. Sen jälkeen öljyä laitetaan tippa sormenpäihin ja levitetään ohimoille.

Tällä keinolla voidaan lisätä aivojen paranemiskykyä. Myös muita kukkauutteita voidaan käyttää tähän, kuten Raunioyrttiä [Comfrey, lat. Aquilegia caerulea], joka voimistaa hermojärjestelmää sekä aktivoi telepaattisia kykyjä ja aivojen vähemmän käytettyjä osia. Vihreä ruusu [Green Rose, lat. Rosa chinensis viridiflora] puolestaan auttaa psyykkisten häiriöiden yhteydessä; erilaiset liljat taas auttavat kun halutaan syvempää yhteyttä poismenneisiin. Lootuksen käyttöä suositellaan, kun etsitään parantumista kehon ja mielen välillä. Mainittujen uutteiden yhdistäminen auttaa ja parantaa aivojen toimintaa, kun kyseessä on aivovamma, aivojen toimintahäiriö tai muu aivoihin liittyvä vaikeus.

Uute ei kuitenkaan saa aikaan todellisia toiminnan muutoksia fyysisissä aivoissa. Muutokset tapahtuvat hienommilla tasoilla, eivät edes ns. para-aivoissa [aivojen eetteritason vastineissa], vaan sillä tasolla, mistä itse valo tulee. Tästä syystä uutetta voi olla hyödyllistä käyttää auringonnousun aikoihin, olla silloin vaikka ulkona luonnossa ja ottaa uutetta tai jollain muulla tavoin virittäytyä auringonnousun valoon ja tuntea samalla aivojen herääminen ja tietoisuuden kohoaminen.

On hyödyllistä ymmärtää, että auringonnousun valo voi olla mukana tuottamassa tätä. Ei haittaa, jos sää on pilvinen tai sateinen. Tämä yhteys muutokseen, joka tapahtuu yön muuttuessa päiväksi, symbolisoi voimakkaasti valon muuntumista ajatukseksi. Auringonlaskun aikana tapahtuu tietysti päinvastoin. Tällöin ihminen kommunikoi sielunsa kanssa. Kyseinen uute auttaa hieman tässäkin, mutta se ei ole sen pääasiallinen käyttötarkoitus.

Keltamaksaruoholla on astrologisia yhteyksiä niin Merkuriukseen kuin Aurinkoonkin. Tämän kukkauutteen käyttämisestä on jonkin verran hyötyä silloin, kun Merkurius perääntyy. Auringonvalon energia voi olla vahingollista tai voimakasta korkeilla paikoilla, ja Keltamaksaruohosta voi olla apua tämän lievittämisessä. Keskeinen astrologinen tekijä, johon uute tuo helpotusta, on kuitenkin tilanne, jossa ihminen on keskittynyt liikaa yhteen asiaan: liian paljon Auringon energiaa on kohdentunut esimerkiksi tavoitteeseen pääsemiseen ilman syvempää ymmärrystä elämän muista puolista.

Joissakin yksilöissä tapahtuu uutteen käytön yhteydessä mentaalikehon puhdistumista. Useimmille ihmisille uute tarjoaa kuitenkin merkittävää apua kausaalikehon tasolla, missä transformaatioprosessi valon ja ajatuksen välillä saa alkunsa.

Kissankello   5

lat. Campanula rotundifolia

- sisäinen kauneus

Keski-Pohjanmaan maakuntakukka kissankello on suurimmassa osassa maatamme varsin yleinen niittyjen, tienvarsien, pientareiden ja kallioiden kasvi, joka on Suomessa erilaistunut useammaksi eri alalajiksi. Kissankello kukkii kesä-elokuussa. Kellomaiset kukat ovat 1-3 cm pitkiä ja taivaansinisiä, joskus harvoin valkoisia.

Palautamme tässä mieleen sen, mitä kirjasarjan ensimmäisessä osassa kerrottiin syötävien kukkien yhteydessä (Suomen luonnon valkoista magiaa, s. 206). Hilarion mainitsee siinä, että kissankello ja myös vuohenkello (Campanula rapunculoides) auttavat ihmisiä, joiden on vaikea tehdä päätöksiä. Astrologisesti tämä liittyy usein Vaa'an merkkiin eläinradalla kohdistuviin jännitteisiin.

Kellon muoto symboloi asioiden näkemistä kirkkaasti ja selkeästi, ja todellisuuden hienommilla tasoilla kellon äänellä onkin kyky hälventää hämmennystä sekä puhdistaa astraalista kuonaa ja häiritseviä elementaaleja. Ilman tällaisia hämmentäviä tekijöitä ihminen kykenee helpommin päättämään asioita. Kukkia voi syödä, tuoreista kukista voi tehdä teen tai niiden energian voi tallentaa myös oliiviöljyyn.

Kellokasveilla on yleensä monia yhteisiä ominaisuuksia. Tällainen jakaminen toimii myös energeettisesti. Kissankelloihin on jo ammoisista ajoista lähtien liitetty sisäinen kauneus ja täydellisyyden sisäinen tunne. Tämä voi ilmentyä joillekin ihmisille äänenä, kellojen soittona tai voimakkaana, läpäisevänä parantavana äänenä. Se muistuttaa sadan lauluäänen muodostamia korkeita harmonioita, ja kuulostaa melkeinpä enkelikellojen kaltaiselta ääneltä.

Kellokasvit tuottavat joskus tällaista energiaa hiljaisissa paikoissa kaukana liikenteen melusta. Tässä hiljaisuudessa luonnonhenget kykenevät yhdistämään tai jakamaan näitä energioitaan. Joskus tämä energia saa aikaan voimakkaan surun tunteen tai surullisuudesta vapautumisen, jonka jotkut ihmiset saattavat tuntea käyttäessään kukasta tehtyä uutetta.

Kissankäpälä   6

lat. Antennaria dioica

- syvä anteeksiantaminen ja hyväksyminen

Asterikasveihin kuuluva kissankäpälä on monivuotinen ruoho, joka viihtyy kalliometsissä, pientareilla ja valoisilla, kuivilla harjukankailla ympäri koko maan. Hede- ja emikukat ovat eri yksilöissä, emimykeröt vaaleanpunaisia, hedemykeröt valkoisia. Kukkimisaika on kesä-heinäkuu.

Kissankäpälällä on tärkeä kyky nostaa yksilöissä esiin syvä anteeksiantamisen tunne, tietoisuus myötätunnosta ja kyky auttaa muita tässä suhteessa. Se eroaa muista kasveista erityisesti siinä, että se saa ihmisen antamaan anteeksi Jumalalle ja auttaa sellaisten asioiden syvällisessä hyväksymisessä, jotka ovat hyvin ongelmallisia ja vaikeita.

Monet Henkisellä Tiellä olevat ihmiset huomaavat, että tällaiset asiat helpottuvat vähitellen vuosien mittaan. Mutta varsinkin teini-ikäiset, jotka eivät ole vielä Henkisellä Tiellä, voivat olla levottomia. Heillä saattaa olla tunne, että heidät on pakotettu olemaan täällä tai että heidän täytyy jollain tavoin luoda jotain sellaista, josta heillä ei ole mitään käsitystä. He voivat pitää tällaisia asioita varsin ahdistavina tai vaikeina.

Tämä kukkauute nostaa usein esiin sisäisen tietoisuuden tapahtumassa olevista asioista, jolloin yksilö kokee uudenlaista myötätuntoa tai rakkautta omaan tietään ja itseään kohtaan. Sen seurauksena hän kykenee tuomaan nämä asiat esiin omassa elämässään.

Lisäksi uutteen vaikutuksiin voi liittyä joillain yksilöillä anteeksianto muille ihmisille, vanhemmille, viranomaisille tai ihmisille, jotka ovat auktoriteettiasemassa yksilön elämässä. Tämä on itse asiassa vain heijastumaa jostain paljon suuremmasta. Kyse on siitä tunteesta, että antaa anteeksi omalle sielulle tai hyväksyy sen ja ne asiat, joita olemme tulleet tänne työstämään ja jotka ovat kaikkein vaikeimpia. Kyse on siitä tunteesta, että Jumala rakastaa meitä ja pitää meistä huolta.

Tällainen tunne, että sinua rakastetaan, että Jumala huolehtii sinusta, että asiat tapahtuvat niin kuin on tarkoitettu, voi seurata Kissankäpäläuutteen käyttämisestä. Ja sen myötä voi tulla syvä rauhan tunne. Joillekin ihmisille uutteen käyttö voi osoittautua erityisen arvokkaaksi silloin, kun elämässä tapahtuu yllättäviä, äärimmäisen repiviä, vaikeita asioita, jotka aiheuttavat stressiä. Kissankäpälä laukaisee monia stressitekijöitä sekä fyysisessä kehossa että tietoisuudessa.

Kissankäpälä lisää jonkin verran energioiden keskittymistä aivoihin, erityisesti hypotalamukseen ja mantelitumakkeeseen, ja sillä on puhdistava , tervehdyttävä vaikutus useimmille ihmisille. Kukkauutetta voi laittaa kylpyveteen, ja varsinkin jos päätä ja olkapäitä pidetään kylvyn aikana vedessä, puhdistuminen ja rentoutuminen on tehokkaampaa. Joitain positiivisia energioita virtaa tällöin yksilön läpi aivan kuin hän olisi vesiputouksessa. Näiden näkeminen samaan aikaan mielikuvina voi olla erityisen hyödyllistä.

Vatsalaukku-, sappirakko-, paksusuoli- ja hedelmällisyysmeridiaanien pisteissä varsinkin päässä, kaulassa ja olkapäillä tapahtuu puhdistumista. Yksilön yhteys siniseen säteeseen voimistuu, ja tällaisen energian ymmärtämisestä ja sen kanssa työskentelystä seuraa usein kyky ottaa vastaan korkeampaa ohjausta.

Uute vahvistaa jonkin verran viidettä, kuudetta ja seitsemättä chakraa ja niiden välistä koordinaatiota tai energian jakautumista. Jotkut negatiivisemmista Saturnuksen aspekteista alkavat puhdistua ja helpottua.

Koivut 7

lat. Betula

- uudet ihmistenväliset suhteet

Suomessa kasvaa kaksi puumaista koivulajia, kookkaampi rauduskoivu (Betula pendula) ja ulkomuodoltaan vaihtelevampi hieskoivu (Betula pubescens). Kolmas koivulajimme, varpurämeillä ja Lapissa myös kangasmetsissä ja tunturikankailla kasvava vaivaiskoivu (Betula nana), on parhaimmillaan metrin korkuinen pensas. Raudus- eli riippakoivu valittiin Suomen kansallispuuksi v. 1988. Kaikkiaan koivuja on pohjoisella pallonpuoliskolla 35 lajia.

Koivua on pidetty kansanperinteessä hyvänä puuna, niin kuin seuraava katkelma kertoo: "Vapahtaja kun kulki ennen aikaan täällä maan päällä, niin koivu teki hänelle palveluksen: Se antoi hänelle suojaa kuumaa aurinkoa vastaan. Silloin Vapahtaja siunasi koivun ja antoi sille valkoisen tuohiverhon, että sitä ei aurinko polttaisi eikä pakkanen paleltaisi." (SKRA, Koivisto; U. Mannonen). Maamme kansanperinteessä koivu on yhdistetty naisellisuuteen ja viattomuuteen; latinankielinen nimi lieneekin peräisin heprean sanasta neitsyt, "betula".

Koivu-uute helpottaa ihmisten välisiä suhteita, erityisesti miesten keskinäisiä ja naisten keskinäisiä suhteita. Uute auttaa kehittämään aitoon välittämiseen perustuvaa asennetta ihmissuhteissa, joissa ei ole välttämättä ole kysymys seksuaalisuudesta. Koivu sopii niin hetero- kuin homoseksuaaleillekin. Se stimuloi keskustelua. Uutteella on erityinen kyky työstää maskuliinisia energioita.

Halutessaan kehittää keskinäistä kommunikaatiotaan on miesten hyvä ottaa koivun hedenorkoista tehtyä uutetta. Kun taas naiset haluavat kehittää keskinäistä kommunikaatiotaan, he voivat ottaa emitähkistä tehtyä uutetta. Miesten ja naisten halutessa kehittää keskinäistä dialogiaan on miesten hyvä ottaa emitähkäuutetta ja naisten hedenorkkouutetta.

Psyykkisellä tasolla Koivu-uute voi voimistaa kykyä nähdä asiat toisen ihmisen silmin. Näin arvostelunhalu vähentyy, koska tietäessään katselevansa asioita toisen silmin yksilö kykenee paremmin hyväksymään hänet ja hänen näkemyksensä. Kyky nähdä toisen silmin on itse asiassa yksi telepatian muodoista, eikä se liity niinkään käsitteisiin vaan kuviin ja aistimuksiin. Samalla myös oman itsen tuomitseminen vähentyy. Koivulla on kyky muuttaa ihmisen näkemystä itsestään ja hänen minäkuvaansa.

Suomalainen Koivu-uute tuo lisäksi sisäistä täydellisyyttä tai eleganssia ja tunnetta siitä, että kaikki asiat voivat asettua täydellisesti paikalleen, kun yksilö vain työskentelee erilaisten yhdistymisen ja ymmärtämisen aspektien kanssa. Kyseessä on hyvin inspiroiva puu. Koivu auttaa ihmisiä arvostamaan ja ymmärtämään paremmin kauneutta. Erityisen hyvin Koivu-uute ja koivu myös yrttinä sopii ihmisille, joilla on astrologisia yhteyksiä Neitsyen kriittiseen merkkiin.

Monen muun kauniin puun tavoin koivu voi vaikuttaa positiivisesti ja hyödyllisesti, kun sitä ainoastaan katselee, lähestyy ja haistelee sitä, koskee sen tuohta jne., jolloin monet sen tärkeät ominaisuudet välittyvät ihmiseen. Hiljainen kauneus ja sisäinen rauha ovat aistittavissa tämän puun läheisyydessä. Tällainen positiivinen, kohottava energia voidaan todellakin kokea esimerkiksi koivumetsässä ja alueilla, missä näitä puita kasvaa runsaasti.

Puu kuoriutuu aika ajoin tuohikuorestaan, mikä symboloi vapautumista vanhoista kuvioista ja myös arvostelunhalusta. Rakkauden lähettäminen koivulle voi auttaa ihmistä paljastamaan omia arvostelunhaluisia asenteitaan.

Koivulla on uuteominaisuuksiensa ja puun yleisten kohottavien virtausten lisäksi muutakin annettavaa ihmisille. Yksi näistä on **koivunmahla**, jota on Suomessakin pidetty eräänlaisena elämäneliksiirinä [ks. http://fi.wikipedia.org/wiki/Mahla; mahla mainitaan jo Kalevalassa]. Mahlalla on miellyttävä korkea sokeripitoisuus, josta monet ihmiset pitävät. Niin koivun kuin sokerivaahterankin mahlan käytöllä on pitkä perinne, joka ulottuu kauas jopa ajanjaksoihin, jotka ovat etäällä kaikista tunnetuista suurista sivilisaatioista.

Eri puiden mahlasta löytyy tietysti monia hyödyllisiä, tärkeitä entsyymejä. Tavanomaisilla siirapin valmistusmetodeilla mahlasta tuhoutuvat entsyymit, sillä vaahtera- ja koivumahlojen sekä niistä tehtyjen siirappien valmistuksessa käytetään tyypillisesti kuumentamista. Muitakin metodeja voidaan kuitenkin käyttää, kuten puristamista, suodatusmetodia sekä ainoastaan alhaisia lämpötiloja tai auringonvalon lämpöä niin, ettei koskaan ylitetä kehon lämpötilaa. Näillä metodeilla mahla ja siirappi saadaan juoksevammiksi. Myös veden tai hunajan avulla saadaan lisää juoksevuutta.

Mahlassa ja siirapissa on luontaisia sokereita, joista on hyötyä haimalle. Yleensäkin monet luonnossa esiintyvät sokeripitoiset mahlat ovat terveydelle hyödyllisiä. Tästä syystä koivunmahlan ja -siirapin valmistus nimenomaan kuumentamatta voi hyödyttää suuresti haimaa. Kuumennettaessa sokerit takertuvat heti toisiinsa, jolloin jotkut entsyymit tuhoutuvat ja osa sokereiden hyödystä jää saamatta.

Tyypillisimmät vaarat valmistettaessa mitä tahansa makeaa mahlaa tai siirappia puista liittyvät bakteereihin tai muihin saastuttaviin tekijöihin, kuten hyönteisiin tai ulkopuolisiin saastuttajiin. Tämä on suhteellisen helppo korjata lisäämällä mukaan täysin lämmittämätöntä hunajaa suunnilleen 10 prosentin verran.

Erilaiset mahlat ja siirapit voivat olla hyvin terveellisiä kehon eri alueille. Myös makeanhimo voi talttua erilaisten siirappien avulla.

Koivusiirapilla on joitain ainutlaatuisia ominaisuuksia myös aromaterapiassa. Koivun aromi on mieto, mutta voi stimuloida yksilöitä, jotka haluavat parantaa emotionaalista ihmissuhdetta, emootioita ihmissuhteissaan, pitkässä avioliitossa ja työstäessään erilaisia energioita, jotka ovat tukkeutuneet. Tällaisissa tilanteissa koivunmahla tai -siirappi voi auttaa avaamaan näitä tukkeumia ja tekee muutoksen monella tavoin mahdolliseksi.

Koivusiirapin aromaattiseen käyttöön liittyy monenlaisia mahdollisuuksia ja tekniikoita. Yksi tapa on laittaa mahlaa kehon eri alueille, yleensä kolmannen silmän kohdalle. Tuoretta, suoraan puusta otettua mahlaa voidaan laittaa jokaisen chakran kohdalle energisoimaan ja vakiinnuttamaan niitä yhdistävää energiaa. Voidaan käyttää myös muinaista tekniikkaa ja voidella mahlaa selkärangalle. Kehon etupuolella tärkein alue on sydänchakraan liittyvä kohta keskellä rintaa, jonne koivunmahla voi tuoda lisäenergiaa.

Tietysti on hyvin hyödyllistä laittaa koivunmahlaa päälaelle, mutta monista tämä on hankalaa, koska tahmea mahla tarttuu päälakeen ja sitä on vaikea saada pestyä pois. Ihmisillä, joiden pää on ajeltu tai jotka ovat luonnostaan kaljuja, on siitä tässä selvää etua. Itse asiassa mahlan käyttö päälaelle ehkäisee jonkin verran kaljuuntumista ja tuo positiivisia, hyödyllisiä energioita tälle alueelle hallitsevan meridiaanin akupunktiopisteiden GV 20 [DM20], GV 21 [DM 21] ja muiden lähellä päälakea olevien pisteiden kautta.

Kortekasvit 8

lat. Equisetum

- veden ja tunnekehon syvä ymmärrys

Kortekasvit ovat sanikkaisten kaaren kortemaisen alakaaren lahko, kehityshistoriallisesti vanha kasviryhmä. Kortteet ovat kukattomia itiökasveja, joiden lehdet ovat suomumaiset, ja varren vihreät haarat toimivat niiden yhteyttämiseliminä.

Kortteisiin lukeutuu 25 lajia, mutta ryhmä on ollut huomattavasti monimuotoisempi esihistoriallisena aikana. Kortemetsien jäänteistä ovat muodostuneet mm. planeetan kivihiilivarannot. Kortteilla on hyvin laaja maanalainen varsisto. Suomessa yleisiä kortteita ovat peltokorte (Equisetum arvense) ja metsäkorte (Equisetum sylvaticum).

Kortekasveista tehdään "elävä kasviuute" eli otetaan pieni pala kasvia, laitetaan se lasikulhoon lähdeveteen ja jätetään uuttumaan aurinkoon muutamaksi tunniksi. Lähdevesikulho voidaan asettaa myös kortekasvien keskelle ottamatta niistä lainkaan fyysistä osaa. Molemmissa tapauksissa pyydetään kyseisen kortteen deevaa auttamaan energian siirtämisessä veden muistiin.

Kortteella on monia hyödyllisiä yhteyksiä vesielementtiin, ja se vahvistaa yksilöiden kykyä ymmärtää paremmin vettä välittömällä tavalla. Jokaisella eri kortteen deevalla on erilaisia ajatuksia vedestä, erilaisia tapoja kertoa ja ilmaista niitä. Nämä liittyvät monilla syvillä tasoilla niiden yksilölliseen ymmärrykseen vedestä.

Mainittakoon, että näitä deevatyyppejä on 15. Tullessasi tietoiseksi näiden kasvien hienovaraisista eroista on tärkeää, että huomaat jonkin niistä olevan hieman muita kiinnostavampi tai kauniimpi ja siten kykenevän kommunikoimaan kanssasi helpommin.

Ajan myötä kortteesta tehty uute lisää kehon luonnollista kykyä absorboida piitä ja käyttää sitä muuntamisprosessin avulla kalsiumin tuottamiseen. Tämä soveltuu erityisen hyvin lehmille, vuohille tai muille eläimille, joita kasvatetaan maidontuotantoon. Kalsium on tässä yhteydessä korkeampilaatuista kuin se aine, jota saadaan kalsiumpitoisista kasveista. Kortteista saatavalla piillä on ainutlaatuisia ja hyödyllisiä parantavia ominaisuuksia niin ihmisille kuin eläimillekin.

Kukkauutteen energiat virittävät yksilöä tunnekehon syvempään ymmärtämiseen, siihen kuinka tunnekeho liittyy sukuelimiin, verenkiertoon ja sydämeen. Koska nämä energiat voivat tuottaa rakkauden tunnetta, ihminen alkaa ymmärtää rakastavan energian joustavuutta, soljuvuutta ja vuorovaikutteisuutta. Korteuutetta on hyvä käyttää traumojen yhteydessä ja silloin, kun yksilön on vaikea olla kosketuksessa todellisuuden rakenteiden kanssa. Uutetta on hyvä käyttää myös henkisissä kriiseissä, kun poikkeuksellinen määrä kundaliinienergiaa aktivoituu ja se täytyy saada tasapainotettua hyvin. Uute voimistaa polvia ja jalkoja.

Korte on erityisen hyödyllinen uute käytettäväksi silloin, kun ihminen tutkii hydrologista sykliä, etsii makeaa vettä varvun avulla tai puhdistaa tai parantaa vettä, ennen kuin se tulee kehoon. Uute antaa veden kanssa vuorovaikutuksessa oleville paremman mahdollisuuden ymmärtää vettä ja sen kehitystä virroissa, lähteissä, maanalaisissa vesivarastoissa ja muissa makean veden lähteissä.

Vaikka uute toimii kaiken veden yhteydessä, se ei keskity kovin paljon valtamerien vesiin, vaan pikemminkin auttaa ihmistä ymmärtämään luonnossa esiintyvää juotavaksi sopivaa vettä.

Kortekasvit tuovat voimakkaan, eräänlaisen säihkyvän auraenergian käsiin, ikään kuin sormet tuottaisivat heijasteen ja välittäisivät näin parantavaa energiaa. Hyvä keino on laittaa pisara tätä uutetta kämmenille, hangata niitä hetki vastakkain ja visualisoida sitten hyvin ohuet valkoista energiaa säteilevät suihkut, jotka siirtyvät sormenpäistä henkilöön, jota haluat parantaa, tai kasviin, eläimeen, maahan tai omaan kehoosi. Vaikka tämä on kokeiluluonteinen tekniikka, kortteiden deevat ovat kiinnostuneita välittämään sitä ja työskentelemään sen kanssa.

Kortteilla on jonkinlainen yhteys Venus-planeettaan ja siihen, miten uusia suhteita solmitaan ihmisten välillä ja erityisesti ihmisten ymmärrykseen vedestä sekä siihen, kuinka vesi voi pidätellä ja vapauttaa erilaisia emootioita. Näitä asioita ymmärretään varmasti paremmin silloin, kun edistetty Venus vaikuttaa positiivisesti erilaisiin tekijöihin yksilön elämässä.

Uutteen käyttöön voi liittyä myös neljännen säteen vaikutuksen voimistumista. Jotkut energiat voimistuvat käsissä ja vaikuttavat erityisesti keuhko-, paksusuoli- ja kolmoislämmitinmeridiaaneihin, jotka energisoituvat. Uutteella on luonnollisesti vaikutusta tunnekehoon. Kyseessä on yleinen voimistuminen, jossa energiat siirtyvät tunnekehon läpi kaikkialle fyysiseen kehoon ja vahvistavat erityisesti verenkiertoa, sydäntä ja koko kehoa.

Kortteita voi käyttää myös ulkoisesti hauteena mustelmiin, ruhjeisiin ja muihin vammoihin, joissa iho ei ole rikkoutunut. Hauteen valmistamiseksi kasvi keitetään. Haudekääröön laitetaan pieni määrä itse kasvia ja sen keitinvettä. Haudetta voidaan käyttää myös henkisesti mentaali-, tunne- ja fyysisen kehon tasapainottamiseen. Tällöin lämmin haude asetetaan kolmannen silmän kohdalle. Ihmisen tulee silloin maata selällään. [*Wildflowers*, s. 38-39].

Kurjenmiekka 9

lat. Iris pseudacorus

- ilo ja sydämen energiat

Kurjenmiekka on rantojemme keltainen komistus ja Suomessa alkuperäinen luonnonkasvi, joka on valittu Kymenlaakson maakuntakukaksi. Lajin pohjoisraja on Perämeren pohjukan korkeudella. Kurjenmiekan lehdet ovat miekkamaiset ja sen kookkaat säteittäiset latvakukinnot keltaisia. Kurjenmiekka kukkii kesä-heinäkuussa. Kasvi on myrkyllinen.

Kurjenmiekan kukkauutteesta välittyy hyödyllistä energiaa yksilöille, jotka pyrkivät saamaan syvemmän kontaktin veteen ja maahan. Se antaa tunteen näiden elementtien kosketuksesta ja sen ulottumisesta jalkojen ja nilkkojen kautta polviin. Jalan alempi osa puhdistuu ja voimistuu. Uute mahdollistaa monin tavoin suoran kinesteettisen aistimisen jalan ja maan välillä. Siitä on jonkin verran hyötyä pohkeille ja kehon lihaksille, jotka voimistuvat, kun uutetta käytetään toistuvasti.

Kurjenmiekka nostaa ilon tunnetta ja saa aikaan tunteen liikkumisesta eteenpäin innostuksen voimalla sekä vahvistaa innostuksen löytämistä ja näiden energioiden heräämistä positiivisella ja hyödyllisellä tavalla. Tämä antaa yksilölle mahdollisuuden ottaa helpommin sellaisia askeleita, joiden avulla hän kykenee saattamaan jonkin tehtävän päätökseen, aloittamaan jotain uutta tai suorittamaan haastavia ja vaikeita tehtäviä. Hän voi myös tuoda iloa, voimaa tai rakkautta näihin tehtäviin.

Uutteessa mukana oleva sydämen energia on hyödyllistä monille yksilöille. Kurjenmiekkauute voi olla puhdistavaa ja hyödyllistä sydänkohtausten ehkäisijänä ja sydänkohtauksen jälkeen. Uute auttaa sydämen energioita paremmin ja helpommin yhdistymään muiden tietoisuuden aspektien kanssa. Kurjenmiekasta voidaan tehdä hyvä yhdistelmäuute Kultaeliksiirin kanssa. Yhdistelmä vahvistaa kykyä rakastaa ja saada rakkautta, ja se on hyödyllinen etenkin lapsille tai ihmisille, jotka kamppailevat päättämättömyyden tai muiden vaikeuksien kanssa, ja auttaa heitä pääsemään elämässään helpommin eteenpäin.

Fyysisessä sydämessä tapahtuu uutteen vaikutuksesta jonkin verran puhdistumista, ja myös sydän- ja kolmoislämmitinmeridiaanit puhdistuvat. Niiden vuorovaikutus toistensa kanssa muuntuu. Tämä liittyy niiden kykyyn yhdistää energioita ja vapauttaa niitä. Joskus tämä vapauttaminen siirtyy keuhkoihin, ja yskiminen uutteen käytön jälkeen on tavallista. Se kestää yleensä lyhyen aikaa ja on usein hyvä merkki. Se nimittäin tarkoittaa, että jotkut vapautuneista energioista ovat siirtyneet varsin nopeasti pois alueilta, jotka olisivat muutoin pysyneet myrkyttyneinä. Näin energiat vapautuvat helposti hengityksen avulla.

Uute vahvistaa jonkin verran mentaalikehon kykyä puhdistaa paremmin fyysistä kehoa. Kurjenmiekka voimistavaa kaikkien homeopaattisten uutteiden vaikutuksia niin, että ne imeytyvät paremmin kehoon ja voimistavat sitä. Uutteella on löyhä yhteys keltaiseen säteeseen. Useimmilla ihmisillä uute lisää tietoisuutta siitä, kuinka mentaalikeho yhdistyy tunne- ja kausaalikehoon. Energiat lisääntyvät toisessa, kuudennessa ja kymmenennessä chakrassa.

Kuusi 10

lat. Picea abies

- edistää kehon puhdistumisprosessia

Kuusi on maassamme hyvin yleinen tuoreiden maiden alkuperäispuulaji ja männyn ohella toinen metsiemme pääpuulajeista. Kuusi kukkii Etelä-Suomessa toukokuun lopulla, pohjoisempana hieman myöhemmin. Pienten, käpymäisten kukintojen kukat ovat yksikotisesti yksineuvoisia. Hedekukinnot ovat vihertäviä, emikukinnot punertavia.

Kuusesta tehty kukkauute sitoo eetterikehon lähemmäksi fyysistä kehoa lisäämällä eetterifluidumia. Tämä on tärkeää, koska löyhä yhteys eetteri- ja fyysisen kehon välillä johtaa usein syövän kaltaisiin sairauksiin, vaikka muut hienokehot olisivatkin yhdistyneitä. Tällaista epätasapainoa voisi kutsua syöpää edeltäväksi tilaksi hienokehojen tasolla. Kun kehossa on runsaasti myrkkyjä, Kuusi on erinomainen uute, joka voi ehkäistä syövän syntymisen. Tämäntyyppisiä ongelmia kehittyy usein naisille kaulan alueelle. Kun yksilöllä on kaulassa tai muualla kehossaan sellaisia oireita, joita lääketieteelliset kokeet eivät paljasta, on syynä usein se, että sairaus ei ole vielä edennyt eetterikehosta fyysiseen kehoon. Nykyiset lääketieteelliset kokeet eivät toistaiseksi kykene määrittämään epäbalansseja eetterikehossa.

Kuusiuutetta on hyvä käyttää myrkyn poistamisen yhteydessä esimerkiksi silloin, kun ihminen on altistunut erilaisille saasteille, kuten asbestille. Kyseessä on erinomainen uute otettavaksi myös silloin, kun ihminen saa solumyrkkyjä tai sädehoitoa. Kuusi vapauttaa kehoa myrkyistä ja estää sivuvaikutuksien kehittymistä. Heti kun sairaus ilmentyy fyysisellä tasolla, tulee käyttää muita uutteita.

Kuusiuutetta tulee harkita silloin, jos ihminen on yleisesti epätietoinen ajasta ja paikasta tai häneltä puuttuu suunta. Näin saattaa tapahtua, kun eetteri- ja fyysinen keho eivät ole kunnolla yhdistyneet toisiinsa. Kuusi stimuloi kudosten uudistumista solutasolla, ja näin ravintoaineet imeytyvät paremmin kehoon.

Suomalainen kuusiuute on erityisen suotuisa sydänchakran avautumisen kannalta. Uute lisää antamishalua ja edistää yhteyden syntymistä muihin ihmisiin ja niiden lahjojen tietoista tarkastelemista, joita ihmisellä voi olla annettavana muille.

Kuusiuutteen avulla eläin sopeutuu paremmin yksinoloon tai tilanteisiin, joissa se joutuu selviytymään vähäisellä valon, äänen tai ruoan määrällä. Eläin, joka on joksikin aikaa eristetty ravinnosta tai jolla ei ole ollut kunnon suojaa, ei ehkä näytä avoimesti sairaalta, mutta se voi kokea mentaalisia vaikeuksia, aivan kuin se ei kykenisi kunnolla syömään tai saamaan yhteyttä ihmisiin. Kuusiuutteen käyttö lisää tällaisissa tilanteissa eetterifluidumin virtaamista ihmisen ja eläimen välillä, mikä usein palauttaa eläimelle sen parantavia voimia ja tuo takaisin sen sisäisen kyvyn parantaa ja voimistaa itseään.

Pitkään kestäneen kuivuuden tai kovien olosuhteiden jälkeen kasveja voidaan elvyttää Kuusiuutteen avulla. Laita yksi tippa uutetta noin neljään litraan vettä, suihkuta sitä lehdille ja kaada myös pieni määrä uutevettä maaperään. On tärkeää, ettei uutetta anneta liikaa kerralla. Anna kasvien elpyä hitaasti. Kuusiuute auttaa kasveja virkoamaan niin, että niiden omat luonnolliset virtaukset vakiintuvat voimakkaammin. Sen jälkeen ne kykenevät kunnolla imeyttämään ja hyödyntämään kaikenlaisia tarjolla olevia ravintoaineita ja vettä.

Neliöt syntymäkartan Marsin ja edistetyn Neptunuksen kanssa helpottuvat, ja viides säde voimistuu uutteen avulla.

Uute on paras valmistaa aurinkomenetelmällä keittomenetelmän sijaan.

Lemmikit 11

lat. Myosotis

- yhteys Universaaliin Mieleen

Lemmikkikasveihin lukeutuvan kasvisuvun edustajista maassamme kasvaa kahdeksan lajia, joista mainittakoon lehto- eli puistolemmikki (Myosotis sylvatica), peltolemmikki (Myosotis arvensis) ja luhtalemmikki (Myosotis scorpioides). Useimmat maamme lemmikeistä kukkivat kesä-elokuussa, joskus jo toukokuussa. Vaaleansiniset - joskus myös vaaleanpunaiset tai valkoiset - kukat ovat pieniä, varsin litteitä ja viisiterälehtisiä. Varsi on karvainen.

Lemmikkiuute vaikuttaa voimakkaimmin fyysiseen kehoon. Lemmikki lisää aivosolujen välistä kommunikaatiota vaikuttamalla synapseihin ja voimistamalla aivojen sähkötoimintaa. Tämä lisää muistikapasiteettia, ajatusten kirkkautta ja yksilön vapautumista kielteisistä ajatusmalleista. Kasvaneen mentaalisen terävyyden avulla aivot tavoittavat nopeammin kehon eri osat. Yksilö toimii nopeammin hätätilanteissa.

Käpylisäke saa apua tehtävässään tuottaa luonnonmukaisia hallusinogeenejä, jotka stimuloivat tiedostamatonta mieltä ja unitilaa.

Tämä rauhanen säilyttää ja ylläpitää emotionaalista tasapainoa vapauttamalla unien kautta tiedostamattomaan mieleen varastoituneita jännitteitä. Unien epäharmonia voi aiheuttaa unen häiriintymistä, esimerkiksi jatkuvia painajaisia, unettomuutta, unissakävelyä ja -puhumista. Vainoharhaisuutta voidaan helpottaa Lemmikkiuutteen avulla, ja tämä uute ehkäisee huolestuneisuutta, mikä puolestaan voi ehkäistä syövän esiasteen laajentumista solutasolle.

Lemmikki auttaa käpylisäkettä toimimaan enemmän samaan tapaan kuin Lemurialla. Silloin se toimi primitiivisinä matelijanaivoina. Aivojen muut osat korvaavat nyt monet niistä toiminnoista, joita käpylisäke hoiti aiemmin, ja se on nyt kutistunut kolmasosaan aiemmasta koostaan. Tämän rauhasen kutistuminen on yksi niistä syistä, joiden takia ihmiset eivät ole nykyisin niin henkisesti suuntautuneita kuin muinaisessa Lemuriassa. Ihmiset kykenivät silloin saamaan paremmin yhteyden universaaliin mieleen ja korkeampiin henkisiin tasoihin.

Lemmikkiuute yhdistää mentaali- ja tunnekehon. Astraalikeho voimistuu ja sulkee ulkopuolelleen nk. alempia astraalisia vaikutuksia. Lemmikkiuute integroi myös kruunuchakran toiminnot tietoiseen mieleen erityisesti meditaation aikana. Uute avaa kruunuchakraa, mikä stimuloi unia ja visioita. Jännittäviä mahdollisuuksia avautuu käytettäessä Lemmikkiä yhdessä kryptonista valmistetun jalokaasuuutteen kanssa [ks. liite jalokaasuista]. Ne täydentävät hyvin toisiaan ja auttavat monien mielialahäiriöiden yhteydessä.

Lemmikin kukkatertuissa on hienoista yhdennäköisyyttä yksittäisten aivosolujen hermorakenteiden kanssa. Kukan perusväri liittyy käpylisäkkeeseen, ja kasvin nimi [useissa kielissä "älä unohda minua", engl. Forget me not] ilmaisee sen yhteyden muistiin. Testikohtana on kruunuchakra. Kolmas säde voimistuu uutteen avulla.

Lemmikkiuutteiden käytön yhteydessä tapahtuu voimakkaampaa virittymistä energioihin, jotka liikkuvat vuoroin aikaan, vuoroin ajan ulkopuolelle, ikään kuin yksilö virittyisi eräänlaiseen paljon korkeampaan tai jatkuvaan aikatilaan, joka näin pääsee vakiintumaan paremmin. Tämä voi helpottaa monia erilaisia mentaalisia toimintoja ja käpylisäkkeeseen liittyviä funktioita.

Lemmikkiuute sopii niin eläimelle kuin ihmiselle ensiavun ja onnettomuuksien yhteydessä. Sen vaikutukset voivat tuntua jopa viikon ennen ja jälkeen onnettomuuden. Uute toimii siis ennaltaehkäisevästi, ja sitä kannattaa antaa eläimille tilanteessa, jossa se joudutaan viemään vaarallisiin olosuhteisiin. Onnettomuudesta tullutta informaatiota, ajatusmuotoja ja ideoita voidaan saada silloin paremmin hyödynnettyä.

Itse asiassa onnettomuuksia ei ole olemassakaan, ei myöskään eläimillä. Eläinten oppaat todellakin järjestävät onnettomuuksia, joista eläimet voivat oppia jotain. Lemmikkiuute edistää näistä tilanteista oppimista.

Lemmikkiuute auttaa eläimiä hyödyntämään tasapainoisesti kalsiumin, magnesiumin, kaliumin ja natriumin kaltaisia ravintoaineita. Vaikutus on väliaikainen ja kestää tavallisesti suunnilleen kaksi viikkoa. Sitä ei tulisi toistaa kuuteen–kahdeksaan kuukauteen. Näin siksi, että eläinten kyky lisätä äkillisesti näiden mineraalien imeytymistä vaikuttaa syvällä solutasolla. Liiallinen vaikutus aiheuttaa stressiä, joka liittyy erityisesti mainittujen mineraalien ja kehon kaikkien muiden mineraalien väliseen tasapainoon. Liian usein nautitun uutteen käytön seurauksena imeytyminen voi siis vähentyä.

Myös kasveilla mineraalien imeytyminen lisääntyy. Uute sopii erinomaisesti, kun mikä tahansa mainituista mineraaleista vaikuttaa kasvianalyysissä olevan epätasapainossa. Tämä nähdään erityisesti kasveissa, joita on lannoitettu heikosti tai perinteisillä kemiallisilla lannoitteilla, joissa on liikaa tai riittämättömästi kaliumia.

Mänty 12

lat. Pinus sylvestris

- vapautuminen syyllisyydestä, 3. silmän avaaminen

Mänty on Suomen yleisin puu, joka kasvaa kaikkialla maassamme tunturiseutuja lukuun ottamatta. Mänty on valopuu, joka ei viihdy varjoisissa paikoissa. Se kukkii touko-kesäkuussa. Kukat ovat yksikotisia ja yksineuvoisia, pieniä ja kehättömiä. Keltaiset, silmumaiset hedekukinnot esiintyvät rykelminä, kun taas pienet, punaiset käpymäiset emikukinnot esiintyvät pareittain.

Männyn energeettinen kenttä on erityisen voimakas. Sen voi hyvin kokea, kun asettuu kahden suunnilleen samankokoisen, 3-5 metrin päässä toisistaan olevan männyn puoliväliin, sulkee silmänsä ja antaa puiden välillä olevan virtauksen tulla tietoisuuteen. Mäntyä karakterisoi kyky selvitä hyvin vaikeissakin olosuhteissa; puuta voidaankin luonnehtia sitkeäksi ja kärsivälliseksi.

Mänty on hyvin tunnettu kukkauute tri Bachin valikoimasta, ja syyllisyyden käsitteleminen ja poistaminen on sen päätehtävä uutteena. Syyllisyyden tunne on yksi kaikkein kalvavimmista värähtelyistä, joita ihminen voi tuntea. Se on myös yksi hyödyttömimmistä tunteista, ja on täysin tarpeetonta antaa sen ankkuroitua itseen. Ensinnäkin menneisyyttä ei saa koskaan takaisin, vaikka onkin tärkeää oppia tekemistään erehdyksistä. Toisekseen syyllisyys negatiivisena tunteena aiheuttaa vahinkoa ihmisen monille kehoille, fyysinen keho mukaan luettuna. Pitkään kestänyt syyllisyydentunne vaikuttaa kaikkein voimakkaimmin erityisesti maksaan. [*Answers*, s. 57]

Mänty sopii erityisesti yksilöille, jotka syyttävät itseään jopa onnistuessaan. Näillä ihmisillä on aina sellainen tunne, että he olisivat voineet tehdä asiat vielä paremmin. Mäntyuute auttaa antamaan anteeksi itselle ja löytämään suuremman omanarvon tunteen.

Mäntyuutteella on lisäksi tärkeitä stimuloivia vaikutuksia kuudenteen chakraan. Yksilö soveltaa kuitenkin Mäntyä parhaiten, jos hän pyrkii saamaan syvän näkemyksen omasta elämästään ja huomaamaan, missä kohden energia on tukossa. Syyllisyydentuntoa käsiteltäessä on hyvin tyypillistä, että jotakin energiaa pidätellään virheen toiston pelossa, kun tiedetään, että jotakin on aiemmin tehty väärin. Tällöin kuudennen chakran avaamisen kautta saatu syventynyt näkemys tai informaatio voi olla hyödyllistä.

Männyllä on myös joitain hyödyllisiä yhteyksiä viidenteen säteeseen, ja Mäntyuute on niin ikään hyödyllinen sydämelle enemmänkin fyysisenä energiana kuin hienoenergiana tai chakraenergiana. Signatuurin suhteen männyn tuoksulla on suora, melkein neurologisesti mitattavissa oleva vaikutus otsan keskialueen stimulointiin.

Kuudetta chakraa eli ajnakeskusta voidaan aktivoida myös **männynpihkalla**. Sitä voidaan käyttää tässä yhteydessä kahdella eri tavalla. Ensinnäkin pieni nokare pihkaa voidaan laittaa suoraan kolmannen silmän kohdalle, kulmakarvojen välissä hieman niiden yläpuolella olevan pienen kuopan kohdalle. Pihkaa tulisi pitää tuossa kohdassa useita tunteja päivittäin.

Kun pihkanokare on asetettu paikalleen, on hyvä meditoida silmät suljettuina jotain elävää kohdetta, jolla on aurakenttä ympärillään. Sitten on hyvä visualisoida keskelle otsaa kirkas ja kaunis sininen silmä, joka avautuu ja katselee ympärilleen. Samalla voi kuvitella pienen paineen ihon pinnalla tällä alueella. Nämä tekniikat stimuloivat selvänäköisyyttä. Männynpihkan ohella voidaan tässä käyttää myös frankinsensiä ja mirhaa.

Toinen tapa on kuumentaa pihkaa vedessä aivan kiehumispisteeseen saakka ja tehdä siitä sitten paperi- tai kangaspalaan haude. Heti kun se on hieman jäähtynyt, se laitetaan kolmannen silmän kohdalle. Hauteen tulisi olla mahdollisimman lämmin. Haudetta olisi hyvä käyttää illalla ennen nukkumaanmenoa, ja sitä voi voimistaa laittamalla toisen käden pikkusormen pään joksikin aikaa kolmannen silmän kuopan kohdalle. [*Other Kingdoms*, 22-23].

Mäntyuutteella on kuitenkin yksi tärkeä ylimääräinen ominaisuus, josta ei ole ollut laajasti tietoa aikaisemmin. Se liittyy yksilöiden mahdollisuuteen olla yhteydessä Ilman luonnonkunnan kanssa. Sen olennot ovat juuri tulossa tietoisiksi itsestään ja siitä, mitä on olla elossa. [*Other Kingdoms*, 16-20].

Tämä asia on yhteydessä puihin, ja jotkut näistä hyödyllisistä energioista erityisesti puiden latvoissa, männyn rungon keskuksessa ja aivan latvan yläpuolella luovat monenlaista kommunikaatiota ja vuorovaikutusta männyn deevojen ja Ilman luonnonkunnan välille sekä myös puun itsensä ja Ilman luonnonkunnan välille.

Männynpihkalla on yhteys myös musiikkiin. Viuluhartsi on kovettunutta pihkaa, jota hangataan viulujen, alttoviulujen, sellojen ja kontrabassojen kieliin voimansa ja kitkanparantamiskykynsä takia. Viuluhartsin vaikutus avaa ihmisiä omille lahjoilleen ja Jumalan ymmärtämiselle jousisoitinmusiikin soidessa [hyvänä esimerkkinä Vivaldin viulukonsertot]. Männyn värähtelyvaikutukset voidaan tuntea erityisesti viulumusiikin välityksellä. Tämä on alue, jolla synteettisesti tuotettu viulumusiikki ei kykene tätä aikana korvaamaan akustisen soittimen ominaisuuksia.

Niittyhumala 13

lat. Prunella vulgaris

- auttaa paaston yhteydessä

Huulikukkaiskasveihin kuuluva monivuotinen niittyhumala on Suomessa alkuperäinen luonnonkasvi, joka lisääntyy pääasiassa siemenistä. Se on yleinen eteläisessä Suomessa ja harvinaistuu Kainuun korkeudelta ylöspäin. Niittyhumalan tyypillisiä kasvupaikkoja ovat lehtokorvet, järven- ja joenrannat, nurmikot ja lähteiköt. Niittyhumala kukkii heinä-elokuussa, ja tiheässä tähkämäisessä kukinnossa olevat kukat ovat tavallisesti sinipunaisia.

Niittyhumalauute auttaa etupäässä paaston yhteydessä, erityisesti kun paastotaan henkisten päämäärien vuoksi. Uutetta voidaan laittaa mihin tahansa juotavaan mineraali- tai tislattuun veteen paaston aikana. Niittyhumala auttaa kehoa imeyttämään sellaisia mineraalien ominaisuuksia, jotka ovat välttämättömiä, jotta ihminen pysyisi riittävän hyvässä kunnossa paastotessaan. Uute auttaa kehoa tulemaan omavaraisemmaksi.

Oikein viritettynä keho toimii jonkin aikaa aivan hyvin lähes pelkästään tiettyjen mineraalivesien avulla. Toisin sanoen ihminen voi paastota 60, mahdollisesti jopa 90 päivää vain veden ja tämän uutteen avulla. Vie kuitenkin vuosia kehittää täysi kyky tähän, joten paastoamista ei tulisi aloittaa tällaisella pitkällä paastolla. Paaston kestäessä muutaman päivän ajan juodaan useita kertoja päivässä vettä, johon on laitettu kolmesta seitsemään tippaa Niittyhumalaa. Pidempien paastojen aikana juodaan tätä erikoisvettä päivittäin tai joissain tapauksissa vain paaston alkupäivinä.

Niittyhumalan todellinen vaikutus kehossa paaston aikana voidaan jäljittää. Tällöin tapahtuu niin, että elettäessä pelkästään mineraalipitoisten vesien varassa kaikki kehon rauhaset alkavat kierrättää kehossa olemassa olevia aineita. Esimerkiksi kehon rasvakudoksissa jo olevat ravintoaineet alkavat vapautua. Uutetta käytettäessä solut sopeutuvat lopulta saatavissa olevien mineraalien minimimääriin ja imeyttävät näitä ravinteita paljon aiempaa tehokkaammin. Niittyhumalauute auttaa imeyttämään useimpia ravintoaineita, ja sillä on tällainen vaikutus, vaikkei ihminen paastoaisikaan.

Fyysistä kehoa ympäröi nk. lämpökeho, joka on eetterikehon ja kehon lämmön yhdistelmä. Niittyhumala voimistaa tätä aluetta, jolloin yksilö kykenee hallitsemaan paremmin ihonsa pintalämpötilaa. Ilmassa on valtavia määriä erilaisia mikrobeja, jotka ovat orgaanisia aineksia ja kykenevät itse asiassa tyydyttämään kehon erilaisia ravinnontarpeita. Iho, joka on kehon suurin elin, toimii kokoavana tekijänä ja ruokkii kehoa huokostensa välityksellä.

Lämpökeho toimii eräänlaisena itsesäätelevänä syöttöalustana, joka torjuu tarpeettomia mikrobeja ja vastaanottaa tarpeellisia mikrobeja. Valkoiset verisolut muuttuvat paastottaessa ominaisuuksiltaan enemmän entsyymien kaltaisiksi voidakseen auttaa imeytymisessä, kun taas perna ja paksusuoli keskittyvät näiden ravintoaineiden uudelleen imeytymiseen. Sitä kautta virtsahappoja puhdistuu kehosta.

Tämä kuulostaa varsin esoteeriselta, mutta kertoo itse asiassa kehon kyvystä elää praanalla. On todistettavasti olemassa ihmisiä, jotka elävät praanalla. Keho tarvitsee aina jossakin muodossa olevaa orgaanista ainetta pysyäkseen elossa, ja näin se sitä saa. Ainoa ravintoaine, jota keho tarvitsee tämän lisäksi pysyäkseen terveenä, on puhdas vesi. Keho sopeutuu vähitellen luonnolliseen ja kehittyneempään tilaansa.

Niittyhumala voimistaa hieman meridiaaneja, ja sen avulla voidaan helpottaa itsensä epäilyä ja sekavaa mielentilaa. Uutetta voidaan käyttää jalkasienen hoidossa, ja sopivassa tilanteessa myös ulkoisesti. Niittyhumalauutteella on hieman vaikutusta kehon solutasolle. Ihmisille, joiden eetterikeho on heikentynyt esimerkiksi huumeidenkäytön takia, tämän uutteen käyttö on suositeltavaa.

Niittyhumalauutteella voidaan puhdistaa kvartsia, ja tämä on monen muunkin voimakkaan uutteen ominaisuus. Uutetippa tai kaksi laitetaan puhtaaseen veteen ja kvartsi tai muu kide upotetaan veteen kymmeneksi minuutiksi. Muita näin toimivia uutteita ovat Puuvilla, Taatelipalmu, Saguarokaktus ja Lootus. Käytön jälkeen uutevesi heitetään pois.

Kun ihmiset paastoavat ja tiedostavat, että paasto auttaa heitä kohottamaan tietoisuuttaan ja tavoittelemaan suurempaa päämäärää, on joskus hyödyllistä, että myös heidän kanssaan elävät eläimet paastoavat samalla. Tämä ei yleensä onnistu, jollei paastoamisen värähtely välity eläimelle. Istu tällöin eläimen kanssa meditaatiossa ja visualisoi vetääksesi energiaa eetteristä tai Auringosta omaan kehoosi.

Eläin voi tämän avulla myös kyetä paastoamaan. Eläimet etsivät tällöin kuitenkin luonnollisesti ruokaa, mutta Niittyhumalauutteen vaikutus voi tuoda jonkin verran helpotusta asiaan. Eläimen pakottaminen paastoon ei ole hyväksi, mutta jos se kykenee omaksumaan paaston omasta halustaan, niin kuin ne usein tekevät, uute nopeuttaa sen puhdistumisprosessia ja auttaa tuomaan voimakkaammin energiaa eläimen kehoon. Myös eläimet, jotka ovat joutuneet olemaan liiassa auringonvalossa, parantuvat paljon nopeammin Niittyhumalauutteen avulla.

Ravinteiltaan köyhässä maassa kasvavat kasvit saattavat kasvaa paremmin Niittyhumalauutteen avulla, etenkin jos auringonvaloa on tarpeeksi. Voit käyttää Niittyhumalaa erityisesti Auringon ollessa Kalojen merkissä. Kahdeksas ja yhdeksäs säde aktivoituvat uutteen avulla.

Nurmitädyke 14

lat. Veronica chamanedrys

- paranemisprosessin edistyminen

Nurmitädyke on maassamme alkuperäinen luonnonkasvi, joka esiintyy runsaimmin Etelä- ja Kaakkois-Suomessa. Sen kasvupaikkoja ovat niityt, pientareet, laidunmetsät ja hakkuualat. Monivuotisen ruohokasvin lehdet ovat vastakkain, ja kukat ovat avauduttuaan taivaansiniset. Meden täyttämät kukat ovat lyhytikäisiä ja vaihtavat värinsä sinipunaiseksi jo iltaan mennessä.

Niin muiden tähtijärjestelmien olennot kuin lemurialaisetkin ovat ylistäneet ja ymmärtäneet Nurmitädykkeen monia kykyjä edistää ja voimistaa paranemisprosessia. Se ei varsinaisesti käynnistä parantumista, vaan pitää sitä yllä. Yleensä aluksi tiedostetaan hyvin hienovaraisesti, että jossakin on tukos. Paranemisprosessi etenee ensin, mutta hidastuu sitten. Tässä vaiheessa yleensä seuraa hämmentynyt kysymys: miksi?

Tällöin Nurmitädykeuutteen käyttö voi olla hyödyllistä. Se auttaa erityisesti valaisemaan näitä tukoksia ja ottamaan niiden antaman tiedon vastaan. Yksi parhaista tähän sopivista tekniikoista on mennä ulos ottamaan kukkauutetta ja levätä sitten hetki. Tekniikkana voisi olla myös ulkoilmameditaatio tai ylipäänsä jokin tapa, jossa et käytä visualisointia. Silloin et torju mitään mieleen nousevia kuvia tai ideoita, vaan otat ne vastaan kaikilla mahdollisilla tasoilla.

Tällä tavoin ihminen voi saada syvemmän ymmärryksen siitä, missä nämä tukokset sijaitsevat. Useimmilla ihmisillä ne ovat psykologisia. Parantumisen esteet ovat monimutkaisia ymmärtää, mutta kun olet kerran saanut välähdyksen siitä, mistä lähteä liikkeelle ja alkaa prosessi, sinun tarvitsee vain sitoutua siihen tavalla, jolla olet halukas menemään syvemmälle asiaan. Sinun täytyy päästä eroon ajatuksista, joista pidit aiemmin kiinni, esittämällä vaikkapa ystävällesi kysymyksen: "Luuletko, että asia on kohdallani niin tai näin?"

Toinen mahdollinen esiin nouseva asia on useimmiten hienovarainen. Tukoksen luonteen takia et ehkä kykene ymmärtämään sitä itse, vaan sinun täytyy ilmaista se jollekin toiselle. Kun olet ensin itse tarkastellut mahdollisia parantumisen esteitä, on todellakin suositeltavaa, että puhut jollekulle toiselle visioistasi, ideoistasi, unistasi tai mistä tahansa, mitä on noussut esiin tietoisuudessasi, kun olet tullut tietoiseksi tukoksesta.

Joskus toinen ihminen voi antaa sinulle syvän näkemyksen tai ymmärtää sinua tavalla, jota et itse ole tullut ajatelleeksi. Hyvin tyypillinen esimerkki tästä on se, kun toisen ihmisen tietoisuuteen nousee yhtäkkiä muisto jostakin laulusta tai jokin musiikin energia. Se on jollain tavalla hieman vieras, vaikkapa laulu, jota hän ei ole kuullut vuosiin ja jolla ei ole hänelle mitään erityistä merkitystä. Tämä johtuu siitä, että se on todellakin lähtöisin syvältä tiedostamattomasta, ja sen jakaminen jonkun toisen kanssa voi helpottaa sen esiintuloa. Hän saattaa muistaa enemmänkin sen sanoja, auttaa sinua ymmärtämään musiikin emotionaalista sävyä tai löytää jonkin keinon, jolla se auttaa sinua muuttumaan. Kyseessä on erilainen reitti, joka poikkeaa visuaalisesta tavasta tai oman menneisyyden kokemusten muistamisesta. Se voi antaa voimakkaan johtolangan esteiden luonteesta.

Tämä ei tietenkään ole Nurmitädykkeen ainoa käyttöalue. Se voi yhtä hyvin auttaa herättämään muistikuvia, nostaa esiin energioita aiemmista elämistä, herättää tietoisuuteen unohdettuja asioita lapsuudesta ja tuoda tietoisuuteen energioita, joihin ei ole ollut helppo päästä käsiksi menneisyydessä. Tällä tavoin se vahvistaa voimakkaasti astraalikehoa, mutta tuo samalla valoa myös tunne- ja mentaalikehoosi. Se ei sellaisenaan puhdista niitä, vaan harmonisoi niitä niin, että informaatiota voidaan helpommin ottaa vastaan.

Joskus Nurmitädykkeen käytön avulla voidaan saada yhteys voimakkaisiin tunteisiin. Usein yksilö haluaa tarkoituksellisesti muuttua, ja voimakkaat tunteet eivät noin vain pomppaa esiin. Se on hyödyllistä, mutta jos voimakas emootio kuitenkin nousee pintaan, on hyvä muistaa, että reitti on itse valittu ja tämänkaltaista energiaa on itse haettu, joten se on syytä toivottaa tervetulleeksi jollain tasolla.

Mielenkiintoinen asia tässä on se, että joskus parantumisen este, vaikkapa voimakas kätketty emootio, voi olla myös hyvin positiivinen tunne. Monet ihmiset saattavat olettaa, että negatiivisten emootioiden varjopuoli on esteenä, ja tämä on usein totta. Mutta joskus kyseessä on hyvin voimakas tunne olemisesta ja kuulumisesta johonkin sekä vahvasta rakkaudesta itseä, omaa sisäistä lasta kohtaan tai ystävää tai sukulaista kohtaan. Tai kyseessä on jokin muu positiivinen, hyödyllinen rakkauden tunne, jota yksilö on jollain tavoin estynyt ilmentämästä korkeimmalla ja parhaalla tavalla.

Tästä syystä Nurmitädyke jatkaa joskus vaikuttamistaan varsin pitkään käytön jälkeen. Vaikutukset saattavat kestää jopa kokonaisen kuukauden yhden ainoan annoksen jälkeen. Vaikkakin tämä on harvinaista, on tärkeää huomata, että kun sisimpään haudattujen asioiden suhteen herätään ja toivotetaan ne tervetulleiksi, tällöin positiivinen asenne auttaa niiden tunnistamisessa ja vapauttamisessa.

Voimakkaat astrologiset kontaktit Marsin ja Venuksen välillä ovat usein hyviä viitteitä Nurmitädykkeen käytön hyödyllisyydestä. Tyypillinen kuvio on Marsin neliö Venukseen, joka liittyy joihinkin negatiivisiin, dramaattisiin asioihin, tai Marsin kolmio Venukseen, joka liittyy joihinkin positiivisiin energioihin, joista ihminen ei saa helposti otetta. Todella hyvä viite Nurmitädykkeen käyttöön on silloin, kun yksilö kamppailee joidenkin muutosten tai isojen kysymysten kanssa tai tarkastelee muutosta vaativaa asiaa. Koska hän on riittävän tietoinen asiasta, hän voi saada siitä paremman ymmärryksen ominkin neuvoin uutteen avulla.

Kuten jo mainittiin, uute hyödyttää mentaalikehoa, mutta jotkut mentaalikehon energiat voivat myös herättää uudenlaisen ymmärryksen ja tietoisuuden itsestä. Nurmitädyke voi olla arvokas myös monien meditaatiomuotojen yhteydessä.

Luonnollisesti uute voi olla hyödyksi eläimille ja virittää niiden tietoisuutta ja energioita, joita ne antavat käyttöösi. Tietoisuutesi ja kykysi olla vuorovaikutuksessa lemmikkieläinten kanssa lisääntyvät.

Oravanmarja 15

lat. Maianthemum bifolium

- ikääntymisprosessin syvällinen ymmärtäminen

Kielokasveihin lukeutuva oravanmarja kasvaa alkuperäisenä luonnonkasvina kaikkialla Suomessa pohjoisinta Lappia lukuun ottamatta. Tällä matalalla, yleensä lehtomaisilla kankailla ja humusmailla viihtyvällä myrkyllisellä kasvilla on tavallisesti kaksi varsin kookasta, herttamaista, suippokärkistä lehteä. Kukat ovat valkoisia, säteittäisiä ja tuoksuvia. Oravanmarja kukkii touko-kesäkuussa.

Oravanmarjan deevat pitivät muinoin yhteyttä ihmisiin auttaakseen heitä ymmärtämään tapaturmaisesti tai äkillisesti sattunutta kuolemaa. Kehon ikääntymisen yhteydessä muinaisten kansojen jäsenet luopuivat tietoisesti elämästä saadakseen uuden kehon. Ihmiskunta on laajasti ottaen hylännyt tämäntyyppisen jälleensyntymisprosessin, joka voi voimakkaasti puhdistaa ja integroida emotionaalisia kokemuksia. Se on sulkenut muistinsa ja tietoisuutensa siitä mahdollisuudesta, miten voidaan tietoisesti siirtyä yhdestä elämästä toiseen.

Deevat ovat kuitenkin edelleen olemassa auttaakseen ihmisiä surussa, auttaakseen heitä ymmärtämään muutosprosessia ja tulemaan siitä tietoiseksi. Deevojen korkeampi tarkoitus on kuitenkin auttaa ihmisiä tulemaan tietoisiksi tärkeästä ulottuvuuksien sulautumisesta, fyysisen ja ei-fyysisen maailman välisestä kohtaamisesta. Oravanmarjauutteen käyttö helpottaa jonkin verran tätä ymmärrystä antaen eräänlaista lempeyttä niiden prosessien käsittelyyn, jotka voitaisiin muutoin nähdä väkivaltaisina tai vaikeina. Mukana on myötätunnon, rakkauden ja itselle anteeksiantamisen tunne ja syvempi ymmärrys siirtymäprosessista itsestään. Uutetta voi olla hyödyllistä käyttää silloin, kun joku tuntemasi ihminen on siirtynyt rajan taakse. Tällöin voit tuntea sydämessäsi syvempää yhteyttä häneen tai tietoisuutta hänestä.

Oravanmarja on hyvin hyödyllinen uute ikääntymisprosessiin. Monet pelkäävät tiedostamatta omaa kuolemaansa, ja juuri tämä pelko ja siihen liittyvät erilaiset aspektit luovat jännitettä. Oravanmarjauute helpottaa fyysisessä kehossa olevaa pelkoa, jota esiintyy usein laajasti

Kasvien viisaus, kivien muisti

varsinkin vatsan alueella. Kun uutetta on käytetty vain kerrankin, voi kehittyä tunne jatkuvuudesta ja elävyydestä kaikilla olemassaolon tasoilla, olipa ihminen sitten fyysisellä tai ei-fyysisellä tasolla.

Astrologisesti Oravanmarjalla näyttää olevan syvempi yhteys Härän merkkiin ja sen myötä tietoisuus oman sydämen kyvystä rakastaa ja olla rakastettu ja ymmärtää siirtymäprosessia. Jotkut yksilöt, jotka joutuvat kasvokkain itsemurhan kanssa - olipa kyseessä sitten rakastettu tai kiusaus ottaa henki itseltä - hyötyvät Oravanmarjasta. Se auttaa näitä yksilöitä ymmärtämään paremmin taustalla olevia energioita ja sitä, että he tekivät valinnan tullessaan tänne. Heidän käytössään olevien mahdollisuuksien muistaminen voi myös auttaa heitä.

Usein itsemurhaa harkitsevan kohdalla ainoa mahdollisuus pysytellä fyysisessä kehossa on tehdä radikaali elämänmuutos. Jotta ihminen pääsee tekemään niitä asioita, joita hän on välttänyt, tai löytää alueita, joissa hän on onnellinen, rauhallinen ja innostunut tai kiinnostunut elämästä, se voi joskus tarkoittaa sitä, että hänen täytyy luopua työstään, jostain ihmissuhteesta tai asuinpaikastaan tai muuttaa vaikkapa dramaattisesti ruokavaliotaan.

Oravanmarjauute helpottaa ja auttaa näissä muutoksissa, ja käytettäessä uutetta pidempään ymmärrys voi jonkin verran lisääntyä sen suhteen, kuinka vanhat ihmiset jättävät tämän maailman ja siirtyvät seuraavalle tasolle. Joka tapauksessa ymmärrät näitä asioita ikääntyessäsi yhä enemmän, ja ikääntymisprosessin tärkeä puoli on juuri tietoisuus muista ihmisistä ja siitä, kuinka he siirtyvät toiselle tasolle.

Useimmissa ihmisissä ilmenee pernameridiaanin voimistumista. Syvempää tietoisuutta suhteessa eläimiin ilmenee usein, ja erityisen hyödyllinen uute on silloin, kun ihmisellä on ikääntynyt eläin ja hänen täytyy ymmärtää niitä valintoja, jotka liittyvät vastuuseen ja eläimen auttamiseen.

Astrologisesti uutteella on myös joitain tärkeitä, hyödyllisiä yhteyksiä Uranukseen ja Neptunukseen. Oravanmarjan kyky energisoida ja voimistaa astraalikehoa on hyödyllinen työskenneltäessä astraaliprojektion tai erilaisten meditaatiopraktiikoiden kanssa.

Sekä kolmas että kahdeksas chakra energisoituvat uutteen avulla.

Peltovalvatti 16

lat. Sonchus arvensis

- tunteiden ymmärtäminen ja työstäminen

Peltovalvatti on sikurikasvi, jonka esiintyminen on painottunut eteläiseen Suomeen. Monivuotinen rikkaruoho levittäytyy kevätviljapelloille laajoiksi kasvustoiksi, ja sitä kasvaa runsaasti myös puutarhoissa, tienvierillä ja joutomailla. Suomen alkuperäiskasvistoon kuuluvaa rantarotua esiintyy kivikkoisilla ja soraisilla merenrannoilla. Peltovalvatti kukkii heinä-elokuussa, ja 4-5 cm leveä mykerökukinto muodostuu lukuisista kullankeltaisista kielikukista.

Peltovalvattiuutteella on jännittävä kyky auttaa ihmistä vapautumaan patoutuneista tunteista, erityisesti padotusta vihasta. Näiden tunteiden noustessa uutteen avulla tietoisuuteen ja yksilön saadessa niihin korkeampaa perspektiiviä hän saattaa ymmärtää näiden tunne-energioiden kyvyn saada aikaan maailmassa myös hyvää ja hyödyllistä. Hän ymmärtää, kuinka ne voivat auttaa energisoinnissa, parantamisessa ja voimistumisessa. Samanaikaisesti ihminen kykenee ymmärtämään, kuinka näitä emootioita - erityisesti vihaa - on käytetty aiemmin vahingoittavilla tavoilla. Ne voidaan muuttaa, kun ihminen muuttaa suhdettaan niihin.

Tästä kehkeytyy vähitellen syvempi ymmärrys koko prosessiin, "tunteiden kieleen", tai siihen, miten tunteet kulkevat ihmisessä. Ihminen voi saada syvemmän ymmärryksen niiden syntytavoista ja siitä, miksi on hyödyllistä tuoda ne tietoisuuteen, missä ne voidaan muuntaa ja saada aikaan sitoutumista muihin ihmisiin, syvempää tietoisuutta itsestä, energian lisääntymistä jne.

Ihmisellä on yleensä tiedostamaton taipumus luokitella emootioita ja kuvitella, että niihin liittyvä energia liikkuu tiettyyn suuntaan ja on laadultaan joko positiivinen tai negatiivinen. Peltovalvatti auttaa suuresti ymmärtämään, että emootio on itse asiassa vain energiaa. Tuon energian täytyy liikkua, se täytyy vapauttaa, ottaa vastaan tai muuttaa, mutta joka tapauksessa se on aina liikkeessä olevaa energiaa [energy in motion ¦ e-motion], mikä voitaneen hyvin ymmärtää tässä yhteydessä.

Yksilö saa vähitellen uudenlaisen perspektiivin asiaan, kun hän luopuu ajatuksesta, että emootio on joko negatiivinen tai positiivinen. Pitkäaikaisen Peltovalvattiuutteen käytön myötä ihminen alkaa ajatella emootioita täysin uudella tavalla. Tunnekeho alkaa vapautua juuttuneesta energiasta. Erityisen tärkeitä ovat sen energiamallit aikojen takaa. Ne siirtyvät uutteen käytön yhteydessä astraalikehoon, mentaalikehoon ja eetterikehoon. Tämä saattaa usein olla voimaannuttavaa ja hyödyllistä, mutta on tärkeää aina kun mahdollista Peltovalvattiuutetta käytettäessä olla tietoinen siitä, minkälaiset emootiot kulloinkin ovat siirtymässä ihmisen hienokehojen läpi.

Vaikeimmin käsiteltävät tunteet ja samalla ne, joihin Peltovalvattiuute voi tuoda eniten apua, ovat jollain tavoin itseen kohdistuvat vihaenergiat, jotka ilmenevät esimerkiksi itsetuhoisuutena. Nämä ovat vaikeita laajemmassa karmallisessa mielessä. Emootiot voivat tuntua vaikeilta fyysisessä kehossa, mutta tämä tavallisesti kuitenkin korjaantuu itsestään. Karmallisesti kuitenkin juuri sellaiset tunteet, jotka aiheuttavat sielulle tuhoa, sieluaineksen menetystä, sielun pienentymistä tai viipaloitumista, ovat äärimmäisen ongelmallisia. Ne aiheuttavat monia asioita, joita on myöhemmin hyvin vaikeaa korjata ja joiden korvaaminen vie joskus sielulta monia elämiä.

Tämä on valitettavasti yleisempää kuin useimmat ihmiset ymmärtävät. Ihmiset yleensä työstävät näitä asioita juuri tunteiden avulla tai jollain tiedostamattomalla tasolla. Yksi Peltovalvattiuutteen tärkeistä tehtävistä on nostaa tämä asia tietoisuuteen ja auttaa ihmisiä ymmärtämään se. Asian syvempiä puolia on se, että emootiot ja erityisesti viha voivat vahingoittaa maksaa. Kun maksa puhdistuu ja parantuu tai kun uudet energiat liikkuvat sen lävitse, vastakkainen prosessi voi nousta esiin. Ihmiset saattavat kokea suurempaa vihaa ja tukahdutettuja emootioita, joihin on ollut vaikea päästä käsiksi.

Kasvin tuottamilla eri aineilla on kiinnostavia ominaisuuksia. Ihmiset ovat joskus menneisyydessä käyttäneet niitä erilaisiin intuitiivisiin tarkoituksiin. Lähinnä kasvin kukkien kyky selkeyttää emootioita on kuitenkin sen hyödyllisin ominaisuus tulevaisuudessa.

Tämän kaiken lisäksi Peltovalvatti luo kepeyden ja rauhan tunnetta ihmiselle, joka on aiemmin ollut hämmentynyt tai kamppaillut voimakkaasti sellaisten asioiden kanssa, joita hän ei ole pystynyt helposti nimeämään. Tämä voi olla joskus yksinkertaisesti rauhattomuuden tunnetta tiettynä aikana vuodesta, tietyssä paikassa tai tiettyjen ihmisten kanssa. Tämä liittyy yleensä tietysti aiempien elämien informaatioon, johonkin menneen elämän kysymykseen, johon ihminen ei pääse helposti käsiksi.

Peltovalvatin deevat ovatkin muinaisina aikoina auttaneet ihmisiä jälleensyntymismuistiin liittyvissä asioissa, kun aiemmat elämät tulivat yhä tärkeämmiksi varhaisen Atlantiksen aikoihin. Myöhemmin Atlantiksella nämä asiat ja aiempiin elämiin liittyvät mysteerit olivat tärkeitä tutkimuskohteita.

Lemurialaiset eivät kamppailleet tämän asian kanssa yhtä paljon. Varhaisilla lemurialaisilla ei edes esiintynyt jälleensyntymistä siinä mielessä, kuin se nyt ymmärretään. Lemurian sivilisaation myöhempänä aikana oli suhteellisen helppoa jättää fyysinen taso ja keho ja ottaa tarvittaessa uusi keho. Ylipäänsä menneiden elämien ymmärtäminen on muuttunut dramaattisesti ihmisen perintötekijöiden muutosten myötä.

Peltovalvatin deevajärjestöllä ja kasviin liittyvillä deevoilla on kaunis tapa auttaa ymmärtämään, kuinka yksinkertaisesti vain hyväksyt kaikki tukahdutetut emootiot ja kaikki menneisyyden energiat, joita et ole kyennyt kovin helposti hyväksymään. Ehket ollut aikoinaan riittävän kypsä kohtaamaan niitä, ehkä asiaan liittyi kysymyksiä, joiden käsittelemisessä yhteiskunta ei kyennyt sinua auttamaan, tai ehkäpä perheesi tai yhteiskunta asetti sinulle ennakkomielipiteitä tai vaatimuksia. Peltovalvatin avulla voit antaa anteeksi, et niinkään nykyiselle itsellesi, vaan niille aiemmille jälleensyntymisillesi, jotka uute voi nostaa paremmin tietoisuuteesi.

Tunnekeho kirkastuu ja paljon energiaa siirtyy muihin kehoihin, ja myös astraalikeho puhdistuu jonkin verran. Neljäs säde energisoituu sekä maksa-, perna- ja sappirakkomeridiaanit voimistuvat. Peltovalvatti vahvistaa hieman useimpien ihmisten toista ja kolmatta chakraa.

Suljetuissa tiloissa olevat eläimet voivat saada apua tästä kukkauutteesta. Monet ilmeiset astrologiset yhteydet Mars-planeettaan helpottuvat Peltovalvatin avulla. Uutteesta saa erityisesti apua Marsin tehdessä neliön [= 90°:een määräkulman] muihin planeettoihin, varsinkin Aurinkoon.

Peurankello 17

lat. Campanula glomerata

- parantajanlahjat ja pitkäikäisyys

Monivuotinen peurankello on maassamme selkeästi painottunut kaakkoon; se on Järvi-Suomen kasvi. Sitä löytyy tuoreilta niityiltä, lehdoista, pientareilta, ahoilta ja rantaruohikoista. Peurankellon kellomaiset, tumman sinivioletit kukat ovat mykerömäisissä ryhmissä lehtihangoissa ja varren latvassa. Peurankello kukkii kesä-elokuussa

Erimuotoiset kellokasvit ovat yleisiä, ja ne ovat myös ymmärrettävissä eri tavoin. Peurankellolla on omia ainutlaatuisia ominaisuuksia. Monilla ihmisillä ne ovat yhteydessä keskittymiskykyyn, kuudenteen ja seitsemänteen chakraan liittyviin henkisiin kykyihin ja tietoisuuteen ihmisen omista henkisistä lahjoista. Peurankello saattaa tuoda korkeamman päämäärän tajua ja rauhallista, rentoa energiaa. Prosessi alkaa jo yhden annoksen ottamisen jälkeen, ja se voi viedä kuukausia. Yleensä kuitenkin käy niin, että kasvin henkiset lahjat avaavat tietä syvällisille kyvyille auttaa ja parantaa ihmisiä.

Käyttäessään näitä kykyjä yksilö tulee tietoiseksi parantavasta energiasta, joka tulee ikään kuin hänen tietoisuuteensa korkeammalta voimalta, Jumalalta, sielulta, tai hänen oman tajuntansa ylittävästä tietoisuudesta. Tämän lahjan oikean käytön kannalta on tärkeää, että yksilö ei kyseenalaista sitä, eikä perehdy kovin syvällisesti siihen, miten se toimii, vaan yksinkertaisesti ottaa sen vastaan ja huomioi sen.

Peurankello aktivoi yleisesti kurkkuchakraa. Siellä olevat energiat eivät kuitenkaan tavallisesti jää ihmiseen, vaan virtaavat käsivarsiin ja vapautuvat kämmenten kautta. Ne voidaan myös aktivoida äänellä, lausumalla parantavia tai kauniita sanoja toisen ihmisen kanssa. Peurankellon energiat muuttuvat vähitellen miellyttävämmiksi, mistä seuraa yleensä lopulta sielulta tuleva kysymys tai pyyntö.

Tämä liittyy usein siihen, että sielu toivotetaan tietoisemmin tervetulleeksi, jolloin tunnet kiitollisuutta siitä, että rakkaus on läsnä suhteessasi sieluusi, tai tiedostat jakavasi rakastavaa, auttavaa energiaa sielusi kanssa.

Ajan myötä tämä voi olla hyvin hyödyllinen uute tai eliksiiri pitkäikäisyyteen ja siihen, kuinka luoda helpompi yhteys ja rauhallinen tietoisuus itsen korkeammasta olemuspuolesta. Tämä voi olla hyödyllistä silloin, kun yksilöt eivät ainoastaan työskentele korkeamman olemuspuolensa kanssa tietoisesti, vaan antavat sen myös olla tärkeä osa elämäänsä.

Hallitseva meridiaani voimistuu jonkin verran energioiden liikkuessa ylös ja alas selkärankaa pitkin ja pyrkiessä keskittymään joillain yksilöillä hallitsevan meridiaanin [Du Mai] pisteisiin 20 [DM 20] ja 21 [DM 21] lähellä päälakea. Peurankellouutteen yhdistäminen Ksenon-jalokaasueliksiiriin saattaa olla avuksi ja tuottaa hyödyllistä värähtelyenergiaa. Uutteesta on hyötyä myös yksilön korkeammalle tietoiselle yhteydelle Jupiteriin silloin, kun sillä on positiivisia aspekteja yksilön kartalla, mutta myös silloin, kun planeetta nähdään yötaivaalla. Se voi nimittäin synnyttää hyödyllisen, eräällä tavalla vuorovaikutteisen, laajentavan energiantunteen joillekin yksilöille.

Uute auttaa jonkin verran tunnekehon puhdistumista, mutta kellokasvien suurimmat vaikutukset ulottuvat eetterikehon ja korkeampien hienokehojen, erityisesti buddhisen ja atmisen kehon, välille. Tämän ohella seitsemän säde voimistuu jonkin verran.

Pihasaunio 18

lat. Matricaria matricaroides

- menneiden elämien emotionaalisiin traumoihin

Asterikasveihin lukeutuva pihasaunio on pihojen pioneerikasveja, jotka ilmaantuvat ensimmäisinä uusille kasvupaikoille. Suomen valloituksen kasvi alkoi 1800-luvun puolivälissä, ja jo sadassa vuodessa se valloitti koko maan. Pihasaunion mykerökukinto muodostuu monista kaksineuvoisista kehräkukista varren ja haarojen latvassa. Kukintoaika on heinä-syyskuu.

Pihasauniolla on merkittävä kyky parantaa vanhoja, erityisesti tunnekehoon liittyviä haavoja. Uutteella on huomattavia ominaisuuksia, joiden avulla voi selventää muuten kätköön jäävää vuorovaikutusta esimerkiksi terapeutin ja asiakkaan välillä. Tämä voi olla hyödyllistä niin terapeuteille kuin heidän asiakkailleen, jotka tulevat näin tietoisemmiksi tai saavat jopa syvällisen oivalluksen niistä käyttäytymismalleistaan, jotka ovat haitallisia erityisesti yhdistyessään voimakkaisiin emootioihin.

Pihasaunio kykenee nostamaan esiin menneen elämän yhteyden mahdolliseen emotionaaliseen traumaan. Uute auttaa yksilöä tunnistamaan jonkin menneessä elämässä ratkaisemattomaksi jääneen asian, joka on tuotu tähän elämään aivan uudessa, joskus suhteessa menneeseen asiaan täysin tunnistamattomassa muodossa.

Asioiden käsittely voi olla erityisen hankalaa, kun ne ovat peräisin jostain kaukaisesta menneestä elämästä, jolloin yhteiskunta oli hyvin erilainen kuin nyt, tai kun nämä asiat tai energiat esiintyivät täysin erilaisessa kontekstissa, koska kulttuuri, kieli ja tavat poikkesivat niin suuresti tämän päivän tilanteesta.

Emotionaalinen trauma voidaan ymmärtää auttavalla ja turvallisella tavalla, kun yksilö alkaa nähdä itsensä eri tavalla kuin ennen. Joskus tämä on hyvä selitys erilaisille käyttäytymismalleille, joista ihmiset pitävät lujasti kiinni. Ne voivat olla pakkomielteisiä tai muuten vaikeasti käsiteltäviä, vaikeasti muutettavia ja ymmärrettäviä tai hankalia tapoja, joista on vaikea luopua jopa silloin, kun ihminen tietää, etteivät ne palvele häntä enää millään tavoin.

Selkeitä indikaattoreita Pihasauniouutteen käyttöön ovat pakkomielteinen käyttäytyminen tai erityiset taipumukset asioita, esineitä ja fetissejä kohtaan sekä kamppailu useiden erilaisten pakkomielteiden kanssa. Ne saattavat poiketa huomattavasti perheen malleista, eivätkä siksi ole peräisin vuorovaikutuksesta perheen kanssa.

Astrologisesti Pihasauniolla voidaan havaita yhteyksiä Kuun neliöaspekteihin [= 90°:een määräkulma kahden astrologisen tekijän välillä], joissain tapauksessa myös Auringon neliöaspekteihin Uranukseen, Neptunukseen ja Plutoon. Nämä ovat usein indikaattoreita sen suhteen, että jonkin kätkössä olevan täytyy nousta esiin ja tulla työstetyksi. Jännittävä alue, josta käydään keskustelua henkisillä tasoilla, on melko usein astrologisilla kartoilla esiintyvä Auringon ja Kuun neliöaspekti. Epäilemättä Aurinko tehdessään neliötä Kuuhun voi viitata yksilöön, jolla on käsiteltävänään jokin erityinen emotionaalinen asia tai jokin pakkomielteinen käytöstapa. Kun tällainen nousee esiin, kyseessä on erinomainen indikaattori käyttää Pihasauniouutetta.

Uutteen käytön myötä myös toinen aspekti alkaa lopulta nousta esiin. Menneen ja nykyisen välisen emotionaalisen yhteyden ei nimittäin aina tarvitse olla negatiivinen tai traumaattinen. Kun ihminen pystyy vapautumaan aiemmista asioista, esiin nousee vähitellen ilon tunne ja tietoisuus jostain positiivisesta, kohottavasta ominaisuudesta. On aivan kuin tuo menneen elämän olento - jota ihminen on jotenkin yrittänyt karttaa - muuttuisikin nyt hänen ystäväkseen, auttajakseen ja eräänlaiseksi opastajakseen.

Yksilön on tietysti käsitteellisesti vaikea kuvitella, että hänen menneisyyden olemuksensa auttaa nyt häntä itseään. Pihasauniouute vahvistaa kuitenkin kykyä kuvitella tämä ja ottaa mielellään vastaan yksinkertainen, mutta syvällisempi, aiemmasta elämästä nykyiseen virtaava jatkuva ilo.

Tunne- ja astraalikehojen välisessä yhteydessä voidaan havaita jonkin verran voimistumista ja puhdistumista. Munuaismeridiaani puhdistuu, ja vatsalaukkumeridiaani voimistuu. Joillakin yksilöillä kolmas säde energisoituu.

Kasvien viisaus, kivien muisti

Kaiken tämän lisäksi kasvin deeva ikään kuin kehottaa sinua havaitsemaan ne asiat, joista olet pitänyt lujasti kiinni ja joista voit nyt luopua. Nämä nousevat nyt esiin helpommalla, rakastettavammalla tavalla. Joissain tapauksissa, joissa paksusuolen syöpää ei ole saatu kunnolla parantumaan käyttämällä ainoastaan Tri Ryke Geerd Hamerin metodeja [www.newmedicine.ca; katso myös Pihlaja], tämän kukkauutteen käyttö voi antaa selvemmän näkemyksen ja paremman kyvyn vaikuttaa Hamerin metodien avulla yksilöön syvemmällä tavalla.

Pihlaja 19

lat. Sorbus aucuparia

- suuremmat asiayhteydet

Pihlaja on koko maassa yleinen alkuperäiskasvi. Pohjois-Savon maakuntakukaksi valittu pihlaja peittyy joka toinen tai kolmas vuosi valkoisten kukkien huntuun, ja silloin syksyn marjasato on runsas. Pihlaja kukkii kesä-heinäkuussa, ja voimakastuoksuiset, viisiterälehtiset kukat ovat 8-10 cm leveässä, monihaaraisessa ja tiheässä kukinnossa. Pihlajanmarjoilla on korkea energiapitoisuus.

Pihlajalla on kukkauutteena ainutlaatuisia ja hyödyllisiä ominaisuuksia. Ne vahvistavat korkeampien chakrojen energiayhteyttä alempiin chakroihin, mikä voi saada aikaan positiivisen, parantavan vaikutuksen kaikissa ihmisissä. Tästä seuraa tunne siitä, kuinka monet alueet ihmisen elämässä kytkeytyvät yhteen ja liittyvät toisiinsa, jolloin ne voidaan ymmärtää yhdessä ja samanaikaisesti. Seurauksena voi olla aiempaa suurempi eheytymisen tunne ja ymmärrys siitä, kuinka asiat kytkeytyvät toisiinsa ja tulevat yhdessä ihmisen tietoisuuteen.

Joskus ihmiselle voi tulla visio oman perheen, ihmisryhmän tai ihmissuhteiden luonteesta ja siitä, kuinka ne kaikki ovat keskenään vuorovaikutuksessa, ja myös siitä, mikä niissä on tärkeää. Tämän omaksuminen on hyvin vaikeaa. Useimmiten ihmisillä on käsitys kahden ihmisen tai itsensä ja jonkin ryhmän välisestä suhteesta ja itsensä ja jonkun muun ihmisen välisestä suhteesta. On hyvin vaikeaa nähdä korkeammasta näkökulmasta, kuinka jokainen on yhteydessä toisiinsa monella tasolla.

Pihlajauutetta voi olla hyvin hyödyllistä käyttää silloin, kun ihminen johtaa suurempaa ryhmää ja työskentelee sellaisen kanssa, ei niinkään siksi, että hän saisi asiat tehdyiksi, vaan ymmärtääkseen ryhmän jäseniä, saadakseen käsityksen koko ryhmän tietoisuudesta ja siitä, mihin se on suuntautumassa.

Lisäksi Pihlaja auttaa tuomaan rituaalin päämäärän ihmisten tietoisuuteen. Kaikessa rituaalien tutkimisessa ja niiden kanssa työskentelyssä erilaisissa olosuhteissa tämä uute antaa selkeyttä ja ymmärrystä rituaalin todellisesta tarkoituksesta, ts. siitä kuinka se syntyi ja mikä on sen perimmäinen päämäärä sekä kuinka sitä voidaan muuttaa ja kuinka yksilö voi kokea henkistä heräämistä sen avulla.

Pihlaja on hyvin hyödyllinen erityisesti seurattaessa lääketieteen tohtori Ryke Geerd Hamerin [www.newmedicine.ca; katso myös Pihasaunio] kuvaamia parantamistekniikoita. Hän on todella saanut aikaan muutosaallon erityisesti syövän paranemisprosesseissa kaikilla ihmisillä. Juuri tähän tarvitaan usein rituaalia.

Kun ihminen on saavuttanut kohdan, missä parantuminen on ymmärretty, vaikeuksista on selvitty ja asia on tullut ilmaistuksi, hänen tulee asian ymmärtämiseksi löytää vielä jokin ritualistinen työstämistapa. Joskus tällaisen rituaalin löytäminen on vaikeaa, ja ihminen joutuu kamppailemaan sen kanssa, kuinka työstää asiaa. Pihlaja voi erityisesti auttaa tässä antamalla näkökulmaa ihmissuhteisiin. Niiden ymmärtäminen korkeammalla tasolla voi myös olla hyödyllistä.

Lisäksi Pihlaja voi auttaa ihmistä kehittämään rakkautta paljon korkeammalle, hienovaraisemmalle tasolle, jolla hän pystyy vahvasti arvostamaan erilaisuutta. Syvempi arvostaminen tuo hänelle paljon enemmän energiaa ja suurempaa sisäistä voimaa, mikä on erityisen tärkeää haimaan liittyvässä paranemisprosessissa. Pihlaja antaa yleensä pitempään käytettynä korkeamman henkisen perspektiivin moniin elämän aspekteihin. Se antaa ihmiselle ihmeellistä sulouden tunnetta ja syventää yhteyttä monien lajien välillä. Pihlajauute saattaa olla erityisen hyödyllinen, kun halutaan helpottaa jännitteitä liittyen rotujenväliseen avioliittoon tai avioliittoon, joka sitoo toisiinsa eri sukupolvia. Myös monet muut erilaisuudet voidaan helpommin sovittaa.

Pihlajalla on kyky nostaa yksilössä esiin jokin uusi ominaisuus, kyky tai uudenlainen tietoisuus. Tämä liittyy Neitsyen merkin astrologisiin energioihin aurinko- tai kuumerkkinä, mutta erityisesti silloin, kun ihmisellä on Neitsyt nousevana merkkinään. Nämä ihmiset voivat huomata saavansa Pihlajan kanssa työskennellessään uusia kykyjä, aktiviteetteja, energioita ja virittymistä ja tekevänsä tämän kaiken keveästi, iloisesti ja leikkisästi.

Pihlaja näyttää hyödyttävän munuaismeridiaania ja voimistavan jonkin verran tunne- ja astraalikehoja. Se vahvistaa kuudetta sädettä ja nostaa esiin fyysisellä tasolla energioita, jotka hyödyttävät munuaisia, haimaa, vatsaa ja sappirakkoa.

Päivänkakkara 20

lat. Leucanthemum vulgare

- älyn henkistäjä

Asterikasveihin lukeutuva päivänkakkara on Keski-Suomen maakuntakukka ja Suomessa vanha tulokaskasvi. Se on yleinen lähes koko maassa pohjoisosia lukuun ottamatta. Päivänkakkara kukkii kesä-syyskuussa, ja säteittäinen, 2.5-6.5 cm leveä mykerökukinto muodostuu lukuisista valkoisista laitakukista ja keltaisista torvimaisista keskikukista.

Kukkauutteena päivänkakkara henkistää älyä. Hajanainen informaatio tarkentuu selkeästi. Jos yksilöllä on vaikkapa kokoelma henkisiä kirjoja monista eri aihepiireistä, ja hän haluaa selvittää, kuinka joiltain erityisiltä alueilta löytyy johdonmukainen kuvio, Päivänkakkarauute mahdollistaa tämän järjestyksen löytymisen. Kyseessä ei kuitenkaan ole älyllinen saavutus. Päivänkakkara auttaa ymmärtämään intuitiivisesti tutkimisen kohteena olevaa asiaa, sen prosessointia ja yhteen kuuluvaa kokonaisuutta.

Päivänkakkarauute yhdistää mentaali-, kausaali, tunne- ja henkiset kehot. Tämän avulla ihminen kykenee todella ymmärtämään, mitä hän tuntee monilla eri alueilla, etenkin henkisissä kysymyksissä. Jos yksilö ei kykene tarkasti kuvaamaan omaa filosofiaansa, tai jos jonkin prosessin eteneminen tuntuu jotenkin hämärältä, kannattaa harkita Päivänkakkarauutteen käyttöä. Se vakauttaa ihmisiä, jotka juoksevat alituisesti henkisestä tai kasvuryhmästä toiseen löytämättä etsimäänsä.

Päivänkakkarauute stimuloi rintaluiden ja kurkun yhteyskohdassa sijaitsevaa chakraa, henkistää tunteita ja voimistaa nöyryyden tunnetta. Koko rinnan alue saa paremman yhteyden sieluun.

Päivänkakkara ei vaikuta kovin voimakkaasti fyysiseen kehoon, mutta se helpottaa hikotusta ja pinnallista hengitystä. Se helpottaa myös astmaa, vaikkakin muut uutteet hoitavat usein paremmin tätä ongelmaa. Päivänkakkarauute toimii kuin nestemäisenä henkitorven hoitajana, ja tässä yhteydessä sitä käytetään ulkoisesti.

Kolmioilla Auringon ja Merkuriuksen välillä [esimerkiksi edistyskartoilla] on voimakkaampi hyödyllinen vaikutus uutetta käytettäessä. Kuudes ja seitsemäs säde aktivoituvat.

Päivänkakkarasta voi olla hyötyä eläinten varhaisessa oppimisvaiheessa, kun uudet toimintamallit alkavat vakiintua. Erityisen otollinen hetki emon ja jälkeläisen välillä on silloin, kun emo pyrkii ohjaamaan poikastaan esimerkiksi koskettaen sitä ja peräänytyen sitten. Eläinten psykologiset häiriöt voivat joskus ilmetä esimerkiksi niin, että ne ovat haluttomia leikkimään, oppimaan tai kasvamaan. Nämä ovat hyviä indikaattoreita Päivänkakkarauutteen käyttämiseen.

Uudenlaisten kasvityyppien visualisointi, niiden uudet risteyttämiset ja uudenlaiset tavat työskennellä kasvien kanssa voimistuvat tätä uutetta käytettäessä. Tällöin sitä on syytä antaa myös kasville. Päivänkakkarauute lisää ymmärrystä tutuissa olosuhteissa kasvaviin kasveihin, kun halutaan muuttaa niitä esimerkiksi kumppanuuskasvien viljelyssä tai kun halutaan työskennellä kasvien kanssa etsien uusia käyttötarkoituksia. Tällaista on esimerkiksi yrttien käyttö niiden henkisten vaikutusten takia.

Rantakukka

lat. Lythrum salicaria

- Uuden Ajan energiat

Monivuotinen rantakukka kasvaa monentyyppisillä rannoilla, mutta suosii valoisia ja ravinteikkaita paikkoja. Rantakukan kauniin purppuranpunaiset kukkatertut muodostuvat pienemmistä osakukinnoista, viuhkoista. Se kukkii heinä-elokuussa.

Rantakukka on ensiluokkainen uute New Age -ihmisille. Se toimii voimistajana ihmisillä, jotka haluavat saattaa kolme alinta chakraansa toimivaan yhteyteen toistensa kanssa niin, että he voivat soveltaa käytäntöön henkisesti inspiroitua, usein kruunuchakran kautta tullutta informaatiota. Uute tuo alemmat chakrat joksikin aikaa yhteyteen toistensa kanssa, ja sen avulla voidaan edistää suuntautumista uralla ja vakautta elämässä. Samalla uute vaikuttaa lievästi myös muihin chakroihin ja yhdistää väliaikaisesti toisiinsa eetteri-, mentaali- ja henkisen hienokehon.

Tällaisten ihmisten sydänkeskus on usein avoinna, koska heillä on yleensä antelias luonne. Tämä uute tehoaa parhaiten niihin ihmisiin, joiden kruunuchakra on jo aktiivinen, ja he voivat vastaanottaa korkeampaa inspiraatiota. Pelkästään se, että kruunukeskus on jonkin verran auki, ei kuitenkaan tee näistä ihmisistä pyhimyksiä. Tänä päivänä monien ihmisten korkeammat keskukset ovat osin avoinna. Varsinainen testi on siinä, kykeneekö ihminen toimimaan elämässä samanaikaisesti järkähtämättä ja kohtuullisesti. Juuri tässä monilla New Age -ihmisillä on ongelmia. Kun sydän-, kurkku- ja kruunuchakra ovat auki, kaikki on tavallisesti hyvin, mutta kun kurkku- ja juurichakra ovat sulkeutuneet, on ihminen yleensä varsin epävakaa.

Rantakukkauutteesta voivat hyötyä ihmiset, joilla on ollut runsaasti henkisiä tai uskonnollisia kokemuksia, samoin päiväunelmoijat ja yksilöt, joille mietiskely on yksi eskapismin muodoista, ja jotkut skitsofreenikot. Signatuuri liittyy purppuranvärisiin kukkiin, jotka tavallisesti vaikuttavat korkeampiin chakroihin. Testikohtana on otsa tai ydinjatkos.

Eläinten ja ihmisten välistä leikkisyyttä voidaan voimistaa ja syventää silloin, kun ihmiset kamppailevat tärkeiden kysymysten parissa. Joskus eläin viestii signaaleja aivan kuin sanoakseen, että nyt on aika lopettaa leikki ja olla hiljaa. Ihminen voi uutetta käyttäessään paremmin ottaa tällaisen viestin vastaan ja omaksua sen. Rantakukkauutetta käytetään yleensä vain lyhyitä aikoja tilanteissa, joissa sulatellaan uutta informaatiota ja joissa ideat alkavat häiritä suhdetta eläimeen. Ajoittaiset leikkiajat läheisen eläimen kanssa ovat hyödyllisiä ja auttavat yksilöä ymmärtämään paremmin ja liittämään yhteen kysymykset, joiden kanssa eläimet painiskelevat.

Uutteen käyttöä kannattaa harkita, kun Merkurius on muuttamassa suuntaansa perääntyvästä liikkeestä suoraksi tai suorasta liikkeestä perääntyväksi, toisin sanoen kun Merkurius on ns. pysähtyneessä [stationary] pisteessä. Rantakukka voimistaa toisen ja yhdeksännen säteen vaikutusta.

Rätvänä 22

lat. Potentilla erecta

- positiivinen vuorovaikutus maailman kanssa

Ruusukasvien heimoon kuuluva rätvänä kasvaa alkuperäisenä niityillä, tienvarsissa, tuoreissa metsissä ja korvissa, pohjoisempana erityisesti lettosoilla ja rehevien soiden laitamilla. Rätvänä kukkii kesä-elokuussa. Kukat ovat säteittäisiä, ja keltaisia terälehtiä on yleensä neljä. Ne ovat leveitä, 4-6 mm pitkiä ja matalasti lovipäisiä.

Rätvänällä on mielenkiintoinen kyky yhdistää energeettisesti muiden kasvien juuret, jolloin ne kykenevät paremmin kommunikoimaan maaperän, ympärillään olevien kasvien, Maan itsensä ja jopa ihmisten kanssa. Rätvänän deeva antaa tähän keinot. Tämä deeva on pysynyt suhteellisen muuttumattomana muinaisista ajoista lähtien ja tuo itsensä sellaisten ihmisten avuksi, jotka käyttävät tätä kukkauutetta ja haluavat ymmärtää paremmin, kuinka ihmiset ovat toistensa lisäksi yhteydessä kaikkeen luonnossa: deevoihin, elossa olemisen tunteeseen, tiedostamattomien energioittensa vahvempaan tiedostamiseen kehojensa ja toisten ihmisten kehojen, sydämiensä ja toisten ihmisten sydänten sekä erityisesti jalkojensa ja muiden ihmisten jalkojen välillä.

Tämä kasvi auttaa ihmisiä ymmärtämään paremmin sitä, miksi he ovat täällä ja kuinka he voivat olla paremmin vuorovaikutuksessa keskenään ryhmänä tai ihmiskuntana, ja sen seurauksena olla positiivisemmin vuorovaikutuksessa koko maailman kanssa. Tämä näyttää olevan vääjäämätön seuraus Rätvänäuutteen käytöstä erityisesti ryhmissä.

Rätvänäuute edistää jonkin verran mentaali- ja eetterikehojen puhdistumista. Tämä voi olla hyödyllistä varsinkin silloin, kun yksilön tarvitsee keskittyä, kiinnittää enemmän huomiota elämäänsä sekä katsoa tietoisemmin mitä ympärillä tapahtuu ja ymmärtää paremmin suhdettaan toisiin ihmisiin.

Kasvin energioissa on tärkeitä Venukseen liittyviä yhteyksiä. Rätvänäuutteen käyttäminen auttaa ja rohkaisee yksilöä ymmärtämään paremmin ihmissuhteitaan täysin uudessa valossa, erityisesti suhdetta suurempiin ryhmiin, perheeseen, yhteisöön, poliittisiin ryhmiin, ryhmiin joihin ihminen kuuluu, ja jopa - vaikkei tämä suoraan liitykään deevoihin - yksilön suhdetta internetiin ja muihin ihmisiin internetissä.

Uute voimistaa jonkin verran virtsarakko- ja paksusuolimeridiaaneja. Arvokas testipiste löytyy kädestä peukalon ja etusormen välisestä kudoksesta. Uute saattaa voimistaa mitä tahansa chakraa niin, että kyseinen chakra kommunikoi paremmin sen ylä- ja alapuolella olevien chakrojen kanssa. Tämä on parhaiten nähtävissä aina kolmen chakran ryhmissä, jolloin ylä- ja alapuolella olevat chakrat yhdistyvät niiden keskellä olevaan. Useimmilla ihmisillä tämä luultavasti keskittyy kolmanteen chakraan, jolloin toinen ja neljäs chakra kommunikoivat paremmin sen kanssa.

Astraali- ja kausaalikehojen puhdistuminen hyödyttää joitain yksilöitä, ja lempeä eetterikehon puhdistuminen auttaa useimpia ihmisiä. Rätvänällä on monia yhteyksiä säteisiin. Kyse on hyvin kiistellystä asiasta, koska Rätvänällä on kyky auttaa säde-energioita sulautumaan toisiinsa, mikä on yksilöillä yhä yleisempää. Jotkut ihmiset kykenevät havaitsemaan tämän ja näkemään yksivärisen keskussäteen ja tätä ympäröivät suuremmat eriväriset säteet. Joskus nämä ovat varsin erillisiä, mikä viittaa siihen, että yksilön oman olemuksen eri aspektit eivät kommunikoi sujuvasti keskenään tai että hän näkee itsensä lähes eri persoonana suhteessa tiettyyn ryhmään tai ihmiseen verrattuna johonkin toiseen ihmiseen tai ryhmään.

Rätvänäuute auttaa näiden säteiden sekoittumisessa. Nämä ovat erityisen ongelmallisia energioita niille yksilöille, jotka työskentelevät oranssin ja sinisen säteen kanssa, joten varsinkin niiden kannalta uute on hyödyllinen.

Sammalet 23

lat. Bryophyta

- nöyryys ja mukautuvuus

Sammalet ovat yksi kasvikunnan pääryhmistä eli kaarista, ja ne muodostavat sanikkaisten ja siemenkasvien kanssa yhteisen kasvikunnan. Sammalet ovat omavaraisia, sekovartisia ja pienikokoisia. Niillä on varsi ja lehti, mutta juurten tilalla on yksinkertaisia juurtumahapsia. Ryhmässä erotetaan maksasammalten (Hepaticae), sarvisammalten (Anthocerotae) ja lehtisammalten (Musci) luokat. Sammallajeja tunnetaan kaikkiaan noin 20 000. Suomessa niitä on suunnilleen 900 lajia. Sammalet ovat hyviä ilmastonmuutoksen ja ilmansasteiden indikaattoreita.

Työskentely primitiivisempien kasvien kanssa on hieman monimutkaisempaa värähtelylääkinnässä [ks. myös saniaiset, kortekasvit ja jäkälät]. Kun kukintoa ei ole, on otettava pieni osa kasvista mielellään sitä suuremmin vahingoittamatta ja laitettava osa vesikulhoon, tai laitettava vesikulho lähelle elävää kasvia. Sitten on tarkoituksellisesti rukouksen, visualisoinnin ja muiden keinojen avulla pyydettävä kasvin energiaa siirtymään veteen.

Sammalet symboloivat nöyryyttä ja kykyä herätä alimmalla tasolla, kulkea kaikkien mahdollisten tasojen läpi korkeinta myöten ja antaa tämän tulla osaksi itseä: tehdä se tavalla, jossa ei vaadita tai pyydetä mitään, eikä yritetä saavuttaa tunnustusta tai muuta tämänkaltaista energiaa toisilta ihmisiltä. Tällaisella nöyryydellä on valtava muutosvoima, koska muutos voidaan hyväksyä helposti ja syvällisesti.

Sammaluutteen käytölle on monia indikaattoreita. Se on suositeltavaa silloin, kun yksilö kamppailee ylimielisyyden energioiden kanssa ja yrittää samalla käyttää lahjojaan joutumatta arvostelun kohteeksi. Ja kun arvostelua sitten esiintyy, hän yrittää välttää oman itsensä arvostelemista.

Kaikkein tyypillisin tapa tehdä Sammaluute on etsiä kasvi läheltä omaa elinpiiriä. Kyseeseen voi tulla katolla tai läheisellä kalliolla kasvava sammal. Kasvin deevat tulevat väistämättä mukaan uutteen tekemiseen ja kykenevät kertomaan hieman nöyryydestä ja siitä, kuinka lähistöllä asuvat ihmiset ottavat nämä lahjat vastaan.

On kuitenkin hyvä ymmärtää, että sammallajeja on paljon ja että on hyvin vaikea työskennellä vain yksittäisen lajin kanssa. Siksi onkin tärkeää keskittyä paikallisiin lajeihin ja kerätä vaikkapa muutamia lajeja jostain tietystä paikasta Sammaluutteen tekoa varten. Esimerkiksi tiibetiläisestä temppelistä löytyvä sammal on kovin erilainen kuin vaikkapa Shasta-vuorelta, Mount Washingtonilta tai Machu Picchulta löytyvä sammal.

On myös mielenkiintoista, kuinka mukautuva kasvi voi kasvaa hyvin monissa erilaisissa olosuhteissa, esimerkiksi äärimmäisissä ilmastollisissa tai muuten vaikeissa olosuhteissa. Tämä on toinen tärkeä vinkki nöyryyden valtavasta voimasta. Nöyryyden myötä nousee esiin mukautuvuus ja samalla mahdollisuus muuttua sopeutuvammaksi kaikkiin erilaisiin olosuhteisiin tätä kuitenkaan tiedostamatta, koska se tapahtuu luonnollisella tavalla.

Sammaluute voi olla erityisen hyödyllinen näyttelijöille ja näyttelijättärille, jotka haluavat päästä sisään johonkin tiettyyn hahmoon ja muuttaa omien energioitaan tarpeen mukaisesti. Kuten hyvin tiedetään, nämä yksilöt voisivat usein olla hieman nöyrempiä.

Saniaiset

lat. Pteropsida

- muinaisten energioiden ja luonnon arvostaminen

Saniaiset kuuluvat itiökasvien sanikkaisten kaareen yhdessä kortemaisten ja liekomaisten kasvien kanssa. Saniaiset ovat pääasiassa maalla kasvavia johtojänteellisiä putkilokasveja. Varsinainen saniaiskasvi tuottaa itiöitä: itiöpesäkkeet kehittyvät yleensä lehtien yhteyteen. Saniaisia tavataan kaikkialla, mutta useimmat viihtyvät kosteilla, suojaisilla paikoilla.

Saniaiset nostavat jälleen esiin nk. elävien kasviuutteiden tekoprosessin. Lähdevesimalja laitetaan tällöin kasvien lähelle ja annetaan kasvien energian siirtyä maljaan. Prosessi voi olla erityisen voimakas alueella, missä saniaiset kasvavat luonnonmukaisessa saniaismetsässä. On hyvä huomioida, että tällaisella alueella kasvaa tavallisesti monia eri saniaislajeja, sillä saniaisilla on taipumus kerääntyä yhteen ja olla toistensa kanssa vuorovaikutuksessa.

Niiden kaikkien vaikutukset ovat hyödyllisiä, mutta vaikutusten erottaminen on hankalaa, jos halutaan työskennellä jonkin tietyn saniaislajin kanssa. Keinotekoisissa olosuhteissa kasvatetut saniaiset näyttävät kuitenkin uutteenteossa välittävän vähemmän tärkeää energiaa veteen kuin villinä luonnon olosuhteissa kasvavat saniaiset.

Tämä johtuu siitä, että niitä on esiintynyt planeetalla jo muinaisista ajoista lähtien. Saniaiset ovat olleet olemassa jo ennen kukkakasvien evoluutiota ja niiden vuorovaikutusta hyönteisten, ihmisten ja eläinten kanssa, ennen hedelmien kehittymistä ja muita vastaavia kehitysaskeleita. Saniaiset ovat tässä mielessä primitiivisiä kasveja, mutta usein ne symboloivat tietoisuudessa muinaisuuden tajua ja virittymistä vanhoihin tapoihin.

Saniaiset ovat erityisen arvokkaita virittäydyttäessä noihin muinaisiin energioihin. Esimerkkinä tästä voisivat olla muinaisen ruokavalion variaatiot, kun halutaan saada omaan kehoon luonnollisia energioita esi-isien ruokavalion avulla. Tätä ei kuitenkaan tule sekoittaa Primal-dieettiin [Aajonus Vonderplanitzin kehittämään ruokavalioon], jossa käytetään joitain osia esi-isien ruokavaliosta. Siihen on kuitenkin lisätty moderneja ruoanlaittotapoja, kuten mehustamista, tehosekoittimen käyttöä ja muita tekniikoita. Sen avulla on voitu edistää tehokkaammin tervehtymistä ja eroon pääsemistä kehoon kertyneistä ympäristömyrkyistä, kuten elohopeasta ja muista myrkyllisistä metalleista, kemikaaleista yms.

Saniaisten kanssa työskennellessä tietoisuuteen nousee näky hyvin herkästä, lempeästä deevasta. Voisimme ajatella sen ihmisen kaltaiseksi ja kuvitella sen ujona deevana, joka ei mielellään näyttäydy, vaan kätkeytyy saniaisten puolipeittävien lehtien taakse. Saniaisten villissä luonnonmukaisessa ympäristössä on mahdollista tuoda nämä deevat helpommin tietoisuuteen.

Suosittelemme, että elävä Saniaisuute tehdään metsäisessä paikassa mahdollisimman kaukana kaikista häiritsevistä energioista, liikenteestä, melusta ja ihmisten läsnäolosta. Tämä on saniaisten kohdalla vielä tärkeämpää kuin useimpien muiden kasvien kohdalla.

Jokaisella saniaislajilla on ainutlaatuiset ja mielenkiintoiset ominaisuutensa. Jotkut näistä ovat tärkeitä signatuureja eli näköisviitteitä näistä kasveista. Samalla koko saniaisten heimo voi kuitenkin opettaa ihmisille muinaisia tapoja ja rauhaa sekä syvempää rauhan tunnetta omassa kehossa ja omissa ihmissuhteissa tai omassa yhteydessä maailmaan. Tätä saniaisten ominaisuutta kannattaisi erityisesti tutkia.

Ongelmana tässä on se, että saniaiset tuovat mieleen menneen aikakauden. Nykyihmiset tarvitsevat kuitenkin lähes jatkuvaa kiihoketta, jota tuottavat toisenlaiset, voimakkaita värikuvioita ja suurta muuntumiskykyä osoittavat kasvit. Ne ilmentävät kukkiessaan ja kantaessaan hedelmää voimakkaita muutosprosesseja.

Koska saniaiset sen sijaan eivät tällä tavalla muunnu, ne voivat antaa ihmisille kärsivällisyyttä ja virittää heitä hyväksymään aiemman ja jatkamaan sitä helposti ja luonnonmukaisesti. Ravinnon kannalta useimmat saniaiset voivat lisätä hapensaantia ja auttaa kehoa vapautumaan helpommin myrkyistä. Saniaisuutteet edistävät puhdistumista kemiallisista myrkyistä, metallimyrkyistä ja vastaavista.

Asunnoissa saniaiset parantavat ilmanlaatua ja kykenevät usein muuntamaan tai hajottamaan kemikaaleja ainesosiksi siirtämällä osan niistä maaperään, osan ilmaan. Siten ne auttavat työstämään erilaisia myrkkyjä. Monet saniaiset vaikuttavat positiivisesti, muuntavat tai jopa eliminoivat erityisesti moninaisia formaldehydiryhmään kuuluvia kemikaaleja, joita erittyy kokolattiamatoista ja niiden alusmatoista. Saniaisten lehtien pinnalla on erittäin suuri määrä soluja, ja tämä tekee niistä hyvin tehokkaita hapettajia. Ne kykenevät monin tavoin kehittämään ihmisten elinympäristöä fyysisellä tasolla.

Jotkut saniaiset ovat myrkyllisiä, jotkut saavat aikaan reaktioita maaperässä, jotkut ovat muiden kasvien kanssa vuorovaikutuksessa erilaisilla positiivisilla tai negatiivisilla tavoilla. Tämä johtuu siitä, että kasvimaailmassa saniaiset ovat olleet eräänlaisena taustana, ja monet muut kasvit ovat kehittyneet olemalla vuorovaikutuksessa saniaisten kanssa monilla tasoilla. Maaperän mikrobeita ja erityisesti maaperässä tapahtuvaa vuorovaikutusta ei ole riittävästi tutkittu, ja ajan myötä kasvitieteilijät saattavat tulla tietoisemmiksi asiasta ja ymmärtää paremmin näiden lajien arvoa.

Jotkut kasvilajit ovat katoamassa planeetaltanne, eivätkä saniaiset ole tässä poikkeus. Monet häviämässä olevat metsäalueet sisältävät erilaisia saniaisia, joita ei ole edes vielä tunnistettu ja jotka katoavat ennen kuin kasvitieteilijöillä on mahdollisuus identifioida niitä. Tämän seurauksena saniaisten deevat pyrkivät tulemaan esiin ja yhdistämään energiansa muiden deevojen kanssa saattaakseen tämän tietoisuuteen. Ujoutensa takia tämä ei ole niille kovin helppoa, mutta ne haluavat saada ihmiset arvostamaan luontoa. Näin ollen kaikki Saniaisuutteet antavat ihmisille syvemmän arvostuksen tunteen, ei vain omia esi-isiä tai maailmaa kohtaan, vaan myös koko luontoa kohtaan, sekä halukkuuden antaa luonnon opastaa, auttaa, kommunikoida ja rakastaa itseä.

Saniaiset vaikuttavat moniin eri chakroihin, ja niillä on monia astrologisia yhteyksiä. Ne vaikuttavat hyödyllisesti keuhkomeridiaaniin ja vähemmässä määrin myös ohutsuolimeridiaaniin. Keuhkojen lisäksi myös koko rinnan ja sydämen alue hyötyy. Yksilön tietoisuudessa voi syntyä syvempi psyykkinen yhteys omiin esi-isiin. Saniaisten heimo vahvistaa yleisesti usein kuudetta ja seitsemättä chakraa.

Vaikka saniaisilla on astrologisesti monia yhteyksiä, voi myös usein esiintyä eräänlainen ikiaikainen tunne jonkin tiedostamattoman energian noususta jollain tavoin tietoisuuteen. Tämä liittyy erilaisiin Neptunuksen energioihin, ja Saniaisuutteen käytön hyödyllisyyteen saattaa viitata se, jos Neptunus on negatiivisesti aspektoitunut yksilön kartalla.

Siankärsämö 25

lat. Achillea millefolium

- suojelee negatiivisuudelta

Siankärsämö on 20-70 cm korkea monivuotinen, tuoksultaan voimakas asterikasvi, joka kasvaa lähes kaikkialla maassamme pihoilla, niityillä, pientareilla, pelloilla, metsissä, kallioilla ja rannoilla. Se on tunnettu rohdoskasvina jo vuosituhansien ajan. Valkoiset, joskus myös punertavat mykerökukinnot muodostuvat laitakukista ja kehräkukista. Siankärsämö kukkii heinä-syyskuussa. Joitain kasvin esoteerisia ominaisuuksia olemme käsitelleet kirjasarjan ensimmäisessä osassa (*Suomen luonnon valkoista magiaa*, s. 205).

Siankärsämöuute antaa suojaa mm. radioaktiivista säteilyä, psyykkisen hyökkäyksen ajatusmuotoja ja äärimmäisen emotionaalisuuden negatiivisia vaikutuksia vastaan. Se tekee tämän auraa voimistamalla. Siankärsämöuute tasapainottaa kehon ylempää ja alempaa napaa. Sateenvarjon muotoiset siankärsämön kukat hajottavat säteilyaaltoja, koska säteily kulkee samoissa erityisissä kulmissa ja hajoaa kohdatessaan samanlaisen kentän. Vaaleanpunainen Siankärsämö antaa enemmän suojaa negatiivisia emootioita vastaan, kun taas valkoinen Siankärsämö antaa paremman suojan säteilyä vastaan.

Tiettyyn ihmiseen kohdistettuja negatiivisia tunteita voidaan pysäyttää Siankärsämön avulla. Se tasapainottaa työskenneltäessä emotionaalisesti häiriintyneiden ihmisten kanssa, niin että yksilö ei samastu liikaa näiden ihmisten energioihin.

Koska ympäristössä on tällä hetkellä hyvin paljon taustasäteilyä, on Siankärsämöuutetta hyvä ottaa muutama tippa puolen vuoden välein. Telepatia ja levitaatiokyky saattavat kehittyä vähitellen käytettäessä Siankärsämöä pitempään. Käytettäessä ulkoisesti se stimuloi auraa ja myös vahvistaa meridiaaneja.

Siankärsämöuute lievittää ja auttaa eläimiä, jotka ovat joutuneet vaikeissa ihmissuhteissa alttiiksi kamppailujen, vihan tai tappelun energioille - erityisesti mikäli suhteessa taistellaan verbaalisti tai kun eläin tuntee kamppailun suorat emotionaaliset vaikutukset. Tämä on kuitenkin vaikeaa, koska monissa tällaisissa tilanteissa ihmiset eivät ole tietoisia stressistä, jota he aiheuttavat eläimille. Tästä johtuen he eivät tietenkään mielellään käytä tätä uutetta.

Eläin voi kokea ruokahalun heikkenemistä, univaikeuksia tai outoja fyysisiä tai hermostollisia vaivoja, joissa se esimerkiksi näykkii itseään tai raapii itseään liikaa. Tällaisia ongelmia esiintyy usein silloin, kun eläimen lähellä työskentelevä ihminen on emotionaalisesti ahdistunut. Eläimet, jotka kokevat syvää pelkoa omistajiensa läheisyydessä, voivat saada uutteesta helpotusta tilanteeseen.

Myös kasvit stressaantuvat emotionaalisia vaikeuksia kokevien ihmisten lähellä. Energiat välittyvät jälleen tiedostamattomasti, ja sitä on samalla tavoin vaikea havaita. Kokiessaan emotionaalisia vaikeuksia erityisesti ihmissuhteessaan ihmisen tulisi olla tarkkana, ettei hän aiheuta vaikeuksia ympärillään oleville kasveille. Siankärsämöuutteen antaminen kasveille voimistaa niiden kykyä vapautua energioista, joita virtaa ihmisten hienokehojen energioista kasvien läpi.

Merkuriuksen ja Marsin sekä Merkuriuksen ja Venuksen väliset neliöt helpottuvat. Neljäs säde voimistuu. Testikohtana ovat molemmat korvannipukat.

Sudenmarja 26

lat. Paris quadrifolia

- ihmissuhteiden elvyttäminen

Sudenmarja on helppo tunnistaa kasvin varresta löytyvästä neljän lehden ryhmästä. Kasvi kasvaa multavissa lehdoissa, rehevissä korvissa ja purovarsissa kautta maan, mutta on Lapissa verraten harvinainen. Myrkyllinen sudenmarja kukkii touko-kesäkuussa, ja säteittäisessä, erilehtisessä kukassa on neljä kellanvihreää terälehteä.

Sudenmarjauute voi monella tapaa saada aikaan seikkailun, yllätyksen ja uutuuden tunnetta. Tämä voi olla erityisen hyödyllistä ihmissuhteen uudelleen elvyttämisessä silloin, kun ihmiset huomaavat, etteivät he saa riittävää yhteyttä toisiinsa ja tuntevat tarvitsevansa jotain syvempää ja uutta elämäänsä. Uute ei tuo ainoastaan menneisyyden yhteyttä, vaan tietoisuutta deevojen kyvyistä. Nämä deevat rohkaisevat sinua juhlimaan, tanssimaan, nauttimaan siitä mitä sinulla jo on ja mitä voit saavuttaa ja oppia.

Joskus tämä tulkitaan kiitollisuudeksi, ja se on totta johonkin mittaan, mutta korkeammalla tasolla kyse on asioiden näkemisestä uudessa valossa ja kaikenlaisten asioiden, esimerkiksi lapsuudessa tai ihmissuhteessa olleiden asioiden uudenlaisesta ymmärtämisestä. Tämä voi olla erityisen tärkeää vaiheessa, jossa yksilö harkitsee ihmissuhteen vaihtamista, mutta lähestyy asiaa tiedostamatta. On hyvin yleistä, että vakiintuneessa ihmissuhteessa tällaisia ajatuksia nousee mieleen juuri ennen jomman kumman kumppanin lähtemistä uuteen ihmissuhteeseen tai kumppanin uskottomuutta.

Usein yksilö tukahduttaa näitä ajatuksia eikä harkitse tietoisesti toimiaan. Hän katsoo ihmissuhdettaan vain sellaisena kuin se on ollut, ikään kuin se ei voisikaan muuttua. Tämä ei tietenkään ole totta. Ihmiset muuttuvat kaiken aikaa, energiat muuttuvat monella eri tasolla. Niinpä on tärkeää, että harkitessaan tällaista muutosta ihmissuhteessa yksilö tekee kaiken mahdollisen saadakseen perusteellisen käsityksen siitä, mitä on tapahtumassa.

Joskus Sudenmarjauutteen ottaminen antaa ihmiselle aivan uudenlaisen tunteen, syvemmän oivalluksen ihmissuhteensa luonteesta ja siitä, miksi hän tuntee vetoa jotakuta toista kohtaan. Hän saa ymmärrystä niistä energioista, joita hän on tukahduttanut, ja siitä, mikä on asian syvempi merkitys ja miten hän voisi kyetä muuttamaan sitä. Pohtiessaan näitä asioita yksilö havaitsee joskus, että itse asiassa ne asiat, jotka vetävät puoleensa uudessa ihmissuhteessa, ovat olemassa myös nykyisessä suhteessa, mutta ne täytyy vain löytää ja elvyttää uudestaan ja tuoda niihin uutta energiaa. Tällaisessa tilanteessa on tietysti molempien suhteen osapuolten järkevää ottaa mahdollisuuksien mukaan joko Sudenmarjan kukkauutetta tai ihon voiteluöljyä, johon on lisätty tätä kukkauutetta.

Öljyn tekeminen tästä kukkauutteesta, sen käyttö ihon voiteluun ja muu fyysinen käyttö voi olla hyödyllistä. Tässä on kuitenkin hyvä huomata myrkyllisen marjan mielenkiintoinen signatuuri. Vaikka tämä on tietysti varsin yleistä monilla kasveilla, sen merkityksestä ei ole kovin paljon keskusteltu muuta kuin toteamalla, että marja on nyky-ymmärryksen mukaan vaarallinen nautittuna. Ihmissuhteen ymmärtämisessä on tärkeää katsoa tarkasti ja tietoisesti sitä, mitä on tapahtumassa. Usein kyseessä on viittaus siihen, että ollaan valmiita suureen muutokseen, joka liittyy johonkin haudattuun, sivuun jätettyyn asiaan tai aiheeseen, joka on jäänyt käsittelemättä.

Usein yksilöt ovat tulleet ihmissuhteissa yhteen juuri tämän käsittelemättä jääneen asian takia. Edettyään suhteen erilaisten vaiheiden läpi ja löydettyään jonkinlaisen rauhan tai mukavuuden tunteen kumppanin kanssa, he havaitsevat jossain vaiheessa olevansa tilanteessa, jossa kyseinen asia on kohdattava. Tällöin käy yleensä niin, että he alkavat tuntea vetoa jotain toista kohtaan tai haluavat jonkin muutoksen suhteeseen, tai he tiedostamattaan sabotoivat sitä ja joutuvat vastakkain tämän asian kanssa, josta seuraa ero ja lähteminen eri teille.

Tämä on onneton ratkaisu, koska usein esiin olisi nousemassa hyvin voimakas transformatiivinen energia, jonka parissa he ovat työskennelleet aiemmin ja jota he ovat odottaneet ehkä useita elämiä. Sudenmarjakukkauute voi auttaa saamaan asian selville, mutta silloin tarvitaan yleensä syvää sitoutumista asiaan, ja kummankin päätös, että he haluavat yhdessä saada selville ja ymmärtää suhteensa syvemmän merkityksen. Kummankin osapuolen täytyy myös päättää käyttää yhteistä suhdetta keinona syvempään ymmärrykseen ja tietoisuuteen.

Venuksen aspektit ovat luonnollisesti tässä tärkeitä. Mutta niiden lisäksi merkittävää voi olla myös Venuksen ja Marsin välinen vuorovaikutus. Astrologi voi tässä tutkia toisen kartalta Marsia ja toisen Venusta. Tämä on hyödyllistä työskentelyä Sudenmarjauutteen kanssa, jos halutaan ymmärtää sen astrologista sovellusta.

Lisäksi kolmoislämpömeridiaanissa tapahtuu useimmilla ihmisillä jonkin verran voimistumista. Neljäs chakra voi avautua ja tuoda syvemmän ymmärryksen ihmissuhteista, ja myös kahdeksas chakra voimistuu jonkin verran. Tunnekeho energisoituu ja joillain ihmisillä myös puhdistuu.

Vaivero 27

lat. Chamaedaphne calyculata

- sielun sitoumus ja yhteys henkisiin oppaisiin

Kanervakasveihin kuluva vaivero on itäisen Suomen alkuperäinen suokasvi, matala varpu, jonka versot voivat hyvinkin olla puolitoista metriä pitkiä. Vaivero viihtyy erityisen hyvin varpurämeillä, mutta usein myös melko avoimilla nevoilla. Se esiintyy usein laajoina mattoina. Vaivero kukkii touko-kesäkuussa, ja valkeat, ruukkumaiset kuvat ovat halkaisijaltaan noin 0,5 cm. Vaivero on myrkyllinen.

Vaiveroa on tutkittu monin tavoin, eikä sen kaikkia vaikutuksia nykyajan sivilisaatioon ole kuitenkaan täysin ymmärretty. Vaivero voi olla hyvin hyödyllinen kasvi työssä, jossa monet ovat mukana juuri nyt muuttaakseen asioiden takana olevat paradigmat sekä sen, kuinka ihmiset lähestyvät maailmaa, näkevät toisensa ja ymmärtävät todellisen olemuksensa - ja sen myötä muuttuvat. Vaiverouutteen käytön seurauksena voi tapahtua joitain perustavanlaatuisia muutoksia, jotka ovat ehdottoman olennaisia planeettanne eloonjäämiselle, mutta vievät aikaa, eikä niitä voi saada välittömästi käytäntöön.

Vaivero ei niinkään tarjoa kärsivällisyyttä, vaan rohkaisee löytämään sisimmästäsi halun sitoutua ja kokea sitoutumisen mielekkääksi ja tiedostaa vuorovaikutuksen tärkeyden muiden kanssa. Sitoutuminen on välttämätöntä tehtävän loppuun suorittamiseksi. Voit auttaa muita tulemaan tietoisemmiksi ja opettaa heitä syvemmällä tasolla.

Ihmisten ei ole kovin helppoa sitoutua asioihin nykyaikana, koska planeetallanne on hyvin vahva, koko ajan voimistuva ajatusmuoto, johon liittyy välittömän mielihyvän ja tyydytyksen saaminen, asioiden löytäminen nopeasti, samoin informaation nopea käyttäminen, ja mikäli se ei tuota nopeasti tuloksia, sen hylkääminen. Tämä ei tietenkään ole koko totuus toiminnasta planeetallanne.

Tästä syystä Vaivero tarjoaa mielenkiintoisen, osin ymmärtämättä jääneen yhteyden mineraalikuntaan. Vaikka tämä kasvi on ollut planeetallanne pitkään, ihmisten kyky olla yhteydessä mineraaleihin ja ymmärtää Maata itseään muuttuu kaiken aikaa. Tullessaan tietoisemmiksi uutteiden, eliksiirien ja värähtelyvalmisteiden hyödystä ihmiset alkavat muuttaa asennettaan Maata kohtaan.

Kaikkein tärkein käyttötarkoitus on kuitenkin sen selvittäminen, mihin ihminen on sitoutunut ja mikä on hänelle todella tärkeää ja arvokasta elämän päivittäisten askareiden taustalla. Aluksi jotkut ihmiset näkevät tämän liittyvän suoraan siihen, mitä he tekevät elämässä ansaitakseen rahaa. Tämä on tietysti ihan hyvä tiettyyn mittaan asti. Vaivero voi jonkin verran auttaa löytämään ja tunnistamaan siihen tarvittavia lahjoja ja kykyjä, auttaa kehittämään niitä ja sitoutumaan niihin, kunnes ne ovat kehittyneet riittävästi.

Mutta tämä ei ole Vaiveron todellinen käyttötarkoitus. Kyse on sen ymmärtämisestä, kuinka SIELU on sitoutunut siihen, mikä on tärkeää sinulle. Tämä ei ole sama asia kuin oman päämääräsi löytäminen. Päämääräsi elämässä liittyy usein siihen tapaan, jolla tämä sisäinen sitoumus ilmenee tässä elämässä. Tämä on tietysti hyödyllistä, koska ymmärrät silloin paremmin sen, miksi olet täällä. Vaiverolla on kuitenkin aika paljon arvokkaampi tehtävä houkutella sinut selvittämään oman sielusi ja sen valitseman reitin luonne, mihin sielu on matkalla, mitä se on hyväksynyt sinun sitoumuksenasi jälleensyntymiseen ja siihen, että olet täällä alun alkaen.

Saatuasi tämän selville saatat kokea rauhaa, tyyneyttä ja järkkymättömyyden tunnetta ja tuntea valtavan energian lisääntymisen, joka liittyy näihin kykyihin, jos - niin kuin on kyse useimpien ihmisten kohdalla - sinulla on jo ollut tätä energiaa useissa viimeisimmissä elämissäsi.

Vaikket tällöin muistaisi suoraan vaikkapa viimeisten muutamien satojen vuosien aikaisia elämiäsi, sinulla on suora yhteyden tunne niihin ja emotionaalinen tietoisuus niistä. Oppiessasi ymmärtämään tätä enemmän sen syvempi arvo nousee kuitenkin esiin. Tämä voi vähitellen auttaa päästämään irti rahan tekemisen tarpeesta, bisneksestä ja riippuvuudesta ihmissuhteisiin, ja esiin nousee kypsempi tapa ymmärtää elämäsi tarkoitusta. Kun esimerkiksi vastaat kysymykseen: "Mitä otat täältä mukaasi?", tulet tietoiseksi siitä, miten sielun kosketus, tietämys ja oppiminen näistä sitoumuksista saa sinut muuttumaan ja tulemaan tietoiseksi elämässäsi.

Tietysti syvempien lahjojen ja kykyjen avulla voidaan yhdistää yhdeksi ja samaksi asiaksi se, miten elämässä voidaan ansaita rahaa ja se, kuinka sielu on sitoutunut inkarnaatioon. Nämä kyvyt ja lahjat voivat auttaa sinua maailmassa. Tästä syystä Vaivero on hyvin arvokas lisäten yhteyttä oppaisiisi kommunikaation ja sitoumuksen tasolla ja antaen tunteen, että he ovat halukkaita auttamaan sinua ja tasoittamaan tietäsi sekä muistuttamaan sinua, kun vetäydyt pois itsellesi tärkeistä asioista, ja auttamaan eri tavoin pelkoenergioiden hälventämisessä.

Monet Henkisellä Tiellä olevat yksilöt ovat huomanneet, että kun he työstävät heille miellyttäviä ja helppoja, toistettavia asioita, niiden työstämisellä on yhä vähemmän henkistä arvoa heille. Sen sijaan he kokevat suurempaa henkistä heräämistä, uutta ymmärrystä, uusia anteeksiantamisen ja rakastamisen tasoja kohdatessaan pelkojaan, käsitellessään omia varjojaan, kamppaillessaan kätkössä olevien energioiden kanssa ja työstäessään itselleen vaikeita tottumuksia. Tämä johtuu siitä, että aiemmin tukahdutetut asiat on nyt kyetty ottamaan huomioon.

Vaiverouute voi olla tällaisena aikana hyvin hyödyllinen muistuttaja omasta sitoumuksestasi olla täällä, ottaa vastaan näitä energioita ja oppia tunnistamaan ne. Käytettäessä sanaa "sitoumus" on huomattu, että nykyisessä länsimaisessa yhteiskunnassanne on suuri ero sillä, miten miehet ja naiset kuulevat ja ottavat sen vastaan. Naisilla on taipumus ymmärtää sitoumus niin kuin se ilmenee ihmissuhteessa, yksiavioisuudessa tai avioliitossa. Tämä on tietysti henkistä heijastumaa todellisesta sitoutumisesta, koska vastatessasi jälleen tuohon edellä esitettyyn kysymykseen: "Mitä otat täältä mukaasi?", ei kyse ole avioliitosta. Opit ihmissuhteesta ja saatat todella tuntea tuon toisen ihmisen varsin hyvin toisella puolella, mutta avioliitto ja vastaavat sitoumukset kuuluvat maalliseen elämään ja siihen, mitä teet ollessasi fyysisessä elämässä. Näin ollen asiaan liittyy paljon muutakin kuin vain tällaisia seikkoja.

Miehillä voi olla monia tapoja lähestyä tätä asiaa, mutta useimmiten, kun mies tarkastelee sitoumusta ihmissuhteessa, asiaan liittyy monenlaista pelkoa tai vaikeuksia. Tämä on luonnollista, koska hänellä on halu kylvää siemeniä moneen, löytää mahdollisuus olla isänä monelle, olla suhteessa moneen ja niin edelleen. Yksilö alkaa muuttua, kun hän tulee tietoiseksi ihmissuhteisiin liittyvistä sitoumuksista. Vaivero voi auttaa valaisemaan eroa ihmissuhdesitoumusten ja sielun sitoumuksen välillä - joka on enemmän kuin ihmissuhteet - ja kuvaamaan syvällisesti ihmissuhteen luonnetta, suhdettasi Jumalaan ja Korkeimpaan Itseesi.

Astrologisesti Vaiverolla on jonkin verran yhteyksiä Neptunus-planeettaan. Sen energiat ovat usein kätkössä olevia, psyykkisiä, vaikeasti saavutettavia, mutta myös tasaisia, pitkään jatkuvia ja voimakkaimmin ja hitaimmin liikkuvia, kun ne ovat päässeet tietoisuuteen. Koska Neptunus liikkuu niin hitaasti, sen aspektien tarkastelu voi olla hyödyllisempää progressioiden, lyhytaikaisten aspektien ja psyykkisen virittymisen sekä Kuun ja Neptunuksen välisen kontaktin yhteydessä, joka muuttuu tietysti tiheästi, päivittäin ja läpi vuoden.

Tullessaan tietoisemmiksi omista sitoumuksistaan on kuitenkin tärkeää, että ihmiset alkavat esittää tällaisia kysymyksiä. Ei riitä, että tiedät päämääräsi, vaan se täytyy myös ymmärtää laajemmasta näkökulmasta. Tämä voi nostaa esiin joitain sekä Kuuhun että Aurinkoon liittyviä aiempien elämien energioita. Jotkut noista aiempien inkarnaatioiden yhteyksistä voivat käydä joillekin ihmisille selvemmiksi ja muuttaa heidän näkemystään ja ymmärrystään itsestään ja siitä, kuinka he ymmärtävät elämäntaivaltaan.

Uutetta käytettäessä kausaali- ja tunnekehossa tapahtuu energiavirtojen nopeutumista, ja monien ihmisten sappirakkomeridiaani puhdistuu ja kirkastuu. Ihmisen suhde omaan kämmeneensä näyttää muuttuvan. Tässä yhteydessä on arvokasta ottaa uutetta silmät suljettuina. Istu hiljaa muistellen kämmenesi muotoa puolen minuutin verran ja katso sitten kämmentäsi ja tule tietoiseksi sen viivoista ja energioita. Kämmenesi merkitys voi usein muistuttaa sinua niistä asioista, joihin olet sitoutunut tässä elämässä.

Variksenmarja   28

lat. Empetrum nigrum

- psyykkisten energioiden tunnistaminen ja aktivointi

Variksenmarja eli kaarnikka on yleinen alkuperäiskasvi maassamme ja viihtyy erityisesti karuissa kangasmetsissä ja karuilla soilla. Tämä varpukasvi kukkii touko-kesäkuussa, ja punertavat kukat ovat lehtihangoissa. Kukista kehittyvät mustat luumarjat. Marjonta on runsaampaa Pohjois-Suomessa kuin etelässä, missä kukat ovat yksineuvoisia, ja vain emiyksilöt ovat marjovia. Pohjoisessa kukat ovat kaksineuvoisia. Marjoissa on korkea C-vitamiinipitoisuus.

Variksenmarjasta löytyy monia epätavallisia ja hyödyllisiä alkaloideja ja erilaisia antioksidantteja. Variksenmarja voi olla hyödyllinen raskasmetallien puhdistusprosessissa, koska se auttaa vapautumaan sellaisista metalleista kuin arseeni, liiallinen rauta, elohopea, kadmium, liiallinen strontium ja useat muutkin metallit. Nämä kerääntyvät ajoittain eri kohtiin kehossa.

Variksenmarjan lyijyä poistavista ominaisuuksista on saatavissa yhä enemmän tietoa. Lyijy on leviämässä yhä laajemmalle ja luomassa samalla vaikeita ympäristöongelmia. Kehossa lyijy pyrkii keskittymään tiettyihin paikkoihin. Ihminen kokee usein näillä alueilla terveysongelmia. Kun myrkynpoisto käynnistyy kyseisellä kehon alueella, siihen saattaa liittyä kipua tai vaikeuksia, jos prosessi etenee liian nopeasti. Variksenmarjalla on kyky hillitä tätä hidastamalla myrkyn poistoa.

Samalla olisi kuitenkin tärkeää pitää huoli riittävästä raakarasvojen saamisesta erityisesti raa'an kerman muodossa. Varsinkin variksenmarjojen syöminen raa'an kerman ja lämmittämättömän hunajan kanssa auttaa poistamaan erilaisia metallimyrkkyjä kehosta.

Yleisesti kannattaisi nauttia yhtä paljon marjoja ja kermaa mielellään iltapäivällä. Silloin kun marjoja tai kermaa ei ole saatavilla tai kun myrkynpoisto tapahtuu liian nopeasti, ja sitä halutaan hidastaa, on hyvin hyödyllistä käyttää Variksenmarjaa kukkauutteena. Tämä voi auttaa kehoa virittymään ja yhdistymään.

Uutteen pääasiallinen tarkoitus on kuitenkin herättää tietoisuus yhteydestä kolmanteen silmään, kuudenteen chakraan ja viidennen säteen voimistamiseen sekä kyky havaita erilaisia tärkeitä psyykkisiä energioita muissa ihmisissä. Joskus tämä on vaikeaa. Saatat olla joidenkin ihmisten lähellä ja tuntea, että heillä on suuremmat voimavarat kuin mitä he käyttävät. Tällöin kannattaa pohtia seuraavia kysymyksiä: Mitä psyykkisiä kykyjä he ilmentävät? Mitkä korkeamman tietoisuuden aspektit ovat läsnä heissä? Miten voisin kertoa tästä heille? Näihin kysymyksiin on tärkeä vastata silloin, kun sinulla on sellainen tunne, etteivät he käytä kykyjään riittävästi.

Jotkut ihmiset saattavat huomata, että uutteen käyttö auttaa heitä löytämään yhtäkkiä eräänlaisen avaimen tai keinon, jonka avulla jokin sana, fraasi, ele, katsominen toisen silmiin, jokin tapa puhua hei-

Kasvien viisaus, kivien muisti

dän kanssaan tai muu vastaava auttaa tavoittamaan lähemmin toisen ihmisen ja saamaan häneen syvemmän, sydämestä sydämeen ulottuvan kontaktin. Variksenmarjauute auttaa määrittämään paremmin, mikä tämä asia voisi olla tuon ihmisen kohdalla.

Lisäksi on mahdollista saada aikaan tietynlaista heräämistä käyttämällä kasvin neulasia murskattuna tai niiden mahlaa valuttamalla. Mahla voidaan ottaa kasvin paksummasta, lähimpänä maata olevasta osasta. Tämä öljyinen aines näyttää olevan todella arvokas käytettynä ulkoisesti kolmannen silmän kohdalla otsalla, ehkä myös ohimoilla tai ranteilla. Joillakin se saattaa kuitenkin tuottaa hieman allergisia oireita tai ihoreaktioita. Ainetta voidaan tällöin laimentaa liuottamalla se alkoholiin ja sitten laimentamalla veteen suhteessa 1:100. Sillä on silti edelleen sama vaikutus.

Myös uutteella on jonkin verran tällaista vaikutusta, mutta kukat tuottavat korkeampia psyykkisiä kykyjä sisäisesti nautittuna, kylvyssä tai spraynä paremminkin kuin käytettynä ulkoisesti keholla.

Kruunuchakran energioissa tapahtuu voimistumista, mutta pääasiallinen vaikutusalue on kuudes chakra. Jotkut uutteen aikaansaamat virtsarakko-, hedelmällisyys- ja vatsalaukkumeridiaanien läpi kulkevat energiat ovat suotuisia, puhdistavia ja parantavia.

Myös mentaali- ja eetterikehoissa tapahtuu jonkin verran voimistumista. Joillain ihmisillä uute saattaa vahvistaa psyykkisiä kykyjä ja mahdollistaa niiden käytön tavoilla, joita he eivät aiemmin olleet harkinneet. Variksenmarjalla näyttää olevan sisäinen synergia suhteessa Kirkkaaseen kvartsiin ja Vihreään ruusuun [lat. Rosa chinensis viridiflora]. Näistä tehty yhdistelmä voi olla voimakas väline psyykkiseen avautumiseen.

Viljat 29

Kaura *(Avena sativa)*, Ohra *(Hordeum vulgare)*, Ruis *(Secale cereale)* ja Vehnä *(Triticum aestivum)*

- vapautuminen addiktioista

Noin 200:aa kasvilajia viljellään, ja niistä noin 20 lajin voidaan sanoa olevan taloudellisesti merkittäviä. Näihin lukeutuvat omassa kulttuurissamme vehnä, ruis, ohra ja kaura. Vehnä antaa ravintoperustan noin 54 prosentille maapallon väestöstä. Ohra, ruis ja vehnä kukkivat pieninä tähkyläryhminä. Niistä muodostuu yhdessä kukinto eli tähkä. Kauran röyhykukinnossa tähkylät ovat ohuiden haarojen latvoissa.

Viljojen liiallinen käyttö ravinnoksi johtaa usein addiktioihin. Ihmiset syövät aivan liian paljon viljatuotteita, eikä keho kykene täydellisesti sulattamaan niitä. Tästä voi olla seurauksena erilaisten sokeri- ja hiilihydraattiperäisten ainesten kumuloituminen fyysiseen kehoon. Näistä kehon on poikkeuksellisen vaikea päästä eroon. Yhdistelmän tekeminen eri viljauutteista on paras ja yksinkertaisin tapa muuttaa voimakkaasti ihmisten tietoisuutta suhteessa näihin viljoihin.

Viljoista tehty kukkauuteyhdistelmä auttaa ihmisiä vapautumaan helpommin näistä aineksista, koska he tulevat uutteen avulla tietoisemmiksi korkeammista värähtelykomponenteista ja niistä tekijöistä jotka tuovat nämä energiat yhteen ja tekevät ne arvokkaiksi yksilöille.

Varsin laaja tätä kysymystä tutkinut ja ihmisten ravintotottumuksia pitkään tarkastellut ryhmä on inspiroinut ihmisiä katsomaan niitä korkeampivärähteisiä osatekijöitä, jotka voidaan usein nostaa esiin yksinkertaisesti kukkauutteita käyttämällä. Ihminen kykenee sen avulla luonnollisesti muuttamaan ajan myötä omaa suhdettaan terveyteen ja parantumiseen ja näin irrottautumaan pääasiassa talouteen pohjautuvista viljan tuottamisen lähtökohdista. Viljoja on nimittäin suhteellisen helppoa kasvattaa, säilöä, markkinoida ja prosessoida, ja siksi ne ovat kaupallisesti arvokkaita niille ihmisille, jotka haluavat käyttää niitä taloudellisen hyödyn tavoitteluun. Uuteyhdistelmä voisi auttaa ihmisiä ymmärtämään syvemmin tätä asiaa ja sen taustalla olevia niin taloudellisia kuin fyysisiä addiktioita sekä niiden keskinäistä vuorovaikutusta.

Kun ihminen kykenee ymmärtämään korkeampaa värähtelykomponenttia, hän alkaa silloin ymmärtää jälleen, kuinka vuorovaikutus ja kyky jakaa toisten kanssa on keskeisintä.

Yksi kiinnostavista materiaalista tässä yhteydessä on maissi. Se ei ole teknisesti vilja. Maissiuute ja maissi auttaa ihmisiä vapautumaan siitä energiasta, joka pitää heidät erillään toisistaan. Sitä on hyödyllistä sekoittaa näihin mainittuihin viljauutteisiin tai ottaa sitä erikseen. Ottaessaan pelkästään maissiuutetta yksilö voi saada täysin erilaisen perspektiivin siihen, kuinka ihmiset ovat toisistaan riippuvaisia. Tästä voi olla paljon apua siihen, että ihmiset kykenevät muuttamaan suhdettaan näihin viljoihin.

Torjunta-aineiden ja erilaisten kemikaalien liikakäyttö maailmassa liittyy myös hyvin erityisesti näiden viljojen valtaviin tuotantomääriin. Viljojen yhteydessä on hyödynnetty enemmän kuin useimpien muiden kasvien kohdalla korkeampaan sokeripitoisuuteen tai erityiseen väriin, muotoon tai kokoon liittyvien piirteiden etsintää, erilaisia geenimanipulointiin liittyviä tekijöitä, torjunta-aineiden käyttöä sekä maaperän puhdistamista eri yrteistä, rikkakasveista jne. monokulttuurin saavuttamiseksi.

Tämän seurauksena viljoihin liittyvillä deevoilla on tärkeä viesti viljojen energioiden vinoutumisesta kerrottavanaan ihmisille, jotta nämä oppisivat ymmärtämään ja hyväksymään viljat niiden alkuperäisessä, yksinkertaisimmassa ja ehkä helpoimmin sulatettavassa muodossa. Tai hyväksymään ne niiden villissä, vähiten risteytetyssä muodossa tai orgaanisesti viljeltynä, jolloin niistä saa positiivista, hyödyllistä energiaa, jonka voi tuntea jo yhdestä suupalasta.

Lopuksi todettakoon, että tällä viljauuteyhdistelmällä on ainutlaatuisia ja hyödyllisiä ominaisuuksia, joiden avulla se voi vapauttaa addiktioista, auttaa näkemään asiat aivan uudella tavalla ja tuoda uusia, ei varsinaisesti viljoihin liittyviä energioita. Uute auttaa tervehdyttämään kehoa sekä olemaan vuorovaikutuksessa muiden ihmisten ja asioiden kanssa aivan uudessa valossa, jolloin on mahdollista luopua asioista, jotka ovat epäterveellisiä tai haitallisia, ja tuntea luonnollista vetoa niitä asioita kohtaan, jotka ovat voimistavia ja arvokkaita.

Tähän tarkoitukseen kiinnostava, ainutlaatuinen kombinaatio syntyy lisäämällä viljauutteisiin Fomalhaut-tähtieliksiiriä. Minkä tahansa uutteen yhdistäminen tähtieliksiireihin on aina hieman vaikeaa, koska ne täytyy pitää valotiiviissä pulloissa, ja niiden käytössä on vältettävä suoraa auringonvaloa. Mutta kun nämä tekijät otetaan huomioon, Fomalhaut näyttää todella yhdistyvän hienosti viljoihin.

Niitä voi tietysti ottaa myös erikseen. Mielenkiintoinen asia tapahtuu, kun näitä värähtelyjä otetaan peräkkäin muutaman sekunnin välein. Silloin näyttää syntyvän aivan uudenlainen energia, joka antaa syvää näkemystä ja ymmärrystä addiktioihin. Näin niiden takana olevat tiedostamattomat tavat ja väärin ymmärretyt asiat selkeytyvät.

Erikseen käytettynä Ruis auttaa mm. hypoglykemiaan liittyvissä tunneailahteluissa sekä puhdistaa ja tasapainottaa meridiaaneja. Vehnä ja Ohra voivat stimuloida juurichakraa ja aiempien elämien muistoja. Ne voivat helpottaa syvästi ärsyttävien aiempiin elämiin liittyvien kysymysten käsittelyä, ja näitä uutteita voikin hyvin käyttää regressioterapian yhteydessä. Kyseiset uutteet puhdistavat ja tasapainottavat voimakkaasti meridiaaneja, ja ne tuovat helpotusta voimakkaisiin tunnevaihteluihin lievittäen vihaa, aggressiota ja epävakautta. Viljauutteet ovat hyvin maadoittavia.

Johdatus kivikuntaan

Kivi ei kerro mitään välinpitämättömälle, aivan yhtä vähän kuin kasvi kertoo salaisuuksiaan sille, joka näkee luonnon ainoastaan riiston ja taloudellisen hyödyn kohteena. Kunnioittava, rakastava henki ja utelias mieli ovat myös kivikunnan suhteen hyviä lähtökohtia.

Ei-orgaaninen luonto vaikuttaa staattiselta ja muuttumattomalta - kunnes tapahtuu tulivuorenpurkaus, mannerlaattojen törmäys tai vastaava dramaattinen tapahtuma. Kivikuntaa ei voi kunnolla ymmärtää ilman ajan tajua, noita ajan valtavia syklejä, jotka ovat tulleet näkyviin kivikunnan kerrostumissa.

Kivet ovatkin planeetan geologisia kelloja, joihin historian geologiset jalanjäljet ovat tallentuneet. Mineraalien ja kivilajien muisti ulottuu miljoonien, usein jopa miljardien vuosien taakse. Kiire on tuntematon asia kivikunnassa. Kiteet kasvavat näiden syklien saatossa, ajan onkaloissa. Esimerkiksi Lapin ametistikiteiden arvioitu kasvunopeus on yksi sentti miljoonassa vuodessa.

Luonnon omat valmistusmenetelmät ovat ihmeelliset. Ne noudattavat tiettyjä periaatteita, ikään kuin kosmisia toimintaohjeita - luonnon omaa viisasta logiikkaa - joista löytyy pääteemojen ohella myös valtava määrä eri variaatioita. Eetteritason ja fyysisen tason vuorovaikutus atomien järjestäytymisessä erilaisiksi kiderakenteiksi kuuluu kivikunnan kosmisiin toimintaohjeisiin.

Mutta ennen kuin menemme syvemmälle esimerkiksi kiderakenteisiin, meidän täytyy tarkastella joitain perusnäkemyksiä liittyen kivikuntaan. Ensinnäkin kaikki kivet ovat mineraalien sekoituksia, ja mineraalit puolestaan koostuvat molekyyleistä ja atomeista. Mineraalit ovat luonnossa esiintyviä epäorgaanisia, kemiallisesti tasalaatuisia yhdisteitä, joilla on tietty kemiallinen koostumus ja kiderakenne. Kunkin mineraalin kiderakenne kertoo tietystä atomijärjestyksestä. Lisäksi kiderakenne ja eri ionien suhteet antavat tietoa mineraalin luonteen lisäksi sen alkuperästä.

Yksinkertainen esimerkki mineraalista on vesi, jonka kiteytymistä voimme usein talvisin ihailla. Lämpötilan laskiessa vesimolekyylien värähtely hidastuu, jolloin jokaisen molekyylin sähköjännitteet vetävät toisia molekyylejä puoleensa, ja ne tiivistyvät yhdessä heksagonisiksi kidemuodoiksi.

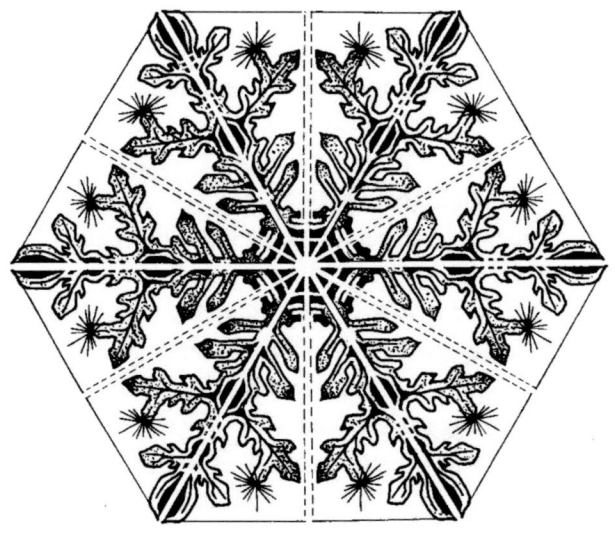

Mielenkiintoista kyllä, nämä heksagonaaliset muodot ovat yleisempiä ei-orgaanisessa kuin orgaanisessa luonnossa, joka suosii pentagonaalisia rakenteita. Nämä kuitenkin yhdistyvät mm. ikosaedrissa, jossa yhdestä kulmasta tarkasteltuna on heksagonaaliset, toisesta tarkasteltuna pentagonaaliset ääriviivat.

Kvartsi on toinen yleinen mineraali, ja sen merkitys on nykyaikana valtava. Kvartsi on kaiken elektroniikan takana, kvartsikide säätelee kvartsikellojen käyntiä, eikä tietokone toimi ilman kvartsia. Koska tämä mineraali on myös henkisessä katsannossa hyvin tärkeä, palaamme siihen vielä erikseen hieman tuonnempana. Graniitti on taas tyypillinen kivilaji, joka koostuu maasälvästä, kvartsista ja kiilteestä.

Tähän mennessä on löydetty suunnilleen 4400 mineraalia (nisäkäslajeja on likimain tuhat enemmän), ja vuosittain niitä löytyy kenties muutamia kymmeniä. Löydetyistä mineraaleista tavallisia on vain pari-kolmekymmentä. Geokemisti Robert Hazen on laskenut nuoren Maan päällä esiintyneen noin 60 mineraalia, kun Aurinkokunta syntyi yli 4,55 miljardia vuotta sitten (Helsingin Sanomat, 18.11.2008). Nykyisin tunnetuista mineraaleista noin kaksi kolmasosaa liittyy tavalla tai toisella biologiseen aktiivisuuteen, esimerkiksi hiljalleen hapettuneeseen ilmakehään, yhteyttäviin leviin ja mannerlaattojen liikkeeseen, joka on sekoittanut tehokkaasti maankuoren aineksia.

Kivilajissa on harvoin samalla kertaa enemmän kuin kuusi mineraalia, ja joskus kivilaji muodostuu yhdestä ainoasta mineraalista, esimerkkinä kvartsi. Suomesta löytyneiden mineraalien suurenmoinen kartoitus löytyy valtiongeologina toimineen FT Kai Hytösen teoksesta *Suomen mineraalit* (GTK), jossa kuvaillaan noin 670 mineraalia, niiden tärkeimmät löytöpaikat, tuntomerkit ja ominaisuudet.

Melkein kaikki puhtaat alkuaineet ja niiden yhdisteet voivat muodostaa kiteitä. Kullakin mineraalilla on lisäksi joitain harvoja poikkeuksia lukuun ottamatta - näihin lukeutuvat ns. amorfiset mineraalit, kuten opaali, obsidiaani ja orgaanisesta aineesta syntynyt meripihka - oma tietty kiderakenteensa, ns. hilarakenne. Tämä tarkoittaa sitä, että kunkin mineraalin sisältämien alkuaineiden atomit ovat järjestäytyneet tietyllä ja säännönmukaisella tavalla avaruushilaksi. Kiderakenne riippuu mineraalin koostumuksen lisäksi sen kiteytymisolosuhteista, jotka määrittävät kunkin kiteen pintamuodon.

Syntynyt kiderakenne saa aikaan monet mineraalin ominaisuudet. Kiteytyminen on ihmisten näkökulmasta hyvin hidas prosessi ja voi kestää jopa vuosimiljoonia. Joidenkin tutkijoiden mukaan kiteet ovat ainoita matemaattisia muotoja, joita luonto voi muodostaa. Kiderakenteiden matemaattisesti täsmällinen, säännönmukainen ja virheetön hilarakenne reagoi laajaan erilaisten energioiden kirjoon, kuten valoon, lämpöön, ääneen, biosähköön ja jopa ajatusaaltoihin. Kiteet ovat kuin tietokoneen kovalevyjä, jotka kykenevät hyväksymään, ottamaan vastaan ja tallentamaan energeettistä informaatiota. Niin luonnontieteet, moderni teknologia kuin esoterismi ja värähtelylääkintä pitävät arvossa tätä kiteiden kykyä voimistaa, keskittää, muuntaa ja tallentaa erilaisia energioita.

Sisäinen järjestys edeltää ulkoista muotoa. Voisimme hyvin sanoa tunnettua hermeettistä aksioomaa mukaillen: niin kuin atomeissa, niin myös ulkoisessa järjestyksessä. Kiderakenteen säännöllisyys voi näkyä ulkoisessa muodossa säännöllisinä ja symmetrisinä luonnon muovaamina kidepintoina, jotka ovat aina tietyssä asemassa toisiinsa nähden. Myös niiden väliin jäävät kulmat ovat täsmälleen toistensa suuruisia (ks. www.kiviopas.fi/opetus/mineraal/mita.htm).

Kidetiede eli kristallografia tutkii tällaisia kiderakenteita ja kiteisen olomuodon erityispiirteitä, ja petrologia tutkii ylipäänsä kiviä ja mineralogia mineraalien fysikaalisia ja kemiallisia ominaisuuksia, niiden syntyhistoriaa, alkuperää ja esiintymistä sekä petrografia kivilajien luokittelua, kuvaamista ja mineraalikoostumusta. Gemmologia on puolestaan jalokiviä tutkiva oppi. Nämä kaikki tieteenalat ovat geologian alatieteitä.

Luonnon seitsemän kidejärjestelmää

Luonnon mineraalien kiderakenteet jaetaan tavallisesti seitsemään (joskus myös kuuteen) eri kidejärjestelmään. Kiteet ovat joko kuutiollisia eli isometrisiä, tetragonisia, (orto)rombisia, heksagonisia, trigonisia, monokliinisiä tai trikliinisiä. Joskus heksagoninen ja trigoninen nähdään kuuluvaksi samaan kidejärjestelmään. Kiteen muodostuessa atomit voivat asettua toistensa suhteen vain näillä seitsemällä eri tavalla.

Kiteiden ulkoisen muodon ja symmetrian perusteella saadaan 32 kideluokkaa, ja kun otetaan mukaan myös kiteiden sisäinen raken-

Kasvien viisaus, kivien muisti

ne ja symmetria, saadaan 230 erilaista avaruusryhmää. Ne kertovat siitä, miten mineraalit voivat järjestäytyä kolmiulotteisessa avaruudessa.

Kirjamme ja tutkimuksemme näkökulmasta keskeinen asia on kidejärjestelmien geometria. Ns. pyhä geometria on tutkinut näitä kidejärjestelmiä ja niihin liittyviä avaruudellisia muotorakenteita. Niistä kiinnostunutta lukijaa kehotetaan tutkimaan mm. Buckminster Fullerin (ks. *Astrologia ja Henkinen Tie*, s. 209-211), John Mitchellin ja muiden uranuurtajien kirjoituksia. Nämä oman aikamme visionäärit ovat paljastaneet kirjoissaan ikiaikaisia luomisen mysteereitä.

Kiteen kuvaamiseksi kuvitellaan siihen kideakselit, joiden keskus, origo, on kiteen keskellä ja joihin nähden kidepinnat ovat tietyssä asennossa. Akseleita käytetään hyväksi, kun kuvataan kiteiden ominaisuuksia, pintoja, symmetriaa ja niissä havaittavia ilmiöitä. Symmetriataso jakaa kiteen kahteen samanmuotoiseen osaan, jotka ovat toistensa peilikuvia. Symmetriakeskus puolestaan sijaitsee kiteen keskuksessa.

Seuraavat kiderakenteiden esitykset perustuvat geometrisen kuvailun osalta osin Virkkusen, Partasen ja Raskin kirjaan *Suomen Kivet* (Edita) ja Esko Timosen kirjaan *Kultasepän jalokivioppi* (Valtion painatuskeskus). Mestari Hilarion on antanut lisäksi jokaiseen kidejärjestelmään mietiskelyn ja visualisoinnin, jonka avulla voi oppia ymmärtämään kunkin järjestelmän henkistä ominaislaatua omakohtaisen kokemuksen avulla.

Hilarionin antamissa mineraalimeditaatioissa mennään kiven sisälle, mutta kuitenkin eri tavalla kuin vangit menevät. Hilarionin mukaan on mahdollisuus saada suora kosketus jokaisen järjestelmän sisäiseen laatuun ja energioihin tavalla, joka ylittää pelkän geometris-älyllisen tarkastelun ja kolmiulotteisen maailmankuvan rajoitukset.

Näiden harjoitusten avulla voit kenties tuntea yhteyttä korkeampiin ulottuvuuksiin ja tiedostaa kolmiulotteisen ja neliulotteisen todellisuuden läpinäkyvyyden ja erilaisia psyykkisen tietoisuuden aspekteja sekä sitä, kuinka alat monella tapaa muuttaa tietoisesti asenteitasi ja havaintojasi. Soveltaessasi tätä metodia käytännössä jokaiseen rakenteeseen alat samalla hitaasti tiedostaa kaikkein puhtaimpia olemassa olevia rakenteita.

Olemme kursivoineet nämä meditaatiot kunkin kidejärjestelmän esittelyn yhteydessä ja kutsumme Hilarionin kommenttien myötä kaikkia näitä sivuja lukevia osallistumaan sisäavaruusmatkalle, jossa tarkastellaan kiteiden ominaisuuksia uudenlaisessa valossa.

1. Kuutiolliseen kidejärjestelmään
kuuluvissa kiteissä on kolme kideakselia, jotka ovat kaikki yhtä pitkiä ja kohtisuorassa toisiaan vastaan. Kuutiollisessa järjestelmässä on korkein symmetria eli toistuvuus ja viisi kideluokkaa, kuten kuutio, oktaedri ja tetraedri. Muun muassa timantti, granaatti, rikkikiisu eli pyriitti, spinelli, fluoriitti, kromiitti, haliitti eli vuorisuola ja lyijyhohde kuuluvat tähän kidejärjestelmään. Esimerkiksi timantin luontaisin kiteytymismuoto on oktaedri eli kahdeksantahokas.

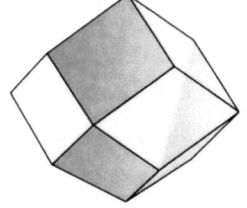

Avaa nyt tietoisuutesi ensimmäiselle näistä kidejärjestelmistä, joka on kuutiollinen rakenne, ja visualisoi mielessäsi tämä rakenne. Kuvittele samalla, kuinka sen portinvartija avaa rakenteen sinulle ja kuinka astut sen sisään ja asetut istumaan sen keskelle.

Astuessasi sisään näe ympärilläsi sen tietoisuuden hehkuvat aspektit, jotka symboloivat tätä päivää ja olemista tässä hetkessä. Näe, kuinka kokemus laajenee maailmaan ja kuinka nykyhetkessä oleminen antaa sinun päästä irti kaikista yhteyksistäsi menneisyyteen ja tulevaisuuteen.

Huomaa kuinka kuutiolliseen rakenteeseen liittyy lujuuden ja vakauden tunne sekä tiedostamisen ja yhtäkkisen valveillaolon tunne.

Kasvien viisaus, kivien muisti

Näiden sisällä avautuu nyt tietoisuus siitä, kuinka asiat on elämässä luokiteltu, nähty ja ymmärretty, sekä kiderakenteiden alkuperäinen tarkoitus, nimeämisen merkitys ja se, mitä merkitsee olla noiden nimien sisällä, ei niiden muiden ansioiden, vaan ainoastaan nimeämisen ja olemassaolon vuoksi.

2. Tetragonisessa kiteessä on kolme toisiaan vastaan kohtisuorassa olevaa akselia, joista kaksi on keskenään yhtä pitkiä. Tetragonisessa järjestelmässä on seitsemän kideluokkaa, ja järjestelmän tyypillisiä mineraaleja ovat zirkoni, kuparikiisu, skapoliitti, kassiteriitti, vesuvianiitti, rutiili ja scheeliitti.

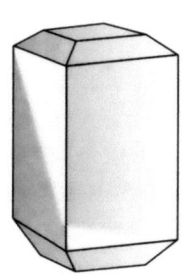

Kuvittele mielessäsi tetragoninen rakenne. Sisään astuessasi se kirkastuu, ja sen valojen liikkuessa tulet tietoiseksi omasta liikkeestäsi. Pyörivä liike käynnistyy luonnollisesti ja helposti. Useimmat ihmiset havaitsisivat tämän ikään kuin pyörimisenä kierteisen, yleensä päänsä yläpuolella olevan rakenteen ympäri. Huomaa kuitenkin, kuinka pelkästään suuntautumistasi muuttamalla voit asettua samaan linjaan toisen kierteisen rakenteen kanssa, ja sekin alkaa pyöriä.

Huomaa, ettemme ehdottaneet tätä pyörimistä kuutiollisen rakenteen kohdalla, koska se pyörisi aivan liian kömpelösti. Kuitenkin se tapahtuu hyvin yksinkertaisesti ja helposti tetragonirakenteen sisällä. Tässä pyörivässä liikkeessä alat vähitellen huomata, kuinka pyöriminen itsessään saa aikaan tietoisuuden kohoamisen korkeampiin tietoisuudentasoihin.

Tarkastelet tällöin tietoisesti kahta eri olemisen astetta tai tasoa, kolmatta ja neljättä ulottuvuutta, samanaikaisesti. Tulet tietoiseksi etenkin omasta eetterikehostasi sekä energioista, jotka liikkuvat hienommilla tasoilla eri paikoissa ja tavoilla, jotka eivät ole enää fyysisiä. Tulet tietoiseksi tietoisuuden alueista, jotka ovat aina olleet sinulle olemassa ja jollain lailla tuttuja, mutta jotka ovat aiemmin jääneet näkymättömiksi.

Voit nähdä mielessäsi, kuinka tetragoninen rakenne laajentuu luonnollisesti ja helposti, kun nämä energiat yhdistyvät koko muuhun universumiin.

3. Rombisessa järjestelmässä kolme eripituista akselia ovat kohtisuorassa toisiaan vastaan. Symmetriatasoja ja -akseleita on kolme. Yleisiä kidemuotoja ovat poikkileikkaukseltaan suorakaiteen tai vinoneliön muotoiset prismat, jotka päättyvät nelisivuisiin pyramideihin. Tässä järjestelmässä on kolme kideluokkaa, ja esimerkkejä rombisista mineraaleista ovat andalusiitti, oliviini, kordieriitti, topaasi, krysoberylli ja ristinmuotoisina kaksoskiteinä kiteytyvä stauroliitti, jossa kaksi erillistä kidettä jakavat symmetrisesti kidehilan.

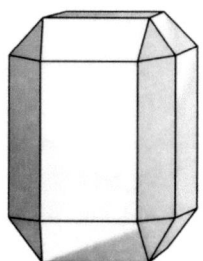

Visualisoi mielessäsi rombinen järjestelmä ja huomaa, kuinka se on sekä sisäisesti monimutkainen että luontaisesti yksinkertainen, aivan kuin sen energiat keskittyisivät luonnollisesti ja helposti, kauniilla ja symmetrisellä tavalla sen keskipisteeseen. Astuessasi sisään rakenteeseen ja sen samalla laajetessa siirrä rakennetta niin, että sen keskipiste on nyt rintasi sisällä.

Rakenteen keskipiste rintasi sisällä valaisee ja herättää ikuisen atomisi, sen osan sinua, jolla on synnynnäinen sisäinen tarkoitus ja joka sanoo: "Minä Olen ja tulen aina olemaan". Tämä muodostaa luonnollisella tavalla energian, joka on helposti vedettävissä rakenteen ulkopuolelle ja saa nyt yhteyden sieluusi.

Yhteyden muodostuessa (voit nähdä sielun mielessäsi yläpuolellasi tai ympärilläsi) anna nyt sielusi tulla itseesi, ja ikään kuin saman tien tämän rakenteen energian ja valon voimistuessa oma tietoisuutesi ny-

kyhetkestä ja sielusi energia sulautuvat toisiinsa. Tämän tunteen valli-
tessa anna nyt sielustasi nousta jokin kysymys tai aseta sielullesi jokin
kysymys, joka muodostaa yhteyden tunteen sinun ja sielusi välille. Täs-
tä voi alkaa sielun parantava vaikutus monella tasolla.

4. Trigonisessa kiteessä on kolme
yhtä pitkää akselia 120°:n kulmassa
toisiaan vastaan ja neljäs eripituinen
akseli kohtisuorassa edellisten muo-
dostamaa tasoa vastaan. Trigoniset
kiteet muistuttavat usein hyvin pal-
jon heksagonisia kiteitä, ja molem-
pien kideakselisto onkin samanlai-
nen. Järjestelmät erotetaan toisistaan
symmetrian perusteella. Trigonisessa
järjestelmässä on ainoastaan kolme
symmetriatasoa ja viisi kideluokkaa.
Tyypillisiä mineraaleja ovat kvartsi,
turmaliini, korundi, hematiitti, kal-
siitti, dolomiitti ja magnesiitti.

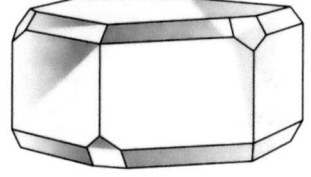

Astu sisään trigoniseen rakenteeseen ja kuvittele mielessäsi sen luon-
tainen kyky pyöriä ja kuinka se ympäröi sinut. Alat nähdä, kuinka
luonnollinen kultainen valo alkaa ilmentyä trigonisen rakenteen sisäl-
lä; se on kaunista energiaa, joka kykenee vaihtamaan väriä ja avaa-
maan sydäntäsi. Valon kirkastuessa sinulle tulee tunne, kuinka rakkaus
liikkuu voimakkaammin ja selkeämmin lävitsesi valaistakseen kaikki
muut ihmisolennot, ikään kuin ihmiskunnan tietoisuus olisi nyt sydä-
messäsi ykseydessä.

Anna tuon rakkauden kuitenkin siirtyä ulos itsestäsi ja valaista ra-
kenteen kaikkia tahkoja. Sen kukin tasainen sivu alkaa värähdellä ja
sykkiä luoden näin sisäistä ääntä, Tuo ääni voidaan kuvitella OM-ään-
teeksi, mutta kyse ei ole OM:ista mielen tuottamana, vaan sydämestä
lähtevänä sykkeenä.

5. Heksagonisella kiteellä on samanlainen akseliristikko kuin trigonisella kiteellä, mutta yksinkertaisen heksagonisen kiteen poikkileikkaus on kuusikulmio. Normaali lyijykynän muoto on heksagoninen prisma. Symmetriatasoja ja -akseleita on seitsemän. Tavallisia kidemuotoja ovat kuusisivuiset prismat, jotka päättyvät kuusisivuisiin pyramideihin tai asemapintatason suuntaisiin pinakoideihin eli pintapareihin.

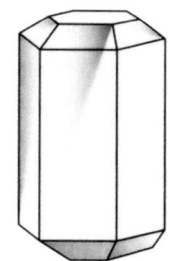

Heksagoniset kiteet ovat kaikkein kompleksisimpia kiteitä. Heksagonisessa järjestelmässä on seitsemän kideluokkaa, ja siihen kuuluvia mineraaleja ovat mm. berylli, apatiitti, grafiitti ja molybdeenihohde.

Muutu osaksi kuusikulmaista rakennetta ja ala tuntea, kuinka sinua hyväilee hellästi rauhallinen, vahvistava energia. Astuessasi rakenteen sisään alat havaita sen luonnollisen järjestäytymisen pyörteeksi niin, että rakenne asettuu helposti ympyräksi ympärillesi. Kuusikulmion sisällä sinulla on sisäisen rauhan tunne. Katsoessasi sieltä ulos alat huomata sen voimakkaan kyvyn kommunikoida ja yhdistyä kaikkeen elämään ja olentoihin. Hyvin monet kiteet, etenkin kvartsi, odottavat sinua ulkona puhuakseen kanssasi ja jakaakseen energiaa kanssasi.

Voit valita mielessäsi monista olemassa olevista jonkin esimerkkirakenteen, joka symboloi tätä asiaa. Monelle tulee mieleen rubiini, sillä sen avulla voi virittäytyä suurenmoisesti. Energian tarkoituksena on kuitenkin valpastuttaa sinut omalle sisäiselle olemuksellesi ja sille, kuinka tässä tilassa voit olla jatkuvasti vuorovaikutuksessa muun maailman kanssa.

Tila alkaa nyt kirkastua, ikään kuin jokaisella sen tahkolla olisi meneillään voimakas kommunikaatioenergia sisään ja ulospäin. Tuo vuo-

Kasvien viisaus, kivien muisti

rovaikutus itse asiassa antaa voimia, vahvistaa ja auttaa sinua tiedostamaan luontaisen ykseytesi ja yhteytesi kaikkeen elämään.

6. Monokliinisessä järjestelmässä on kolme eripituista akselia, joista kaksi leikkaa vinosti toisensa ja kolmas on kohtisuorassa niiden tasoa vastaan. Tässä järjestelmässä olevilla kiteillä on vain vinoja kulmia. Yleisiä kidemuotoja ovat nelisivuiset prismat, pintaparit eli pinakoidit ja harjakaton muotoiset doomat. Järjestelmässä on kolme kideluokkaa, ja sen muotoisena kiteytyvät mm. osa maasälvistä, spodumeeni, kromidiopsidi, biotiitti, muskoviitti, talkki, serpentiini ja kipsi.

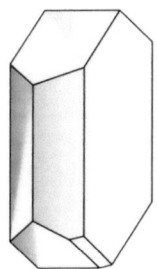

Tule tietoiseksi tästä rakenteesta kuvittelemalla se mielessäsi. Kuvittele kuinka se voi monin tavoin olla joustava ja liikkua moneen suuntaan. Kuvan yhtenäistyessä ja vakautuessa astu nyt rakenteen sisään. Astuessasi sen sisään tunnistat itsessäsi olevan synnynnäisen liikkeen. Voit siirtyä tietoisuudessa, rakenne voi muuttaa tietoisuuttasi, voit siirtyä ja keskittää tietoisuutesi minne tahansa.

Näe kuinka monokliininen rakenne laajentuu ja tule nyt tietoiseksi jostakin toisesta, johon sinulla on ihmissuhde tai jonka kanssa haluaisit kommunikoida tai jolle esimerkiksi haluaisit tehdä kysymyksen (kyse voi olla myös eläimestä). Pyydä tämä toinen henkilö tai eläin kanssasi rakenteen sisään ja huomaa, kuinka teissä tapahtuu luontainen sulautuminen tai yhdistyminen.

Huomaa samalla monokliinisen rakenteen tärkeä ominaisuus; sen joustava kyky yhdistää ja värähdellä yhdessä monen muun rakenteen kanssa, mitä voisit tietoisuudessasi kutsua kumppanuudeksi tai energioiden sulautumiseksi. Nimeämättä sitä kuitenkaan ole vain tietoinen tästä energiasta, jonka kanssa voit olla vuorovaikutuksessa.

Ennen kuin kuitenkaan astut ulos rakenteesta, anna tuo toisen olennon poistua ja näe hänet omassa monokliinisessä rakenteessaan, jonka sisällä hän kykenee jatkamaan vuorovaikutusta, kommunikointia ja kumppanuuden muodostamista myös muiden kanssa.

7. Trikliinisillä kiteillä kaikki kolme akselia ovat eripituisia ja leikkaavat vinosti toisiaan. Trikliinisessä järjestelmässä on vähiten symmetriaa, ja siihen kuuluu vain kaksi kideluokkaa. Tyypillinen kidemuoto on pintapari eli pinakoidi. Esimerkkejä trikliinisistä mineraaleista ovat osa maasälvistä, kyaniitti, rodoniitti, turkoosi ja wollastoniitti.

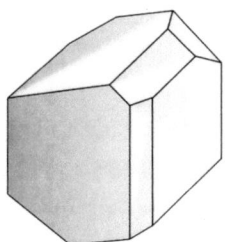

Tule tietoiseksi tästä rakenteesta ja näe, että se pitää sisällään monia tärkeitä ominaisuuksia, jotka odottavat tulemista luoksesi ja kertovat sinulle ennen astumistasi rakenteen sisään: "Ole hiljaa", jotta vapautuisit kaikista ennakkokäsityksistä. Astu nyt trikliinisen rakenteen sisään ja kuvittele, kuinka se kertoo sinulle monista lahjoista ja kyvyistä, joita sinulla on aina ollut ja jotka saattavat löytyä esimerkiksi DNA:stasi. Huomaa, kuinka oma DNA:si ja sen kierrerakenteet energisoituvat luonnollisesti, kun trikliininen rakenne luo nyt DNA:si sisälle voimakkaan valon.

Tämä valo herättää monia lahjoja ja kykyjä, mutta vielä tärkeämpää on, että se antaa tunteen siitä, kuinka kehosi sisällä kaikki solut ovat kosketuksissa toisiinsa ja kuinka DNA:n viestintä on helpommin herätettävissä. Voimakas valo alkaa muodostua ja tulla ulos jostakin kehosi keskivaiheilta. Sen koskettaessa trikliinisen rakenteen tahkoja rakenne kirkastuu ja antaa ikään kuin voimakkaan merkkitulen avuksi muulle maailmalle.

Kasvien viisaus, kivien muisti

Kuvittelemalla nämä kiderakenteet mielessäsi ja havainnoimalla visualisointien yhteydessä, miltä kunkin rakenteen sisällä tuntuu, voit saada hyvän käsityksen rakenteen energioista kolmiulotteisella tasolla. Voit kuvitella, kuinka fyysisesti rakentaisit tällaisen struktuurin tai ympäröisit itsesi kvartsikiteillä tai muilla saman kidejärjestelmän kiteillä.

Sovellettaessa tätä metodia kiviin voi syntyä ongelmia. Kivet eivät useinkaan heijasta sisäiseltä rakenteeltaan täsmällisesti kiderakenteiden ominaisuuksia. Tämä on luonnollista, koska niihin liittyy niin monia muita osatekijöitä: mineraalikoostumus, jalokivien korkeammat värähtelyenergiat, kiven alkuperä, kiven tietoisuuden karmallinen tarkoitus, joka rakentuu kollektiivisessa tietoisuudessa kautta koko planeetan jne.

Voit tässä yhteydessä keskittyä johonkin tiettyyn rakenteeseen keräämällä kaikki tietynmuotoiset kivet yhteen, jolloin voit ikään kuin monistaa niiden vaikutuksen eri kiviä käyttämällä.

Mineraalien muita ominaisuuksia

Muita mineraalien fysikaalisia ominaisuuksia ovat mineraalin ulkonäkö, lohkeavuus, kovuus, väri ja viiru, kiilto, ominaispaino, optiset ominaisuudet, magneettisuus, radioaktiivisuus, fluoresenssi, maku ja haju. Vaikka toisin voisi luulla, väri ei ole useinkaan kovin hyvä mineraalin tunniste, koska mineraali on vain harvoin omavärinen eli idiokromaattinen. Sen värin saa aikaan jokin koostumukseen kuuluva alkuaine.

Värimuunnelmat esimerkiksi timanteissa, kvartseissa, korundeissa, granaateissa, turmaliineissa, topaaseissa ja opaaleissa johtuvat pienistä, alkuaineiden aiheuttamista epäpuhtauksista. Esimerkkinä on uvaroviittigranaatin vihreä väri, joka tulee kromista, ja ametisti, jossa ehkä 60 atomia miljoonasta on korvautunut alumiinilla.

Kovuus sen sijaan on usein hyvä tunnistin. Kovuuden yhteydessä käytetään edelleen saksalaisen mineralogin Friedrich Mohsin vuonna 1822 kehittämää kovuusasteikkoa, johon hän valitsi kymmenen standardimineraalia. Tässä asteikossa ylempänä oleva mineraali naarmuttaa alempana olevaa, ja samankovuiset mineraalit naarmuttavat toisiaan. Kovuus kuvastaa mineraalin kiderakenteen lujuutta mekaanisessa rasituksessa: mitä lujempi sidos, sitä suurempi kovuus. Talkki on Mohsin asteikossa heikoin ja timantti kovin mineraali. Asteikko on seuraavanlainen:

Timantti	10
Korundi	9
Topaasi	8
Kvartsi	7
Maasälpä	6
Apatiitti	5
Fluoriitti	4
Kalsiitti	3
Kipsi	2
Talkki	1

Todellisen kovuuskertoimen suhteen kipsi on kaksi kertaa niin kovaa kuin talkki, mutta apatiitti on 2,3 kertaa fluoriitin kovuinen ja timantti neljä kertaa niin kova kuin korundi. Työstökovuuksien suhteen timantin ja korundin välinen kovuusero on kuitenkin 140-kertainen. Tämä antaa kuvan timantin luonteesta ja asemasta kivikunnan integroituneimpana muotona.

Jalokivien kovuus on tavallisesti 10-7. Suomen tunnetuimman ja tärkeimmän korukiven spektroliitin kovuus on 6,5. Yleisenä periaatteena voidaan mainita, että Mohsin asteikolla seitsemää kovemmat kivet antavat enemmän energiaa, kun taas sitä pehmeämmät kivet ottavat vastaan enemmän energiaa. Tämän takia on hyvä ymmärtää mineraalien kovuutta tällä asteikolla.

Kovemmat kivet pystyvät paremmin resonoimaan värähtelyjen kanssa. Kvartsin kaltaiset kivet, jotka ovat asteikolla juuri tällä vedenjakajalla, ovat täydellisessä tasapainossa energian sisällään pitämisen ja lähettämisen suhteen. Yin-kivet yleensä vetävät energiaa puoleensa, kun taas yang-kivet yleensä antavat energiaa.

Kasvien viisaus, kivien muisti

Kivilajit, jotka siis koostuvat kahdesta tai useammasta luonnollisesta mineraalista, voidaan syntyperänsä mukaan jakaa perinteisesti kolmeen ryhmään:

Magmakivet, jotka ovat syntyneet kiteytymällä magmasta, maankuoressa tai sen alla sijaitsevasta sulasta kiviaineksesta. Nämä jaetaan vielä plutonisiin eli syväkivilajeihin ja vulkaanisiin eli pintakivilajeihin.

Sedimentti- eli kerrostuneet kivilajit, jotka ovat syntyneet, kun kerrostumalla muodostuneet maalajit ovat iskostuneet tai kun vesiliuoksista on saostunut aineksia kiinteäksi kiveksi. Nämä jaetaan mekaanisiin, kemiallisiin ja organogeenisiin sedimenttikivilajeihin.

Metamorfiset eli muuntuneet kivilajit, jotka ovat syntyneet metamorfoosin seurauksena em. magma- tai sedimenttikivilajeista.

Tyypillisiä magmakivilajeja ovat graniitti, duoriitti, gabro ja peridotiitti, basaltti ja andesiitti. Sedimenttikivilajit eivät ole Suomessa kovin yleisiä. Poikkeuksia ovat Porin alueelta löytyvä Satakunnan hiekkakivi ja Muhoksen savikivi Oulun alueella. Metamorfoituneet kivilajit ovat Suomessa yleisiä, ja niihin lukeutuvat mm. gneissi, vuolukivi, kiilleliuske, amfiboliitti, kiteinen kalkkikivi ja serpentiinikivi.

Suomen peruskalliosta voidaan lukea planeetan historiaa yli 3,5 miljardin vuoden ajalta. Hyvä kokonaisesitys kallioperämme rakenteesta, koostumuksesta ja kehitysvaiheista on Lehtisen, Nurmen ja Rämön toimittama *Suomen Kallioperä* (Suomen Geologinen Seura). Papusen, Haapalan ja Rouhunkosken toimittama *Suomen malmigeologia* (Suomen Geologinen Seura) kertoo mm. Suomen metallisista malmiesiintymistä, malmien synnystä, luokittelusta ja tutkimusmenetelmistä. Kivitietoa on muutenkin saatavilla hyvin runsaasti, ja lukija voi löytää monia oivallisia lähteitä kirjallisuusluettelosta.

Kivet ja ihmiskunnan esihistoria

Kivet ovat omalla hiljaisella tavallaan virittyneet jumalallisen kehityssuunnitelman värähtelyihin ja toteuttamiseen. Parhaan avun saat niiltä, kun olet myös itse tietoisesti virittynyt tämän suunnitelman edistämiseen ja toteuttamiseen omalla panoksellasi. Yhteistyö kivikunnan kanssa auttaa molempia tahoja eteenpäin evoluutiossa ja voimistaa samalla synergiaa näiden kahden suuren luonnonkunnan välillä. Yhteinen historiamme on nimittäin pitkä ja kivinenkin.

Tässä yhteydessä on hyvä myös muistaa, että ihmiskunta on ollut sieluryhmänä tai pikemminkin kosmisena elämänvirtana "kiven sisällä". Mestari Hilarion on kirjoissa *Other Kingdoms* ja *Seasons of the Spirit* paljastanut ihmiskunnan aiemmin kirjoittamatonta historiaa, joka alkaa jo ennen tuloa tälle planeetalle.

Sieluryhmämme oli kaukaisina aikoina osa "Ilman kuningaskuntaa" (tästä luonnonkunnasta löydät lisätietoja mm. Mäntyuutteen selostuksen yhteydessä) kaukaisella planeetalla. Tässä olotilassa se, mitä nykyään kutsutaan ihmiskunnaksi, oli eriytymätöntä, amorfista ja homogeenista sieluainesta, joka muistutti melkeinpä jättiläismäistä entiteettiä ja joka etsi itselleen suuren kosmisen Ilmentymisen lain mukaisesti kiinteämpää, pysyvämpää olomuotoa. Tähän pyrintöön liittyi paitsi oman olemassaolon jatkuminen myös kehittymisen idea.

Tuon toisen planeetan ilmapiirissä sieluryhmämme alkoi myös totuttautua aineellisiin värähtelyihin. Maaplaneetalla se kävi aluksi läpi jakson, jossa se yhdisti energiansa ja olemuksensa vuoriketjuun. Tämä tapahtui nykyisen Himalajan alueella, eikä olekaan ihme, että niin monet ihmiset tuntevat selittämätöntä vetoa tuon uskomattoman kauniin vuoriston energioita kohtaan. Tiibetistä löytyvät myös ihmiskunnan varhaista taivallusta valottavat kronikat, joita ei ole voitu vielä paljastaa. Tästä totuuden maljasta tullaan myöhemmin juomaan syviä siemauksia.

Voidaan sanoa, että ihmiskunta kirjaimellisesti inkarnoitui vuoristoon ja kivikuntaan! Tämä saattaa olla hämmentävää niiden korvissa, jotka elävät edelleen materialismin harhaista unta, mutta monille hengen tien kulkijoille tämä informaatio soittaa toisenlaisia säveliä. Miksi niin monet haluavat kavuta vuorten tai kukkuloiden huipulle? Miksi niin monet nauttivat suunnattomasti näkymistä, jotka paljastuvat noista korkeuksista käsin? Tämä on vain kaikua omasta kaukaisesta menneisyydestämme, jolloin kivikunnan värähtelyt juurrutettiin olemukseemme.

Ihmiskunnan varhainen vaellus jatkui kivikunnan jykevistä värähtelyistä kasvikunnan ja erityisesti niiden jättiläismäisten kasvien - varsinkin saniaisten - pariin, joista suuri osa planeetan nykyisiä hiilivarantoja on peräisin. Monet ihmiset tuntevat syvää vetoa saniaisten kauneutta ja monimuotoisuutta kohtaan. Ja nyt me itse käytämme näitä menneisyytemme jäänteitä! Edellisessä luvussa kirjoitimme Saniaisuutteesta ja siitä, kuinka se yhdistää meidät erityisesti esi-isiemme ja muinaisten aikojen energioihin. Ehkäpä tuo uuteselostus saa uudenlaisen valotuksen, kun tiedämme saniaisten yhteyden omaan elämänvirtaamme.

Seuraava pitkä kehitysjakso vei elämänvirtamme eläinkunnan ja erityisesti erilaisten liskojen pariin. Tässä "liskovaiheessa" elämänvirtamme alkoi jakaantua, jolloin siitä muodostui eriytyviä keskuksia. Ja kuinka nuo liskomuodot muistuttavatkin hyvin nykyisiä inhimillisiä piirteitä; valtavien brontosaurusten hitaus ja räikeä materialismi, tyrannosauruksen julmuus ja saaliinhimo ja stegosauruksen eli kattoliskon kilpi! Yksi selitys ihmisten kiinnostukselle noita muinaisia elämänmuotoja kohtaan on - etäisten muistojen lisäksi - se, että ne kuvaavat symbolisesti ihmisten omia piirteitä.

Jurassic Park -elokuvan jättiläismäinen menestys johtuu varmasti osin siitä, että elokuvan myötä heräsi kaukaisia muistikuvia. Liskovaiheessa alkanut elämä jatkui sitten pitkän sulatteluvaiheen jälkeen ihmismuodossa lähes kymmenen miljoonaa vuotta sitten. Ihmiskunnan salattua historiaa voidaan tarkastella näin myös eri luonnonkuntien ja niiden yhteydessä vietettyjen pitkien kehitysvaiheiden kautta. Tämä antaa kosmisempaa perspektiiviä ihmiskuntana tunnetun elämänvirran pitkään pyhiinvaellusmatkaan erilaisten kivi-, kasvi- ja eläinkunnan kerrostumien ja niissä kerättyjen kollektiivisten kokemusten kautta. Tänään olemme yksilöitä, mutta joskus olemme olleet ikään kuin soluja laajassa kollektiivissa.

Kvartsi oppaana kivikuntaan

Kivikuntaa voi lähestyä ja sen kanssa voi työskennellä monin eri tavoin, niin kuin esimerkiksi edellä esitellyt kiderakenteisiin tutustuttavat meditaatiot ja visualisaatiot osoittavat. Seuraavaksi oppaaksemme tulee nyt kvartsi, joka on Mestari Hilarionin mukaan koko planeettamme kivikunnan kollektiivinen äänitorvi ja edustaja. Kvartsi, piidioksidi, on hyvin yleinen mineraali planeetallamme, ja sitä on käytetty käytännöllisesti katsoen kaikissa kulttuureissa. Kvartsilla on monia tunnettuja, mutta myös tuntemattomia ominaisuuksia, jotka Mestari Hilarion avaa nyt ensimmäistä kertaa ihmiskunnalle.

Kivikuntaan virittymiseksi värittömästä kvartsista eli vuorikiteestä kannattaa tehdä itselleen eliksiiri. Ensiksi kannattaa valita jokin puoleensa vetävä vuorikide. Pidä sitä intuitiivisesti jossain kohtaa lähelläsi kymmenen minuuttia. Laita kide sitten vesimaljaan ja vie se kahdeksi tunniksi aurinkoon. Säätilan suhteen ainoa toivottava asia on riittävä auringonvalo eli päivän ei tarvitse olla täysin pilvetön.

Ota pieni, steriloitu pipettipullo ja laimenna siihen uuttunut eliksiirivesi alkoholin kanssa niin, että liuoksessa on suunnilleen 50 % kivivettä ja 50 % alkoholia. Tämä eliksiiri auttaa sinua muistamaan sisäisen yhteytesi kaikkeen kivikuntaan. Kun otat silloin tällöin muutaman tipan tätä eliksiiriä, kuvittele mielessäsi, kuinka samalla muodostuu laajentuva energia sinusta kvartsikiteeseen ja siitä maailmaan, aivan kuin tämä energia menisi syvälle maan sisään, kaikkiin kiteisiin kaikissa museoissa ja kiteisiin jokaisen sydämessä. Näin muodostuu tietoisuus siitä, kuinka nämä kaikki sulautuvat yhteen jokaisessa kodissa ja kaikissa kidetyypeissä ja tietoisuuksissa.

On hyvin tärkeää ymmärtää kvartsia muutenkin kuin tavanomaisen kivieliksiirin tekemisen kannalta. Kvartsia on käytetty hyvin laajasti monin eri tavoin ja monien ihmisten toimesta, ja siihen on liitetty ihmiskunnan historiassa monenlaista taikauskoa ja muuten epätavallisia ominaisuuksia. Jotkut haluavat kvartsin ja muidenkin kiteiden auttavan heitä saamaan paremman yhteyden toisten ulottuvuuksien ja värähtelytasojen olentoihin, toiset taas haluavat kiteiden suojaavan esimerkiksi kodin ilmapiiriä ja auttavan meditoinnissa. On monia muitakin käyttötapoja, jotka liittyvät kiteiden yhteyteen chakroihin ja käyttöön erilaisissa geometrisissa kuvioissa. Kvartsin vaikutus ulottuu chakrojen suhteen laajemmalle kuin kenties minkään muun kiven, ja siksi se on erityisen käyttökelpoinen ja tehokas kaikessa chakra-työskentelyssä.

On hyvä kuitenkin ymmärtää, että korkeammalla värähtelytasolla kvartsilla on kyky koota energioita yhteen. Se kokoaa monia energioita jokaiselta planeetan ihmiseltä, ja kukin ihminen lähettää myös omaa energiaansa mineraalin, kun hän ajattelee sitä. Itse asiassa monille ihmisille, jotka eivät ole tutkineet kivikuntaa laajasti, tuo kiteen tai kristallin ajatteleminen tai kuvitelma sen sisään menemisestä välittömästi mieleen kvartsikiteen.

Kyse ei ole ainoastaan siitä näkökulmasta, että kivi edustaa muita mineraaleja. Maaplaneetalla kvartsi on toiminut hyvin monen muun asian lisäksi tallentimena, eräänlaisena ihmiskunnan toimien muistina. Tämä tehtävä jakautuu johonkin mittaan kaikille kvartseille. Useimmat erityiset tallenteet tehtiin Atlantiksen aikoihin. Kvartsia käytettiin silloin välittämään dataa, säilyttämään se jonkin aikaa ja jakamaan se sitten muiden kanssa. Silloin tunnettiin mm. opetusmetodeita, jotka perustuivat kvartsin käyttöön tällä tavoin (ks. *Astrologia ja Henkinen Tie*, s. 257).

Kvartsia käytettiin informaation välittämisen ohella mm. parantamiseen, muistamiseen ja työskentelemiseen ihmisten kanssa tavoilla, joita ei nykyisin ymmärretä ja jotka eivät ole nykyään käytettävissä. Atlantiksen tuhoutuminen liittyi osaltaan juuri kideteknologian väärinkäyttöön itsekkäissä ja tuhoavissa tarkoituksissa. Toiminta ei aina ollut eettisesti kehittynyttä, ja niinpä osa tästä tiedosta on toistaiseksi suljettu pois ihmiskunnalta.

Kvartsilla on hyvin kiinnostava ja pitkäkestoinen yhteys veteen. Vesi on tarpeellinen aines kvartsikiteen hitaassa muodostumisessa. Prosessi muistuttaa hyvin paljon muiden kiteiden vastaavia muodostumisprosesseja, joissa vedellä on myös tärkeä rooli. Prosessissa värähtelyt välittyvät kvartsiin sisälle ja siitä ulos.

Vielä kiinnostavampi asia nousee kuitenkin esiin, kun tarkastellaan kvartsin tallentavaa roolia koko ihmiskunnan historian ja kehityksen näkökulmasta. Kvartsi on ollut planeetalla hyvin kauan. Itse asiassa monet mineraalit, jalokivet ja ainekset, joilla on kiderakenne, edeltävät kaikkia elämänmuotoja primitiivisimpiä bakteereja myöten.

Kiteet ovat jossain mielessä primitiivisinä, mutta lakkaamatta tietoisina olentoina todistaneet elämän syntyä planeetalla, nähneet elämän kehittyvän monissa vaiheissa ja osaltaan vaikuttaneet siihen ja tehneet sen kanssa työtä sekä välittäneet tietoa planeetalle ja myös planeetalta ulospäin. Kun ihmiskunta kehittyi planeetalla, kvartsilla oli joitakin yhteyksiä sen älyn, tärkeän tietoisuuden alueen rakentamiseen.

Tämän seurauksena kaikilla kvartseilla on jaettu tietoisuus, joka ei ole ainoastaan hyvin kärsivällinen, mutta jolla on annettavanaan myös jonkinlaista inspiraatiota, joka ikään kuin herättää ihmisiä tämän älykkään, hyödyllisen energian pariin. Samaan aikaan on kuitenkin ymmärrettävä, että ihmiskunnan läsnäolo planeetalla on kvartsiin verrattuna suhteellinen lyhyt.

Kvartsilla on kyky toimia todistajana ja ymmärtää ihmiskuntaa sen kehityksessä. Kyseessä voi olla vain kokeilu, jonka puitteissa ihmiskunnalla on mahdollisuus olla täällä, tuhota itsensä ja jättää vain vähän jälkiä itsestään - ja yrittää kenties uudestaan täällä tai jossakin muualla.

Kvartsin sisäiseen tietoon on kuitenkin tallennettuna myös rohkaisua ja emotionaalista muutosta. Myös joillakin muilla kivillä, joihin on yhdistetty elävyyden ominaisuuksia, on jonkin verran näitä ominaisuuksia. Tällaisiin kiviin kuuluvat kirkas timantti, erilaiset opaalit ja jotkut korundit, näistä erityisesti tähtisafiiri.

Työskenneltäessä kvartsien kanssa voi tulla tunne, että niillä on jonkinlainen oma, riippumaton älynsä. Johonkin mittaan kaikki kivirakenteet jakavat tämän, jopa amorfiset kivet tai sedimenttikerrostumat, mutta ihmiset ovat herkistyneempiä kvartseille, joiden aines on tiivistynyt kiteeksi.

Kvartsilla on näin ollen erityisantinsa, koska se on todistanut ihmiskunnan kulkua ja koskettaa sen tähden ihmisiä emotionaalisesti.

Se tulee vähitellen esiin yksittäisen, yksinkertaisen ajatuksen kautta. Kvartsin energiassa on sekoitus kärsivällisyyttä, rohkaisun tunnetta ja tietoisuutta ihmiskunnan mahdollisuuksista. Kvartsissa on myös rakkauden tunnetta siihen mittaan kuin se on mahdollista kivikunnassa. Se ei ole rakkautta ihmisen ymmärtämällä tavalla, vaan perimmäistä yhteenkuuluvuutta, rohkaisua ja ihmiskunnan positiivista huomioon ottamista. Kvartsi ikään kuin sanoo: "Te kykenette" tai: "Tämä energia on läsnä ja käytössänne, jos vain sen valitsette!"

Kvartseilla on myös eräs hyvin mielenkiintoinen tehtävä, sillä suunnilleen neljän tai viiden päivän välein planeetan kaikki kvartsit lähettävät pulssia universumiin. Tämä pulssi on eräänlaista kommunikaatioenergiaa. Kyseessä ei ole sähkömagneettinen pulssi, joten valon nopeus ei rajoita sen etenemistä. Pulssi kommunikoi muiden aurinkokuntamme kiderakenteiden kanssa ja ulottuu myös kaikkialle galaksiin ja vielä pidemmälle universumiin.

Pulssi ikään kuin kertoo, että täällä on olemassa tietoisuutta ja että ihmiskunta kehittyy, rakastaa ja kommunikoi täältä käsin. Kyseessä on paljon pienempi ja heikompi energia kuin mitä voitaisiin lähettää Auringon avulla, mutta ihmiskunta ei ole vielä oppinut, kuinka kytkeytyä aurinkoenergiaan ja työskennellä sen kanssa.

Päinvastainen tapahtuu silloin tällöin, kun kaikki planeetan kvartsit vastaanottavat viestiä. Viesti voi olla rohkaisevaa, ja siihen voi joskus liittyä jokin suora uudenlainen tietoisuus planeetasta, mikä voi auttaa ihmisiä löytämään syvemmän yhteyden tähän rakastavaan kotiinsa.

Kiinnostavaa on se, että kun työskentelet yhden kvartsikiteen kanssa ja siirrät vaikkapa sille tiettyä energiaa, jotain tästä välittyy kaikille planeetan kvartseille. Tämä on yleisesti ottaen hyödyllistä monilla tasoilla.

Tässä on muutamia asioita, jotka ovat mahdollisia kvartsin avulla. Hilarion on antanut tietoa muistakin tavoista työskennellä kvartsikiteiden kanssa. Hyvin hyvä ja monien tuntema tapa on niiden ohjelmointi. Jos haluat työskennellä tällä tavoin jonkin kiteen kanssa, sinun on hyvä kertoa sille, mitä haluat sen tekevän. Olemme itse käyttäneet kvartsikiteitä esimerkiksi digitaalisen teknologian ja muun modernin teknologian haittojen minimointiin.

Minä Olen -lehdestä 2/2007, s. 52-53 asiasta löytyy Leena Niemelän kirjoittama artikkeli *Digiteknologia ja analoginen keho*. Ohjelmointi käy hyvin helposti. Ota kirkas kvartsikide, pyydä se tulemaan omaan aikaamme ja tähän hetkeen. Ohjelmoi kide puristamalla sitä kämmenten välissä, lausu samalla "puhdista"-ajatus tai vastaava kirkkaana ja voimallisena mielessäsi. Tunne myös tuo energia ja sen siirtyminen kiteeseen. Sijoita sitten ohjelmoitu kvartsikide digitaalivastaanottimen tms. päälle tai eteen sillä ajatuksella, että kvartsikiteen puhdistava, positiivinen ja hyödyllinen energia on kestävää ja jatkuu pitkään.

Myös digitaalisiin lähetyksiin mahdollisesti upotettuja vahingollisia viestejä voi erottaa ja jopa suodattaa pois tällaisella kiteellä. Kun olet ohjelmoinut sen "puhdista"-ajatuksella, lähetä siihen mahdollisimman paljon rakkautta, sydänenergioita, tietoista heräämistä, ystävällisyyttä ja positiivista energiaa.

Kun kiteitä käytetään tällaisessa työssä, ne on hyvä ajoittain puhdistaa esimerkiksi puhtaaseen merisuolaan - käytämme itse Atlantissuolaa - upottamalla. Tämä tehdään suunnilleen kolmen kuukauden välein, ja kiteiden annetaan olla upotettuina suolaan vuorokauden ajan. Sitten ne voidaan puhdistaa suolasta ja asettaa jälleen omalle paikalleen vastaanottimen lähelle. Puhdistamisen helppous tekee kvartsista miellyttävän yhteistyökumppanin. On hyvä, että vältät koskemasta kiteeseen paljain käsin ennen puhdistusta. Kiteen siirtämiseen kannattaa käyttää liinaa tai käsinettä, koska muuten voit vetää itseesi osan kiteen keräämästä säteilyenergiasta.

Kvartsia voidaan käyttää pimeässä huoneessa yöllä tai aamuvarhaisella tuomaan kvartsikiteen energioita kehoon. Aseta tällöin kvartsikide eteesi ja sytytetty kynttilä sen taakse. Kvartsin tulisi olla tällöin silmien korkeudella. Katso kvartsia kiinteästi ja kuvittele valon kulkevan ensin silmiisi ja sitä kautta haluamillesi kehon eri alueille. Kyseessä on voimakas tekniikka, joka stimuloi myös käpyrauhasta ja aivolisäkettä ja tuo lisää valoa meditatiiviseen tilaan. Tekniikan aikana on hyvä lähettää kvartsiin sellaisia positiivisia ajatuksia, joiden sisältämiä asioita haluat itse saada osaksesi. Ne värähtelevät valaistuneemmassa muodossa takaisin sinuun.

Kvartsia voidaan käyttää vastaavalla tavalla myös parityöskentelyyn, jolloin kvartsi asetetaan ihmisten väliin silmien korkeudelle niin, että kynttilät valaisevat sen alhaaltapäin. Muuten huoneen tulee olla pimeänä. Parin tulisi katsoa toisiaan silmiin valaistun kvartsin läpi, jolloin he voivat saavuttaa syvemmän keskinäisen ymmärryksen ja virittymisen. Tekniikka on erityisen suositeltava ihmisille, joilla on meneillään yhteisiä projekteja, esimerkiksi kirjan kirjoittaminen tai paremman keskinäisen virittymisen saavuttaminen. Tekniikka lisää keskinäistä herkkyyttä.

Kvartsikiteiden pitäminen kotona tai mukana suojelee kaikkia säteilymuotoja vastaan, koska se auttaa ihmistä sopeutumaan paremmin tällaisiin häiriötekijöihin. Kvartsikidettä voi voimistaa laittamalla sen tasaiselle kuparialustalle. Kidettä voi voimistaa myös laittamalla sen pyramidikehikon sisään ja valaisemalla sen sinisellä valolla, joka läpäisee kiteen. Samalla yksilö voi mietiskellä kvartsia 15-20 minuutin ajan. Näin kyseisen kvartsin yksilöllinen värähtely voi virittää henkilön yksilöllisiä tarpeita. Sininen on tasapainottava väri, joka saa minkä tahansa kvartsirakenteen toimimaan täydellä teholla. Se myös stimuloi useimmilla ihmisillä henkilökohtaista virittymistä.

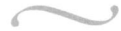

Esittelemme seuraavaksi 31 Suomesta löytyvän mineraalin ja kivilajin keskeisiä värähtelyominaisuuksia, kun niistä tehdään kivieliksiiri. Erilaisten uutteiden ja eliksiirien teko-ohjeet, voimistaminen ja yhdistäminen löytyvät kirjan seuraavasta luvusta. Olemme liittäneet mukaan myös joitain vinkkejä tavoista, joilla mineraalit ja kivet voivat esimerkiksi eliksiireinä ja jauheina ravita ja tervehdyttää maaperää.

Mukana seuraavien sivujen mineraali- ja kivivalikoimassa on maamme kansalliskiven eli graniitin ja useimpien maakuntakivien ohella joitain merkittäviä Suomesta löytyviä jalokiviä ja metalleja, joiden sanoma on mielestämme tärkeä ajallemme ja suomalaisuudelle.

Suomen kansalliskivi ja maakuntakiviä

Graniitti 30

Punainen graniitti	Suomen kansalliskivi
Vaasan graniitti	Varsinais-Suomen maakuntakivi
Rapakivigraniitti	Pohjanmaan maakuntakivi
	Kymenlaakson maakuntakivi

- sisäinen voima ja kudosten uusiutuminen

Suomen kallioperässä graniitti on hallitseva kivilaji; lähes puolet Suomen kallioperästä on graniittia ja graniitin sukuisia kivilajeja. Graniitti koostuu lähinnä kolmesta mineraalista: kalimaasälvästä, kvartsista ja plagioklaasista. Mukana on joskus myös kiillettä. Graniitin eri sävyt johtuvat maasälvistä. Graniitti on yleisin syväkivilaji ja kuuluu jähmettyneisiin eli magmakivilajeihin, jotka ovat kiteytyneet kivisulasta.

Kova, luja ja kestävä graniitti on itseoikeutetusti Suomen kansalliskivi ja samalla maamme tärkein rakennuskivi eheytensä, kauneutensa ja kestävyytensä takia. Esimerkiksi Eduskuntatalo, Kansallismuseo, Kansallisteatteri ja Helsingin rautatieasema on tehty graniitista. Se symboloikin mainiosti yhtä suomalaisen luonteen perustekijää, sisua. Sanomme, että voimme mennä vaikka läpi harmaan kiven. Sanomme myös, että jokin asia on ikään kuin graniittiin hakattu - silloin sitä pidetään jotenkin lopullisena, päätettynä asiana.

On olemassa monia erilaisia graniittisia kivilajeja. Esimerkiksi Varsinais-Suomen maakuntakivi punainen graniitti on tavoiteltu ja tunnettu vientikivenä, ja Vaasan alueelta löytyy sitten mm. harmaata graniittia, joka on puolestaan Pohjanmaan maakuntakivi.

Kallioperämme erikoisuus, rapakivi joka on Kymenlaakson maakuntakivi, kuuluu sekin graniitteihin. Se on itse asiassa nuorin graniittimme. Rapakivi on punertavanruskeaa, rakennusmateriaalina hyvää ja kestävää karkeahkorakeista graniittia. Helsingissä esimerkiksi Kasarmintori on päällystetty punaisella rapakivigraniitilla, ja Ahvenanmaa on punaista rapakiveä. Rapakivi on muuten saunan ohella ainoa kielemme sana, jonka merkitys suomenkielisessä muodossa tunnetaan kaikissa sivistyskielissä.

Koko Graniitti-eliksiirin edustama alue perustuu alkuperäisen tarkoituksen, alkuominaisuuden energioille, jotka nousevat uudelleen esiin. Näitä energioita voidaan nähdä Suomessa, missä on aikojen saatossa tapahtunut sellaista jatkuvaa vuorovaikutusta muun maailman kanssa, joka on tuonut mukanaan takaiskuja, aluevaltauksia, erilaisten sotien tai konfliktien häviämistä. Aina maahan tunkeutuneet tai sen vallanneet armeijat ovat joutuneet kuitenkin lopulta lähtemään ja jättämään Suomen suomalaisille.

Tällöin vanhat tavat ovat vääjäämättä nousseet taas pintaan siitä yksinkertaisesta syystä, että ne ovat parempia ja pitävät ihmisten tietoisuudessa tämän päättäväisyyden, järkkymättömyyden, kyvyn pysyä valitussa suunnassa tai sisäisen voiman, joka avaa tien uudistumiselle, entistä voimakkaampien sisäisten ominaisuuksien luomiselle ja luonnollisesti suurelle ilontunteelle, yhteydelle Äiti Maahan ja muihin energioihin. Eräänlainen puhtaimmassa muodossa olevan energian tuntu kannustaa yksilöä eteenpäin, jolloin syvälle hautautunut uudistuminen löytää tiensä takaisin pinnalle voimistaen ja inspiroiden häntä.

Suomalainen Graniitti-eliksiiri tukee näitä asioita ja ominaisuuksia ja poikkeaa näissä suhteissa jonkin verran muista Graniitti-eliksiireistä. Se voi auttaa suomalaisia, kun he joutuvat kamppailemaan esimerkiksi sellaisten kysymysten kuin ulkomailla asumisen tai poliittisella tasolla käytävän, maa-alueiden palauttamiseen liittyvän harkinnan kanssa.

Graniitti auttaa mm. tutkimaan uudestaan teknologian aiheuttamia vaikutuksia, mihin tehtävään myös suomalaisia ollaan kutsumassa. Tällaista tukimusta tapahtuu jo kautta maailman. Hyvänä esimerkkinä tästä on vaikkapa mehiläispopulaatioiden vähentyminen, joka on seurausta sähkömagneettisten kenttien aiheuttamista häiriöistä sekä kemiallisista ja muista saasteista ja siitä, kuinka nämä kaikki osatekijät ovat tekemisissä keskenään.

Kaikkia maailman kansoja kutsutaan unien, paljastusten, mietiskelyn, tietoisuuden ja muiden asioiden kautta pohtimaan tätä asiaa, katsomaan näitä tekijöitä ja astumaan eteenpäin ongelman korjaamisessa. Tässä on tärkeä viesti kaikille: Jollain tavoin on löydettävä syvempi tasapaino niin, että luontaisia hyönteis-, eläin-, kasvi- ja bakteeripo-pulaatioita – joista ihmiset ovat riippuvaisia – ei vahingoiteta.

Graniitti-eliksiiriä käyttämällä voi syntyä uusi ymmärrys luonnon-mukaisista prosesseista monien keinotekoisten prosessien rinnalla ja ymmärrys siitä, kuinka nämä voitaisiin tasapainottaa. Suomi voi olla tämän alueen tutkimuksen eturintamassa ehkä Ruotsin ohella, mut-ta myös jostain muulta esimerkiksi Afrikasta, voi löytyä maita, jotka ottavat näitä edistysaskeleita.

Näiden asioiden syvempi ymmärrys voisi pohjautua muutamiin muinaisia suomalaisia ohjanneisiin periaatteisiin. Ne ovat säilyneet parhaiten Lapissa ja lappalaisille, ja tästä syystä graniitista tehty elik-siiri on erityisen voimallista pohjoisen metsissä ja Lapin pyhissä pai-koissa nautittuna. Se myös virittää ja yhdistää Lapin asukkaisiin. Tä-mä on yksi reitti suomalaisen Graniitin parempaan ymmärtämiseen ja sen kanssa työskentelyyn.

Graniitilla on myös paljon muita vaikutuksia. Graniitti-eliksiiri yh-distää kaikki ihmisen hienokehot erityisellä tavalla stimuloiden ihon ja kaikkien sisäelinten - sisäeritysrauhasia lukuun ottamatta - kudosten uusiutumista. Erityisen tehokas tässä on Vaaleanpunainen graniitti, jol-la on voimakas suhde juuri kudosten uusiutumiseen. Sisäeritysrauhas-ten kudosten uusiutuminen ei stimuloidu, koska rauhasten voimat ovat osa juuri sitä lähdettä, joka stimuloi kudosten uusiutumista.

Lisäksi Graniitti-eliksiiri yhdistää koko selkärangan, auttaa kaik-kien ravintoaineiden imeytymisessä ja helpottaa liiallisesta säteilystä aiheutuneissa ongelmissa. Ravintoaineet imeytyvät helpommin osit-tain siksi, että graniitti koostuu niin monista komponenteista, jotka ovat osa kiven signatuuria eli henkistä tunnistetta.

Graniittia on hyvä pitää kurkkuchakran kohdalla. Kylvyssä käytet-tynä Graniitti-eliksiiri balansoi yin- ja yang -ominaisuuksia, ja ho-meopaattinen graniitti puolestaan auttaa haiman hoidossa.

Graniitti on käyttökelpoinen eliksiiri myös joissain yhdistelmissä. Piikivi-eliksiiriin yhdistettynä Graniitti-eliksiiri stimuloi kudosten uudistumista lähes koko fyysisessä anatomiassa aina rauhasia myö-ten. Graniitti ja Piikivi tehostavat kehon uudistumisominaisuuksia erityisesti käytettynä yhdessä magneettihoidon ja negatiivisen polariteetin kanssa.

Graniitilla on monia astrologisia yhteyksiä, joista useimmat liittyvät eri tapoihin, joilla Jupiter on vuorovaikutuksessa muiden planeettojen kanssa. Jupiter kolmioaspektissa Aurinkoon on tärkeä astrologinen indikaattori, jonka yhteydessä Graniitin energioiden voidaan usein nähdä nousevan esiin ihmisissä. Monilla ihmisillä on yhteys graniitin ja kuudennen säteen välillä.

Rapakivigraniitilla on joitain erityisiä ominaispiirteitä. Ne liittyvät parantumisen yhteydessä koettuun ihmeelliseen ilon tunteeseen kuulumisesta johonkin ja näiden energioiden jakamisesta muiden kanssa. Eliksiiri vahvistaa mahdollisuuksia toimia voimakkaasti ja rakastavasti muiden kanssa. Rapakivi-eliksiiri voi toimia parantajana liittyen seksuaalisiin kysymyksiin tai vaikeisiin ja dramaattisiin seksuaalisiin tapahtumiin. Rapakivi voi toimia parantavana kivenä niille, jotka ovat joutuneet raiskauksen, hyväksikäytön tai erilaisten muiden seksuaalisten asioiden uhreiksi.

Prosessi ei kuitenkaan ole aivan sellainen kuin ajatellaan, toisin sanoen että yksilö tuntisi aiempaa vähemmän emootioita koettua asiaa kohtaan tai että hän kykenisi tuntemaan parantuneensa asiasta. Pikemmin yksilö oppii tässä omasta sisäisestä väkivaltaisuudestaan ja omista roolinvaihdoksistaan uhrina ja tekijänä eri inkarnaatioissaan. Hän voi nyt muuttaa näitä energioita ja saavuttaa syvemmän rauhan niiden suhteen. Rapakivi voi saada aikaan monissa ihmisissä iloisen rauhantunteen riippumatta siitä, mitä tiettyä asiaa he pyrkivät parantamaan.

Rapakivigraniitilla on monien säteiden hienovaraiseen sekoittumiseen suurempi yhteys kuin johonkin yksittäiseen säteeseen, mutta vähitellen ajan myötä punaisen säteen tietoisuus nousee joillain yksilöillä esiin tietoisuutena päämäärästä, sisäisenä voimana ja elinvoiman uudistumisena.

Jos haluat voimistaa graniitin ominaisuuksia, pidä kiveä tai eliksiiriä kaksi tuntia pyramidikehikon alla kirkkaan kvartsin kanssa. Testikohtina ovat kämmenen ja jalkapohjien keskustat. Nämä anatomiset rakenteet liittyvät keskeisiin parantaviin energioihin.

Gneissi 31

- transformaation ja muutosten vastaanottaminen

Toinen kallioperämme valtalaji on gneissi. Gneissit ovat muuntuneita eli metamorfoituneita kivilajeja. Gneissin päämineraalit ovat kvartsi, maasälpä ja kiille, ja sen tyypillisin piirre on rakenteen suuntautuneisuus: kivi on usein raitainen ja poimuttunut. Gneissi edustaa vanhinta Länsi-Euroopan kallioperää. EU:n alueen vanhin kivi on Pudasjärven Siurualta löytynyt trondhjemiittinen gneissi 3500 miljoonan vuoden takaa.

Eliksiirinä Gneissillä on monia ominaisuuksia, joiden avulla ihmiset muuttavat tapaa, jolla he havaitsevat asioita. Gneissi rohkaisee ja voimistaa transformaatiota sekä auttaa ihmistä tarkastelemaan omaa menneisyyttään ja historiaansa täysin uudesta näkökulmasta. Ihminen voi Gneissin avulla antaa muutoksen tapahtua omassa elämässään tavalla, jota hän ei ole aiemmin kyennyt helposti ymmärtämään.

Gneissin transformatiivinen luonne vaikuttaa yksilön elämässä joskus hänen kykyynsä tehdä työtä, hankkia uusi työ tai kenties uusi ihmissuhde tai tehdä jotain sellaista, mitä hän on aina halunnut tehdä, mutta jonka tiedostamista hän on ehkä jollain tavoin tukahduttanut. Kun Gneissi-eliksiirin energia tulee paremmin saataville, nousee esiin haaste, joka liittyy sisäisen auktoriteetin löytämiseen tai vastuunottoon jostakin asiasta, joka ei muuten tulisi tehdyksi.

Suomi on jo osoittanut kykyä tuoda tällaista energiaa esiin pysyttelemällä vahvasti ja horjumatta joidenkin uusien asioiden takana, ja hylkäämällä samalla ne asiat, jotka eivät toimi. Samalla Suomessa on ymmärretty, että tunteiden jättäminen huomiotta tällaisten asioiden yhteydessä on usein olennaista kehityksen näkökulmasta.

Niinpä suomalaiset voivat oppia arvostamaan gneissiä kivenä, joka auttaa heitä ottamaan halukkaasti vastaan muutokset, jotka kohdistuvat planeettaan nopeammin kuin koskaan aiemmin. Gneissi osoittaa heille erilaisia ratkaisuja, jotka voivat olla hyödyllisiä muutoksessa. Nuo muutokset saattavat kulminoitua vuosina 2010-13. Gneissi voi kiinnittää suomalaisten huomion erilaisiin ratkaisumahdollisuuksiin, joista on hyötyä.

Kalkkikivi 32

Lohenpunainen kalkkikivi
Fossiilipitoinen kalkkikivi

Itä-Uudenmaan maakuntakivi

Ahvenanmaan maakuntakivi

- karmallisen vektorin työstäminen

Kalkkikivi sisältää pääasiassa kalsiittia eli kalkkisälpää, joka on puhdasta kalsiumkarbonaattia. Kalkkikivi kuuluu trigoniseen kidejärjestelmään ja on kovuudeltaan 3 Mohsin asteikolla. Sedimenttikivilajeihin kuuluva kalkkikivi on koko planeetan yleisimpiä kivilajeja ja maamme kivikunnan monipuolisin raaka-aine, jota on käytetty niin rakentamisessa, maataloudessa, paperiteollisuudessa kuin sokerin ja soodan valmistuksessakin. Esimerkiksi Egyptin pyramidit on rakennettu paikallisesta fossiileja sisältävästä kalkkikivestä, ja Pariisin Notre Dame on rakennettu alueen kalkkikivestä.

Kalkkikivi tunnetaan hyvin värähtelyeliksiirinä, joka lisää itsekuria, edistää henkisiä praktiikoita, yhdistää chakrat - erityisesti toisen ja kolmannen chakran - paremmin keskenään ja koordinoi eri tavoin energioita. Myös tunne-, mentaali- ja eetterikeho saavat paremman yhteyden toisiinsa, mikä stimuloi luovuutta ja lisää herkkyyttä. Itsen parantamista edistävä luova visualisointikyky kehittyy Kalkkikivieliksiirin käytön myötä, ja piilossa olleet pelot helpottuvat.

Koska **Ahvenanmaalta** löytyvässä kalkkikivessä on usein mukana erilaisia fossiileita, siitä tehdyn eliksiirin vaikutuksiin kuuluu syvempi virittyminen muinaisiin tapoihin, rituaaliin ja sisäisen päämäärän tunteeseen. Sen vaikutuksiin kuuluu myös kyky virittäytyä omiin menneisiin elämiin ja - mikä tärkeintä - kaikkien menneiden elämien kaareen tai keskinäiseen suhteeseen, jota olemme joskus kutsuneet karmalliseksi vektoriksi. Tällä tavoin Kalkkikivi-eliksiiri pystyy auttamaan monilla tasoilla, kun työskennellään eri energioiden kanssa, jotka tuovat oman päämäärän yksilön tietoisuuteen ja saavat aikaan sen, että aiemmin kätkössä olleet asiat ovat mahdollisia ja ne voidaan saada esiin.

Joidenkin yksilöiden kohdalla Kalkkikivi-eliksiiri aktivoi hyvin paljon neljättä sädettä. Se tuo toisinaan sisäisen voiman tunnetta. Joillekin myös tietoisuus korkeammista hienokehoista, erityisesti astraalikehosta, voi auttaa selvittämään ja vapautumaan tunne-, mentaali- ja eetterikehon jumissa olevista energioista. Siten Kalkkikivi voimistaa monia henkisiä puolia ja menneiden elämien yhteyksiä.

Mukana on melko vähäinen, juuri havaittavissa oleva yhteys Saturnus-planeettaan. Ahvenanmaan alueen kalkkikivestä tehty eliksiiri voikin olla erityisen hyödyllinen niille, joiden syntymäkartoilla Saturnuksella on jännitteisiä aspekteja.

Lohenpunainen kalkkikivi vaikuttaa voimakkaammin juurichakraan, kuten voidaan helposti kuvitella. Tästä kalkkikivestä tehty eliksiiri voi auttaa vapautumaan erityisesti sellaisten menneiden elämien painolastista, missä kuolema on tapahtunut erityisen traumaattisesti tai vaikeasti.

Apatiitti 33

Pohjois-Savon maakuntakivi

- eetteri- ja fyysisen kehon vuorovaikutus

Apatiitti on maankuoren yleisin fosforimineraali. Apatiitti kuuluu heksagoniseen kidejärjestelmään, ja sen kovuus on 5 Mohsin asteikolla. Suurin esiintymä Suomessa on Siilinjärvellä. Väriltään apatiitti on kellanvihreä, joskus ruskea tai sinertävä.

Koska fosfori on niin tärkeä ainesosa apatiitissa ja koska sitä löytyy kaikista elävistä soluista, Mestari Hilarion tuo esiin myös muutamia ajatuksia liittyen sen käyttöön värähtelyeliksiirinä.

Apatiitista on kirjoitettu paljon, ja se on koskettanut syvällisesti monia ihmisiä. Apatiitti on kaunis kivi jalokivenkaltaisessa muodossaan, mutta jopa karkeammissa tai hienostumattomissa muodoissa monet apatiitin energiat liittyvät korkeamman värähtelyn ja energian tunteeseen sekä kykyyn tuoda uusia energioita fyysiselle tasolle. Useimmat Apatiitin ominaisuudet liittyvät fyysisyyteen, fyysisen kehon tietoisuuteen, siihen miten lihakset toimivat jne. Mutta Apatiitti liittyy myös siihen, kuinka korkeammat hienokehot läpäisevät eetterikehon. Juuri tämä tietoisuus eetteri- ja fyysisen kehon vuorovaikutuksesta muodostaa todellisen perustan Apatiitti-eliksiirin fyysiselle parantamis- ja energisointikyvylle.

Koska eetterikeho kykenee laskeutumaan tietoisesti fyysisyyteen, siitä tietoiseksi tuleminen ja sen kanssa työskentely antaa tunteen tuon energian todellisesta muodosta heräämisenä, olemisena ja tietämisenä.

Vaikka kalsiumista on usein puhuttu Apatiitin yhteydessä, myös muissa mineraaleissa tapahtuu energisointia fyysisessä kehossa. Eliksiirin positiivinen vaikutus ulottuu magnesiumiin, mangaaniin, natriumiin ja kaliumiin. Apatiitti stimuloi myös kehon kykyä ymmärtää paremmin kalsiumin lähteitä ja sitä, kuinka erityisesti kalsiumin muutosprosessien kanssa voidaan työskennellä ja kuinka muut aineet muuntuvat kalsiumiksi.

Yksi mielenkiintoisimpia tapoja käyttää Apatiittia on kylpeä eliksiirin tai fyysisen kiven kanssa tai siinä valossa, joka kulkee korkeatasoisen, hiotun apatiitin lävitse. Näillä keinoin vettä voidaan käyttää siirtämään joitain kiven positiivisia ominaisuuksia ihmiseen.

Apatiitti vahvistaa virtsarakko- ja munuaismeridiaania. Monet hienoenergioiden osatekijät, kuten yhteys eetteri- ja tunnekehon, eetteri- ja fyysisen kehon, eetteri- ja astraalikehon ja jopa eetteri- ja aatmisen kehon välillä stimuloituvat. Apatiitti-eliksiirillä on monia positiivisia, hyödyllisiä vaikutuksia Mars-planeetan astrologisiin aspekteihin, jotka symboloivat joitain fyysisempiä ominaisuuksia erityisesti Marsin kolmioaspektissa johonkin kaukaiseen planeettaan, kuten Uranukseen, Neptunukseen jne.

Fosfori on lumoava mineraali, jolla on monia tärkeitä ominaisuuksia. Maaplaneetalla sen vuorovaikutus ihmisten kanssa liittyy toistuvasti tuleen, fosforin kykyyn sytyttää tuli, hyvin aktiiviseen vuorovaikutukseen, kykyyn puhdistaa ja selvittää vapauttamalla emootioita ja nähdä tämä pysyvänä, jonain joka siirtyy voimakkaasti korkeammille värähtelytasoille.

Fosforia löytyy maaperästä eri muodoissa, ja se on yksi välttämättömistä, elintärkeistä mineraaleista kasvien kasvulle. Fosforin monet vaikutukset ihmiseen tekevät siitä tietysti välttämättömän ravintotekijän. Fosforiin liittyvä yleinen tietoisuus viittaa kuitenkin jostakin tekijästä vapautumiseen, tuhkaksi palamiseen ja siirtymiseen sellaiseen tilaan, missä ihminen ei enää tarvitse sitä, vaan hänellä on jokin syvempi ymmärrys tai korkeampi tietoisuus asiasta. Tällöin hän alkaa asettaa syvempiä kysymyksiä: Mitä olet valmis polttamaan tuhkaksi? Mistä olet valmis päästämään irti energioiden avulla, ei pelkästään ponnistelun kautta, vaan vapautumaan siksi, että huomaat sen täyttäneen tehtävänsä? Olet valmis vapauttamaan sen ilmakehään tai korkeampaan tietoisuuteen jne.

Fosfori ei toimi samalla tavoin kaikilla planeetoilla. Eri ainekset, erityisesti sellaiset joiden kanssa se yhdistyy helposti maan ekokehässä, ovat tässä tärkeitä vaikuttajia. Kyseessä on fosforin toinen ominaisuus: erilaiset vuorovaikutuksen muodot luovat pysyvää yhteisyyden, ykseyden ja tietoisuuden tunnetta.

Joten samanaikaisesti päästäessäsi irti sen, mikä on vapautunut ja palanut tuhkaksi, vapautuu myös siihen liittyvä ja yhteydessä oleva tieto ja energia. Tämä on usein suhteessa luontoon ja siihen, millaisena näet itsesi täällä. Asiat, joista olet vapautumassa, voivat olla mitä tahansa esteitä sinun ja luonnon, sinun ja elämän tai sinun ja rakastamisen tai rakastetuksi tulemisen välissä.

Fosfori vaikuttaa hyvin positiivisella ja hyödyllisellä tavalla sappirakko- ja maksameridiaaniin. Mukana on puhdistavaa ja parantavaa energiaa liittyen tunne- ja mentaalikehoon. Fosforilla on myös tekemistä joidenkin hyödyllisempien, puhdistavampien Pluto-planetoidiin liittyvien energioiden kanssa. Joillakin yksilöillä Fosfori-eliksiiri voimistaa kaikkien eri fosforipohjaisten aineiden imeytymistä kehoon.

Fosfori-eliksiirin valmistamista varten tarvitaan vähintään kuusi fosforipalaa, jotka asetetaan vesikulhon ympärille, ei suoraan veteen. Eliksiiri valmistuu kahdessa tunnissa auringonvalossa.

Diabaasi 34

Päijät-Hämeen maakuntakivi

- kieltämisen ja transformaation suhde

Diabaasi on tumma ja hienorakeinen juonikivilaji, jonka mineraaleja ovat runsaasti kalsiumia sisältävä plagioklaasi, oliviini, ortopyrokseeni, augiitti ja sarvivälke. Suomessa diabaasiparvia esiintyy mm. Hämeessä ja Satakunnassa. Diabaasia käytetään usein kiuaskivenä.

Tällä kivellä on kyky nostaa ihmisissä esiin muutoksen tarve jonkin asian suhteen, joka on ollut kätkettynä ja joka voi nyt tulla esiin, tulla toivotetuksi tervetulleeksi ja jota he kenties ovat aiemmin välttäneet. Tällä tavoin kieltäminen voi antaa tilaa transformaatiolle, jolloin muutat jotakin itsessäsi vaikkapa rituaalin avulla ja nostat esiin tuon kielletyn asian.

Vähitellen kieltämisen ja transformaation välinen suhde alkaa nousta esiin. Joskus se on äärimmäisen hyödyllistä, koska se auttaa yksilöitä muuttumaan sellaisella tavalla, että ongelmia tuottaneet suhteet muihin ihmisiin - erityisesti pitkäkestoisissa suhteissa, niin kuin avioliitossa tai liikesuhteissa - voivat muuttua. Tämä asia on yksilöille usein hieman traumaattinen. He kamppailevat ymmärtääkseen itseään uudella tavalla ja joutuvat tilanteeseen, jossa on vaikea vastata vaivatta kysymykseen: Kuka minä olen? Tämä on tietysti hyvin voimakas ja hyödyllinen kysymys. Kun mennään sen äärirajoille, ihminen kohtaa yleensä tämän tietoisuuden korkeamman aspektin, joka olisi muuten jäänyt tavoittamatta.

Diabaasin kanssa työskenneltäessä alkaa nousta esiin syvempi tietoisuus tai tieto taustalla olevasta syystä sille, miksi elämään on tarkoituksellisesti luotu esteitä tai tukoksia. Esiin nousee myös asioita, joita on pyritty välttämään tai kätkössä olleita pelkoja. Kaikkein tärkein tekijä voidaan kuitenkin selvittää yksinkertaisesti kysymällä: Mitä hyvää se toi tullessaan? Miten se auttoi minua? Missä sen kieltäminen oli avuksi?

Joskus tämä on kuin hyvin tärkeä ilmestys, joka saa aikaan pysyvän muutoksen uskomusrakenteissasi. Kun näet positiivisen, hyödyllisen ja käyttökelpoisen syyn teoille, jotka näyttivät jollain tavoin estävän tai haittaavan tietoisuuttasi, korkeampaa puoltasi, kykyäsi rakastaa ja muita asioita, ymmärrät asian syvemmin. Tämä ei ollut aiemmin mahdollista. Voit myös muuttaa kyseistä asiaa pysyvästi, löytää sille yksinkertaisesti toisen tavan, antaa anteeksi tai hyväksyä tuon energian sen eri muodoissa. Tämä eliksiiri ei niinkään edistä anteeksiantamista, vaan pikemminkin vahvistaa tietoisuutta siitä, missä sitä tarvitaan.

Diabaasi energisoi tunnekehoa. Se yhdistää toisen, kolmannen ja kahdeksannen chakran, ja sillä on yhteys moniin asteroideihin, erityisesti joihinkin Kheironiin liittyviin puhtaasti astrologisiin tekijöihin. Diabaasista välittyy myös tunne, että se voi antaa vastauksia ihmisille. Näin ei kuitenkaan ole, vaan tarkoitus on, että ihmiset voivat itse katsoa sisimpäänsä löytääkseen omat vastauksensa. Diabaasi voimistaa jonkin verran pernameridiaania.

Dioriitti 35

- tukee vaativissa tehtävissä

Dioriitin rakenne muistuttaa graniitin rakennetta, ja sitä onkin joskus kutsuttu "mustaksi graniitiksi". Dioriitti on tumma syväkivi, ja siinä on suunnilleen 2/3 maasälpää ja 1/3 tummia mineraaleja, joista sarvivälkettä on runsaimmin. Dioriitti on Keski-Suomessa yleinen kivilaji, jota on louhittu rakennuskiveksi Viitasaarella ja Korpilahdella. Kiveä on arvostettu mm. muinaisissa Lähi-idän kulttuureissa. Esimerkiksi Hammurabin laki kirjoitettiin aikoinaan dioriittipaateen.

Dioriitti-eliksiirin käytöllä on taipumus elävöittää energioita jalan yläosassa lonkan alueen ja polvien välillä. Eliksiirin käyttö voi olla hyvin hyödyllistä tehtävissä, joissa vaaditaan huomattavasti mentaalista terävyyttä, henkisen viisauden mukanaan tuomaa ymmärrystä ja kykyä tuoda näitä energioita tietoisemmin yksilön jokapäiväiseen elämään.

Dioriitti voi olla hyvä värähtelytyökalu yksilöille, joka pyrkivät ottamaan hoitoonsa pitkäkestoisia tehtäviä sekä työskentelemään ihmisten ja erityisesti muiden kulttuurien kanssa, joita on vaikea ymmärtää. Samoin Dioriitti auttaa yksilöitä löytämään energioita, joiden avulla he voivat käyttää sen parantavaa kykyä edetessään ja työstäessään asioita, joita he eivät aiemmin ole ymmärtäneet ja jotka ovat aiemmin olleet saavuttamattomissa.

Hiekkakivi 36

Satakunnan maakuntakivi

- kehon ja persoonallisuuden joustavuus

Hiekkakivi on syntynyt kovettuneista hiekkakerrostumista, ja sillä on lähes vaakasuora kerroksellisuus. Siinä on mukana eniten kvartsia ja maasälpää. Suomessa huokoista, heikosti kiteytynyttä hiekkakiveä esiintyy mm. Porin ja Säkylän alueella Satakunnassa.

Sydämen ja verisuonten kimmoisuus/elastisuus paranee ja maksa ja iho aktivoituvat Hiekkakivi-eliksiiriä käytettäessä. Solutasolla ihokudoksen uusiutuminen nopeutuu erityisesti palovammoissa. Hiekkakivi-eliksiiri auttaa sellaisten sairauksien kuin valtimonkovetustaudin, ihottumien, ihonkovettumataudin ja maksasairauksien hoidossa. Eliksiiri voi tuoda helpotusta myös säteilyn yliannostukseen.

Eetteri- ja tunnekeho saavuttavat paremman keskinäisen yhteyden, ja feminiiniset ominaisuudet painottuvat hieman. Tämä eliksiiri tuo erityisesti kylvyssä käytettynä helpotusta iho-ongelmiin. Piioksidi, pii, sinkki ja B-vitamiinit imeytyvät helpommin. Osana hiekkakiven signatuuria on se, että siinä on ihon tavoin paljon näitä mineraaleja. Mietiskely tämän eliksiirin käytön yhteydessä kasvattaa joustavuuden tuntua persoonallisuusrakenteissa.

Hiekkakiveä voi pitää kurkulla tai lähellä haimaa. Kiven ominaisuudet voimistuvat laittamalla se pyramidirakenteen alle 45 minuutiksi.

Kirjomaasälpä 37

Kanta-Hämeen maakuntakivi

- maallisen ja henkisen yhdistäminen

Maasälvät ovat kallioperämme yleisimpiä rakennusaineita kvartsin ohella. Kirjomaasälvän erikoisuus on kaunis, itämaista kirjoitusta muistuttava tekstuuri, jonka tumma kvartsi on muodostanut maasälvän sisälle. Kirjomaasälvässä on 27% kvartsia ja 73% kalimaasälpää, ja se on yleinen monissa pegmatiittilouhoksissa.

Maasälpä on voimakas henkisten käsitteiden energisoija silloin, kun yksilöllä on ollut vaikeuksia päästä niihin käsiksi tai ymmärtää niitä. Tämän eliksiirin avulla hän voi yhtäkkiä saada syvän näkemyksen tai tiedon niistä. Kirjomaasälpä-eliksiiri voi hyödyttää suuresti niitä, jotka kulkevat Henkistä Tietä, mutta joiden on kuitenkin tehtävä työtä elämässään ja työskenneltävä käytännöllisten asioiden parissa. Tästä eliksiiristä voi olla paljon apua näiden kahden alueen yhdistämisessä.

Kirjomaasälvällä on useita yhteyksiä violettiliekkiin, violettisäteeseen ja violetin energioihin, mutta nämä eivät ole fyysisiä. Kyse on energioista, jotka muistuttavat ihmistä niistä kyvyistä ja voimista, jotka sielu tuntee hyvin. Niinpä Kirjomaasälpä-eliksiiriä käytettäessä voi nousta esiin eräänlainen tuttuuden tunne.

Kulta 38

- suuri sydänchakran tasapainottaja

Kulta (Au) on alkuaineista halutuin, ja sillä on erityinen asema ihmisten mielissä ja sydämissä, vaikka se ei olekaan harvinaisin tai arvokkain jalometalli. Kulta kuuluu kuutiolliseen kidejärjestelmään, ja sillä on monia erinomaisia ominaisuuksia. Sitä on esimerkiksi helppo työstää ja takoa, se johtaa hyvin sähköä eikä ole altis korroosiolle.

Kultaa on käytetty perinteisessä lääketieteessä mm. nivelreuman hoitoon ja hampaiden paikkamateriaalina. Antroposofisessa lääketieteessä ja homeopatiassa kultaa käytetään esimerkiksi syvän masennuksen hoidossa, ja se voi sopia myös maaniselle ihmiselle, jolla on megalomaanisia taipumuksia. Homeopatiassa kulta on tärkeimpiä lääkeaineita, ja sen fysiologisten vaikutusten sanotaan kohdistuvan mm. mieleen, sydämeen ja verenkiertoon, hermoston ja luustoon. Astrologisesti kulta liittyy Aurinkoon ja Leijonan merkkiin eläinradalla.

Kultaa esiintyy luonnossa erikokoisina hippuina tai pyöristyneinä rakeina, kalliokultana monenlaisten kivien – esimerkiksi kvartsin ja erilaisten kiisujen – yhteydessä. Myös merivedessä on kultaa pieninä pitoisuuksina. Australialaiset geologit ovat löytäneet luonnosta nanokokoisia kultahiukkasia, jotka auttavat ymmärtämään, miten kulta kiertää maaperässä ja miten kultaa sisältävät malmit rapautuvat.

Suomessa kultarynnäkkö alkoi 1870-luvulla Ivalojoella ja siirtyi sitten Lemmenjoelle. Lapin kullan emäkalliota on etsitty 1800-luvulta lähtien. Tällä hetkellä useita lupaavia kultaesiintymiä on tutkimus- ja kehitystyön kohteena. Kittilän Suurikuusikon kultakaivos on Euroopan suurin, ja sieltä on arvioitu löytyvän noin kolme miljoonaa unssia puhdasta kultaa. Vuodessa kaivos tuottaa noin 5000 kiloa kultaa. Maailman koko kullantuotanto vuonna 2007 oli 2 444 tonnia.

Kullalla on valtava henkinen symboliarvo ihmiskunnalle. Hilarion mainitsee kirjassa *The Nature of Reality*, että kulta ja myös hopea oli tarkoitettu muistuttamaan ihmistä jatkuvasti henkisen täydellistymisen päämäärästä, joka väikkyy hänen suuren pyhiinvaellusmatkansa päätepisteessä, matkalla viattomuudesta katkerien kokemusten kautta maaelämän viimeiseen, suurimpaan päämäärään: vapautumiseen pakollisesta jälleensyntymisen kierrosta aineen maailmassa. Vapautumisen jälkeen sielun energiat voidaan keskittää korkeampien tai arvokkaampien oppiläksyjen oppimiseen.

Sitä tosiasiaa, että ihmisen turmeltunut talousjärjestelmä on saanut aikaan epidemisen epätasapainon kaikissa paperivaluutoissa, voidaan pitää täydellisenä symbolina sille tavalle, jolla ahneuden ja itsekkyyden kaltaiset negatiiviset motiivit hämärryttävät maaelämän todellisia päämääriä.

Niin kauan kuin ihmiset käyttivät rahana joko kultaa, hopeaa tai todistuksia, jotka voitiin vaihtaa jompaan kumpaan näistä jalometalleista, kullan ja hopean symboloima henkisen täydellistymisen päämäärä pysyi alituisesti ihmisten tiedostamattoman mielen ulottuvilla. Mutta vähitellen tapahtunut rahan jalometallikannasta luopuminen on saanut aikaan samanaikaisen täydellisyyden päämäärästä - henkisesti ymmärrettynä - luopumisen. Kulta- tai hopeakantaa pidettiin yllä 1970-luvulle asti.

Kullan käytön alkuperä ulottuu aina Lemuriaan saakka, missä aikoinaan eri mestariparantajatkin ihmettelivät suuresti sen vaikutuksia parantamisessa. Sitä käytettiin pääasiallisesti sydänchakran kehittämiseen, ja se kykeni myös voimistamaan ajatusmuotoja. Kullan puhtaus saa korkeammat ajatukset säilymään myöhempää käyttöä varten. Sen erinomainen sähkön- ja ajatusmuotojen johtokyky teki kullasta korkeasti arvostetun metallin Lemurialla, missä sitä käytettiin hyvin harvoihin silloin suoritettuihin kirurgisiin toimenpiteisiin.

Kultaa käytettiin myös kolmannen silmän avaamiseen. Sen kestävyys happoja ja heikentymistä vastaan teki siitä täydellisen metallin käytettäväksi tietyssä vaiheessa erilaisten talismaanien istuttamiseksi suoraan fyysiseen kehoon. Koska kulta kestää hyvin kuumuutta ja vieraita elämänmuotoja, mahdollisti se näiden implanttien istutuksen kehoon.

Kaikki suuret kulttuurit ovat aina etsineet ja dokumentoineet kullan parantavia ominaisuuksia. Se on tietysti ollut usein vakioyksikkö, jolla erilaiset rahajärjestelmät ovat mitanneet arvoaan. Kulta edistää värinsä puolesta paranemista ja tekee ihmiskunnan kollektiivisessa tiedostamattomassa työtä niin geneettisillä kuin telepaattisillakin tasoilla. Kulta on muodostunut universaaliksi hallitsevaksi symboliksi niin miesten kuin naistenkin tietoisuudessa.

Kasvien viisaus, kivien muisti

Kulta-eliksiiri on suuri sydänchakran tasapainottaja, ja tuo keskus on ehkä kaikkein voimakkain kaikista chakrakohdista. Sanotaan, että jollain on "kultainen sydän". Usein esiintyy harhakäsitys, että ylemmät chakrat olisivat kaikkein voimakkaimmat. Sydänchakra tarvitseekin puhtainta metallia toimiakseen suurena chakrojen välisenä tasapainottajana. Juuri siksi kullalla on aina ollut suuri alkemistinen yhteys ihmiseen.

Sydän on tietysti ratkaiseva fyysisen kehon verenkierrolle. Jo pelkästään tämä tekisi kullasta mestariparantajan. Mutta kullalla on yhteys myös kateenkorvaan. Tämän lisäominaisuuden avulla voidaan huomata, että kullalla on parantavia ominaisuuksia kautta koko fyysisen kehon. Sydämen ja kateenkorvan toiminnot on suunniteltu tasapainottamaan psykofyysistä rakennetta seitsemän ensimmäisen elinvuoden aikana ja jopa tunkeutumaan sisäeritysjärjestelmään ja nuorentamaan sitä. Nämä toiminnot voidaan saada aikaan Kulta-eliksiirin avulla tai kun fyysistä kultaa lisätään ruokavalioon.

Kultaa löytyy juurikkaista, porkkanoista, kamomillasta, voikukasta, merilevästä ja vehnästä, erityisesti mikäli se kasvaa paikassa, missä maaperään on upotettu fyysistä kultaa. Myös peltokorte rikastaa kultaa.

Suomalainen Kulta-eliksiiri tukee ja voimistaa kaikkia hoitomuotoja erityisesti silloin, kun ihminen käyttää kultaa sen missä tahansa muussa muodossa, ottaa sitä pieninä annoksina mineraalina tai syö porkkanaa tai juurikkaita, jotka luonnollisella tavalla rikastavat tätä mineraalia. Kultapitoiseen maahan istutetut porkkanat ja juurekset voivatkin olla hyödyllisempiä kuin muut metodit, sillä ne luovuttavat kehoon mikroravintoaineita ja mikronannoksia kultaa.

Suomesta löytyvällä kullalla on erityinen merkitys, varsinkin jos eliksiiri tehdään Suomessa tai jos yksilö on fyysisessä kosketuksessa kultaan Suomessa. Se voi olla voimakas, hyödyllinen työkalu haluttaessa ymmärtää tämän tärkeän mineraalin syvempää merkitystä.

Yksi Kullan syvemmistä vaikutuksista liittyy fyysiseen sydämeen ja sen lihasten kykyyn toimia kunnolla sekä aivojen kykyyn käyttää monia tietoisuuden alueitaan fyysisellä tasolla. Ihmiset ovat käyttäneet pieniä kultamääriä monin tavoin, nielleet sitä, laittaneet sitä keholleen tai tutkineet sitä ymmärtääkseen sen kykyä parantaa. Kultaeliksiiri on käyttökelpoinen sovellus tuoda suomalaisen kullan hyödyllinen energia fyysisine vaikutuksineen saataville.

Kulta-eliksiiri auttaa kullan imeytymisen lisäksi myös magnesiumin, hapen, fosforin, hopean ja A-, B-, D- ja E-vitamiinien imeytymisessä. Kehon liian vähäinen kultapitoisuus on yksi MS-taudin pääasiallisista syistä. Kullan puute on usein tekijänä monissa hermostollisissa häiriöissä. Liian vähäisellä kultamäärällä elimistössä on taipumus järkyttää kehon perustavaa kykyä sulattaa koko mineraalien ja vitamiinien spektriä erityisesti lihaskudoksessa ja hermojärjestelmässä. Kehon uudistuminen voi tapahtua sekä syömällä pieniä määriä fyysistä kultaa ravinnossa että käyttämällä Kulta-eliksiiriä.

Kullan ja seleenin välinen väärä suhde aiheuttaa hermoston ongelmia, jotka voivat laukaista psykosomaattisia sairauksia, ehkä jopa laukaista epileptistä tai skitsofrenistä käyttäytymistä. Myös masennusta, paranoiaa, luonnottomia pelkoja, apatiaa ja impotenssia saattaa kehittyä. Toinen huomattava ongelma kehittyy siitä, että rikin ja kullan välillä on epätasapaino. Siitä saattaa olla seurauksena sydämen, maksan ja munuaiskudoksen heikentyminen. Kultaan tullaan viittamaan näiden tilojen hoidon yhteydessä.

Kaikkein aktiivisin ominaisuus kullalla on sen kyky toimia suurena tasapainottajana jopa käytettäessä teollisuusmetallina, jolla on korkea sähkönjohtokyky. Tämä ominaisuus yhdistettynä kullan kykyyn torjua useimpia korroosiomuotoja, kuten hapettumista ja happamuutta sekä sen suuri kyky torjua useimpia säteilymuotoja ja sen sähköiset ominaisuudet tekevät kullasta täydellisen tiettyjen eetterifluidumin ominaisuuksien välittäjän. Se että kulta integroituu näin kehon fysiologian kanssa tekee siitä myös täydellisen maadoittajan eetterifluidumin jakelussa kautta koko kehon.

Eetterifluidumi on kehon fyysisen tai biofyysisen toiminnan ja eetterin välinen kosketuspinta. Se on eetterikehossa ilmenevää plasmaa, joka siirtyy fyysiseen kehoon sen fysikaalisten sähköisten ominaisuuksien avulla biomolekylaarisella tasolla ja neurologisen järjestelmän kommunikaation välityksellä. Fyysisessä kehossa eetterifluidumilla on yhteys myös solujen elämänvoimaan. Sähkön ja kudosten uusiutumisen kaavoja kannattaa tutkia tämän ymmärtämiseksi. Kulta on ratkaisevaa erityisesti sydämen, haiman, pernan ja lihasrakenteen kudosten uusiutumiselle. Se nousee selvimmin esiin sydämen kudosten uudistumisen ja sydänsairauksien hoidon yhteydessä. Kullan käyttö vetää puoleensa ja säilöö eetterifluidumia, joka on usein muunnettavissa kundaliinienergiaksi ja kudosten uudistumiseksi. Kun eetterifluidumi on kunnolla yhdistynyt meridiaaneihin, siitä tulee kullan vaikutuksesta elämänvoimaa. Juuri tämän takia eetterifluidumi on ratkaiseva fyysisen kehon ja hienokehojen toiminnoille.

Kulta aktivoi lisäksi kudosten uusiutumista kallon sisäpuoleisissa hermosolurakenteissa. Kallossa oleva tietoisuus stimuloi kallon heikkojen sähkömagneettisten ominaisuuksien avulla käpyrauhasen ja aivolisäkkeen toimintoja. Nämä rauhaset joko suurentuvat tai surkastuvat yksilön käyttäessä tietoisesti esimerkiksi alphatilaa tai vieläkin syvempiä tietoisuudentiloja.

Näihin rauhasiin vaikuttavat lisäksi kullan erinomainen sähkönjohtavuus ja muut sähköön liittyvät ominaisuudet, jotka helpottavat kudosten uusiutumista hermosoluissa. Kallon sisäpuolinen tasapainoinen toiminta ja vastaava aivoaaltotoiminta, joka stimuloi käpyrauhasta ja aivolisäkettä joko suurentaen tai surkastaen niitä, vaikuttaa myös noita kahta rauhasta vastaaviin chakroihin.

Lisääntyvä sähkönjohtavuus ehkäisee tukoksia tai tarpeettomien sähköisten kuormittumien rakentumista aivojen hermosoluissa ja solukudoksissa. Näitä ominaisuuksia voidaan tutkia esimerkiksi silloin, kun sähköisten ylikuormittumien purkaus oikean ja vasemman aivopuoliskon välillä johtaa epilepsiaan. Tällaiset pienet ylikuormittumiset ja sähköpurkaukset liittyvät persoonallisuudessa hermostuneisiin käyttäytymismalleihin, liialliseen aggressioon ja vastuuttomaan käyttäytymiseen. Tästä voi kehittyä jatkuva ärsyyntymisen lähde.

Tämänkaltaisen stressin poistaminen voi lisätä jopa 10 prosentilla yksilön elinikää, sillä se poistaa fyysisestä kehosta tarpeetonta persoonallisuuteen tallentunutta stressiä. Kaikkien näiden toimintojen tasapainottaminen voimistaa fyysistä kehoa. Kulta stimuloi lisäksi koko fyysisen kehon sähköisiä ominaisuuksia.

Anatomisella tasolla tapahtuu sydämen, lihaskudosten, hermoston ja rankarakenteen parantumista ja nuorentumista. Mukana on selkärangan nikamien oikenemista ja niistä jatkuvien hermokudosten uudistumista. Myös ihon uusiutumista tapahtuu. Kulta on hyvä kaikenlaisten sydänvaivojen ja immuunijärjestelmän romahtamiseen liittyvien vaivojen, kuten diabeteksen ja lihasten surkastumisen, hoitamisessa.

Raskasmetalli-, petrokemiallinen ja säteilymiasma helpottuvat. Kulta auttaa säätelemään sydäntä petrokemiallisten aineiden eliminoinnissa. Kultaa voidaan käyttää myös helpottamaan röntgensäteiden tai uraanin yliannostusta. Kvartsin tavoin tämä eliksiiri suojelee kaikilta säteilymuodoilta. Kyseeseen voi tulla myös liiallisesta auringossa olemisesta johtuva lämpöhalvaus.

Kulta-eliksiiriä voidaan käyttää myös kudosten parantamisessa ja yhteen sitomisessa. Jotkut fyysiset tieteet myöntävät jopa, että kulta edistää yleistä kudosten uusiutumista kaikissa kehon elimissä, myös luukudoksessa ja muissa rakenteissa. Solutasolla kulta lisää kaikkia biomolekyylitoimintoja, mukaan lukien myös mitoosin eli solunjakautumisen, ja korjaa kromosomivaurioita.

Kulta on oikean ja vasemman aivopuoliskon täydellinen tasapainottaja niiden välisissä häiriöissä. Kullan käytön tarpeeseen viittaavat sellaiset aivopuoliskojen epätasapainoon liittyvät sairaudet kuten autismi, dysleksia, epilepsia, neurologinen purkaus, fyysiset koordinaatiohäiriöt, näköön liittyvät ongelmat ja käpy- ja aivolisäkkeen stimulointitarve.

Kullan käyttäminen yhdessä kuparin ja hopean kanssa auttaa tasapainottamaan persoonallisuutta ja yksilön seksuaalisuutta. Kulta ja hopea painottavat feminiinistä sopusointua, kun taas kulta ja kupari tasapainottavat maskuliinisuutta. Jos kaikkia kolme eliksiiriä yhdistetään kombinaatioksi, se johtaa näiden erilaisten voimien suurempaan itsesäätelykykyyn.

Kasvien viisaus, kivien muisti

Kulta stimuloi halua korkeamman minän valaistumiseen. Ihminen tulee valaistuneemmaksi tai pyrkii nopeuttamaan älyä kohti näitä päämääriä. Sydän-, kulmakarva- ja kruunuchakra sekä viisi kruunuchakran yläpuolella olevaa chakraa avautuvat ja saavat aikaan korkeampia henkisiä visioita. Kulta on erinomainen myös ajatusmuotojen varastoijana ja yleisenä ajatusmuotojen voimistajana.

Kulta kantaa mukanaan monia sen suurentamia eteerisiä ominaisuuksia jopa fyysisessä muodossaan; se on sellainen voimakas ajatusmuotojen voimistaja, että yksilö voi käyttää sitä meditaatiossa ja luovan visualisoinnin aikana ottamalla itseensä ympäröiviä ajatusmuotoja ja saada fyysinen kehonsa täyttymään tällä positiivisella voimalla.

On mahdollista, että liian monet ajatusmuodot pommittavat yksilöä, jos hän pitää runsaasti kultaa mukanaan.

Kultaa, joka balansoi maskuliinisia ominaisuuksia, voidaan pitää missä tahansa keholla. Kaikki meridiaanit ja naadit voimistuvat, ja mentaali-, tunne- ja henkiset kehot yhdistyvät. Tämä yhdistyminen vetää ihmisiä kohti henkisiä päämääriä. Kulta vaikuttaa voimakkaasti myös monien erilaisten mentaalisten sairauksien hoidossa, ja eliksiiriä voidaan käyttää myös kylvyssä.

Voimistaaksesi kultaa laita se pyramidiin ja kohdenna siihen keltaista valoa 15 minuutin ajan. Tätä eliksiiriä voi käyttää ulkoisesti, kun se on sekoitettu jojoba-, pähkinä- ja auringonkukkaöljyihin. Testikohdat ovat sydän, aivolisäke ja ydinjatke.

Kullan suhteen ongelmana on, että on niin monia tapoja ja näkökulmia, joilla kultaa voidaan tulkinta ja ymmärtää. Niillä on taipumus liittyä sen kauneuteen, kimmoisuuteen ja sen kykyyn säilyttää puhdas muotonsa. Mutta mukana on myös tunne yhteydestä, joka ihmisillä on kultaan ja joka on paljon em. tekijöitä syvempi. Sen löytäminen, tunteminen ja sen kanssa työskentely on vaikeaa - ja arvokasta.

Suomesta löytyvällä kullalla on erityinen merkitys, varsinkin jos eliksiiri tehdään Suomessa tai jos yksilö on fyysisessä kosketuksessa kultaan ollessaan Suomessa. Se voi olla voimakas, hyödyllinen työkalu, kun halutaan ymmärtää tämän tärkeän mineraalin syvempää merkitystä.

Yksi näistä syvemmistä piirteistä liittyy fyysiseen sydämeen, sen lihasten kykyyn toimia kunnolla, aivojen kykyyn käyttää monia tietoisuuden alueitaan niiden tullessa fyysiseen muotoon. Ihmiset ovat käyttäneet pieniä kultamääriä monissa muodoissa, nielleet sitä, laittaneet sitä keholleen tai työskennelleet sen kanssa ymmärtääkseen sen kykyä parantaa. Tässä näemme käyttökelpoisen sovelluksen, suomalaisen kullan hyödyllisen energian tuoda nämä fyysisemmät ominaisuudet saataville.

Kärnäiitti 39

Etelä-Pohjanmaan maakuntakivi

- yhteys enkelikuntaan

Kärnäiitin syntyhistoria ulottuu "vain" 77,3 miljoonan vuoden taakse, kun suuri meteoriitti törmäsi paikkaan, missä on nykyisin Lappajärvi. Paikalle syntyi 17 km:n läpimittainen kraatteri. Kärnäiitti on paikallinen nimi törmäyksen aiheuttamasta kuumuudesta syntyneelle impaktilaavalle, joka on tuoreelta pinnaltaan sinimusta kivilaji.

Marsin ja Jupiterin välillä, suunnilleen 320 miljoonan kilometrin keskietäisyydellä auringosta sijaitsi muinoin Jmojer-planeetta (tunnetaan myös Maldekin nimellä), jossa käytiin sotaa. Tämä planeetta koostui kiinteästä aineesta, ja sillä asusti ihmisen kaltaista elämää. Sen olentoja sieluttivat langenneet enkelit, ja silloisen kokeilun tarkoituksena oli antaa heille mahdollisuus kehittyä fyysisten inkarnaatioiden avulla samalla tavoin kuin ihmiset kehittyvät Maaplaneetalla.

Jmojerin rotu oli hyvin älykäs, ja sen sallittiin kehittyä monilla teknisesti edistyneillä alueilla, joihin kuului mm. jalokaasujen käyttö avaruusalusten polttoaineena. Nämä olennot matkustivat usein Maaplaneetalle, yleensä valloittamaan, ryöstämään tai perustamaan siirtokuntia. He olivat täällä moneen otteeseen mukana sodissa.

Aika ajoin Maldekille inkarnoitui korkeasti kehittyneitä sieluja osoittamaan tietä rakkaudelle ja henkisille päämäärille. Jeesuksena tunnettu ihminen asui siellä useammin kuin kerran, ja hänet myös uhrattiin siellä useita kertoja.

Koska lopulta Jmojerin kokeilu ei osoittautunut onnistuneeksi, se päätettiin tuhota toisen taivaankappaleen, Phaetonin, avulla. Phaeton saatettiin törmäämään kokeiluplaneettaan, ja yhteentörmäyksestä syntyi nykyinen asteroidivyöhyke. Ennen törmäystä jotkut maldeklaiset pakenivat ja tulivat Maaplaneetalle. He kuitenkin kuolivat muutaman vuoden sisällä, koska säteily oli täällä liian voimakasta. Phaeton ohitti Maan hyvin läheltä ennen törmäämistään Maldekiin, ja tämä ohitus sai aikaan muutoksia planeettamme maankuoressa ja vuoristojen synnyssä sekä Lemurian vajoamisen mereen.

Maldekilla käydyn sodan aikana jotkut planeetasta irronneet osat sinkoutuivat maahan. Lappajärven muodostanut meteoriitti oli suurehko pala Maldekia, ja se synnytti maahan törmätessään ja sekoittuessaan alueen kiviin kärnäiitin kivimateriaalin. Meteoriitti kantaakin tätä signatuuria yhdistymisestä, synnystä ja enkelikunnan varhaisimmista vaiheista Maan varhaisten vaiheiden kanssa. Monet meteoriitit ovat peräisin Maldekista, ja tässä on yksi syy siihen, miksi sen ja Maan välillä on karmallinen yhteys. Maldekin karma siirrettiin Marsplaneetalle, ja ihmiskunta saa tästä osansa työstettäväksi suunnilleen kahden vuoden välein Marsin perääntyvän liikkeen ja sen oikenemisen aikoihin [ks. *Astrologia ja Henkinen Tie*, s. 143-144].

Halutessasi ymmärtää enkeleitä ja työskennellä heidän energioidensa kanssa tietoisemmalla ja yhtenäisemmällä tavalla, voi Kärnäiitti-eliksiiri olla tässä avuksi. Näiden energioiden paremman vastaanottokyvyn ja avun lisäksi eliksiiri auttaa myös ymmärtämään enkeleitä ja sitä, miksi he ovat täällä, mitä he tekevät auttaakseen ihmiskuntaa ja kuinka heidän energiansa voivat tulla avuksesi.

Joskus saattaa olla hyödyllistä lausua ääneen tai laulaa näiden olentojen nimiä, kun työskennellään enkelienergioiden ja tämän meteoriitin kanssa. Nimien lausuminen tai laulaminen nostaa voimakkaasti tietoisuutta ja virittää näihin energioihin. Enkelten nimet ovat tunnettuja ja löytyvät monista lähteistä.

Enkelten nimien yhdistäminen kärnäiittiin erityisesti sen eliksiiri-muodossa luo syvemmän tunteen yhteydestä, ykseydestä sekä DNA:n ja fyysisyyden samanlaisuudesta, joka tietysti liittyy muinaisiin aikoi-hin ja näiden olentojen olemassaoloon fyysisessä muodossa omalla planeetallaan kauan ennen sen tuhoutumista.

Kärnäiitti voi olla arvokas kivi käytettynä myös suojelevana onnen-kivenä tai amulettina. Sitä voidaan pitää ranteessa tai kaulalla riipuk-sena. Kärnäiitillä on joitain yhteyksiä seitsemänteen säteeseen.

Muita arvokkaita enkeliuutteita ja -eliksiirejä ovat mm. Väinön-putki, Pasuunakukka, Norsunluupalmu, Tamarindi, Rosa Webbiana, Stibniitti eli Antimonihohde, Gosheniitti (väritön berylli), Meteoriitti ja tähtieliksiireistä M13.

Marmori   40

Etelä-Savon maakuntakivi

- lujuus, voima ja rakentava vuorovaikutus

Marmori on tavallisesti valkoista ja hienorakeista kiteistä kalkkikiveä, joka on maailman suosituin rakennus- ja kuvanveistomateriaali. Mukana on monia mi-neraaleja, jotka antavat marmorille sen ominaiset värisävyt ja kuviot. Suomen harvalukuiset marmoriesiintymät ovat tavallisesti dolomiittimarmoreita. Ul-kotiloissa marmori ei ole huonon säänkestävyytensä takia kovin onnistunut valinta, niin kuin Finlandia-talon seinäratkaisu on osoittanut.

Marmorilla on monia kiinnostavia, jännittäviä ominaisuuksia pääasi-assa siksi, että sitä on niin laajasti käytetty rakennusmateriaalina, ih-misten kodeissa ja hyödynnetty niin monilla alueilla kaikkialla maa-ilmassa. Vasta viime aikoina esiin noussut mielenkiintoinen tekijä on radonkaasun merkittävä osuus marmorissa. Tämä ei ollut aiemmin niin suuri ongelma, koska käytetty marmori louhittiin maan pinnal-ta. Suurin osa kivessä olleesta radonista haihtui ja vapautui luonnol-lisella tavalla.

Nyt kuitenkin marmorin louhiminen on siirtynyt syvemmällä oleviin kerroksiin, jolloin tästä kaasusta on alkanut tulla ongelma. Radonilla on nimittäin kyky imeytyä helposti ihmiskehoon, ja se voi saada aikaan monenlaisia säteilyongelmia, joiden seurauksena solurakenteet heikentyvät, ja fyysinen keho joutuu kokemaan paljon stressiä. Muiden radioaktiivisten materiaalien lailla marmori on tärkeä eliksiirinä tai hyvin pieninä paloina käytettynä sen hyödyllisten, hyvää tekevien tai voimistavien vaikutusten takia. Marmorista on hyötyä fyysisen kehon eri osille, kuten sydämelle, haimalle, pernalle jne. Marmori avaa solar pleksuksen, mikä lisää henkistä herkkyyttä. Solutasolla eliksiiri uudistaa ihokudoksen elastisuutta ja stimuloi punaisten verisolujen uusiutumista sekä syvempää tunkeutumista sisäeritysrauhasiin, mikä lisää ihmisen pitkäikäisyyttä. Marmori-eliksiiristä saa apua anemiaan sekä ihon ja verisuonten kovettumiseen.

Kiven rakenneominaisuuksissa on yhä uudestaan havaittu tekijä, joka siirtyy helposti siitä tehtyyn eliksiiriin. Kyseessä on lujuuden, valmistautuneena olemisen ja voiman tunto sekä tunne siitä, että yksilö kykenee rakentamaan aiempien saavutusten varaan, luottamaan itseensä ja kehittämään itseluottamuksen eri puolia. Psykologisia syitä eliksiirin käyttöön on yksilön liiallinen passivisuus tai apatia. Kyseeseen voi tulla myös liiallinen mentaalinen aggressiivisuus.

Tämän lisäksi Marmori-eliksiirillä on kiinnostava sisäinen kyky inspiroida yksilöitä uudenlaisiin yhteydenpidon muotoihin, uusiin tapoihin rakastaa muita ihmisiä sekä olla positiivisessa, hyödyllisessä vuorovaikutuksessa.

Myös radoniin liittyvään ongelmaan löytyy ratkaisu. Tällöin otetaan Marmori-eliksiiriä, jota ei ole tehty radioaktiivisesta kivestä, ja laitetaan sitä 3x-potensoituna marmoripalalle, joka säteilee haitallista kaasua. Tämä on mielenkiintoinen tapa muuttaa kivestä säteilevä energia sellaiseksi, josta ei ole enää haittaa.

Ihmiskeholla on luonnollinen kyky havaita säteily ja vapauttaa se eri tavoin kehosta. Tätä voimistaa suuresti merilevien syöminen. Erilaisten ravinteiden, jotka pohjautuvat leviin ja muihin merikasvien ainesosiin, on laajalti huomattu auttavan tässä. Niinpä näiden lisää-

minen ruokavalioon ja marmoripinnan sively mainitulla 3x-poten-
soidulla Marmori-eliksiirillä riittää usein vähentämään radonin vai-
kutusta. Lisäksi tarvitaan huoneen säännöllistä tuulettamista, ja yh-
dessä nämä keinot riittävät yleensä siihen, ettei radioaktiivisen sätei-
lyn takia tarvitse poistaa huoneistosta marmoriesineitä, esimerkiksi
tiskipöytää tai työtasoa.

Asia on kuitenkin syytä ottaa vakavasti, koska keho joutuu lisä-
stressin kohteeksi muista säteilylähteistä, kuten esimerkiksi savuhä-
lyttimistä tulevan säteilyn ja tietysti monista sähkömagneettisista läh-
teistä tulevan säteilyn takia. Tämä ei ole lainkaan sama asia kuin ioni-
soiva säteily, mutta ne ovat kuitenkin haitallisia tekijöitä ihmiskehon
hyvinvoinnille. Erilaisia säteilyhaittoja neutraloivat värähtelyuutteista
ja –eliksiireistä mm. Vihreä Ruusu, Silversword, Siankärsämö, Autu-
niitti, Kasoliitti, Magnetiitti, Strontianiitti, Savukvartsi, Krypton-ja-
lokaasueliksiiri sekä tähtieliksiireistä Cor Caroli ja Tau Ceti.

Pallokivi   41

Pirkanmaan maakuntakivi

- fyysisen kehon voimistaminen ja uudistaminen

Pallokivi on yleisnimitys syväkivestä, jolla on omalaatuinen pallokivirakenne. Tällaiseen kiveen on kehittynyt pallomaisia kehiä, jotka ovat läpimitaltaan tyypillisesti 5-10 cm. Kivilajeja, joissa pallokivirakennetta saattaa esiintyä, ovat muun muassa graniitti, gabro ja dioriitti. Suomesta on löytynyt poikkeuksellisen runsaasti pallokiviä. Esiintymät maassamme kattavat noin puolet maailman tunnetuista pallokiviesiintymistä. Seppo Lahti on kirjoittanut pallokivistä teoksen *Orbicular Rocks in Finland* (Geologinen tutkimuskeskus, 2005). Pallokivi on Pirkanmaan maakuntakivi.

Pallokivi-eliksiiri vaikuttaa monella tavalla kolmanteen silmään, mikä
edistää korkeampaan värähtelytilaan pääsemistä, synnyttää tunteen
kätketyistä ulottuvuuksista sekä auttaa tulemaan tietoisemmaksi ih-
misen ympärillä olevista hienoenergioista ja aurasta. Eliksiiri saattaa

olla hyvin hyödyllinen, kun yksilö työskentelee näiden energioiden kanssa ymmärtääkseen samalla paremmin itseään.

Tarkastelemme erityisesti graniitista muodostuvaa pallokiveä. Siitä tehdyllä eliksiirillä voidaan voimistaa perinpohjaista uudistumista ja selkärangan uudelleen voimistamista. Monet näistä energioista keskittyvät selkärankaan ja kulkevat sitä pitkin kolmanteen silmään. Ne auttavat yksilöä herättämään kyvyn havaita korkeampaa ulottuvuutta ja samanaikaisesti käyttämään tätä energiaa oman fyysisen kehonsa uudistamiseen ja voimistamiseen. Pallokivigraniitti on monin tavoin hyödyllinen, ja sillä on suurempi uudistamiskyky kuin tavallisilla graniittimuunnoksilla, joilla on usein vähemmän yhdenmukainen rakenne.

Mukana on eräänlaista stimuloivaa, mentaalikehoon liittyvää energiaa, joka lopulta kulkeutuu fyysiseen kehoon Pallokivigraniitti-eliksiirin käytön yhteydessä. Kolmoislämmitinmeridiaani stimuloituu jonkin verran, samoin stimuloituvat virtsarakkomeridiaanipisteet lähellä silmiä ja otsaa sekä hallitsevaan meridiaaniin ja sappirakkomeridiaaniin liittyvät pisteet päälaella. Pallokivellä on joitain tärkeitä astrologisia yhteyksiä Neptunus-planeettaan, ja eliksiiri on hyödyksi erityisesti silloin, kun Neptunuksella on jännitteisiä aspekteja yksilön syntymäkartalla.

Sarvivälke 42

- torjuttujen tunteiden työstäminen

Vihertävän musta, joskus tummanruskea sarvivälke on yleisin amfiboliryhmän eli nauhasilikaattien mineraali ja mustan kiilteen jälkeen yleisin tumma mineraali kallioperässämme. Se on kidejärjestelmältään monokliininen ja kovuudeltaan 5-6 Mohsin asteikolla.

Sarvivälke-eliksiiri vaikuttaa monin tavoin emootioiden työstämiseen, kykyyn vapauttaa pidäteltyjä tunteita ja ymmärtää niiden syvä tarkoitus. Yksilö voi myös työstää niitä tavoilla, jotka hän on aiemmin tukahduttanut tai torjunut. Eliksiirillä on yhteyksiä oranssisäteeseen. Kyky energisoida ja parantaa vatsan aluetta, erityisesti mahalaukkua ja vähemmässä määrin haimaa, voimistuu.

Spektroliitti 43

- uusi muotojen ja värien ymmärrys

Spektroliitti-labradoriitti kuuluu maasälpäryhmään ja on tummaa plagioklaa-simaasälpää. Kiven yleisnimi on labradoriitti Labradorin niemimaan mukaan. Siellä kiveä tavattiin ensimmäisen kerran vuonna 1770. Spektroliittia louhitaan Ylämaan kunnan peruskalliosta, ja se on kauppanimi Suomesta löytyvälle lab-radoriitille. Se on tunnetuin korukivemme. Maastamme löytyvissä kivissä nä-kyvät erityisen selkeästi sateenkaareen värit. Spektroliittia on löytynyt lisäksi mm. Mäntyharjulta.

Spektroliitti kuuluu trikliiniseen kidejärjestelmään, ja sen kovuus Mohsin asteikolla on 6,5. Lohkosuuntia on kaksi, ja ne ovat jokseenkin kohtisuorassa toisiaan vastaan. Kiilto on lasimainen. Värikkyydessään ja vaihtelevaisuudes-saan spektroliitti kuuluu kauneimpien jalokivien joukkoon.

Spektroliitti-eliksiiri nostaa esiin joukon erilaisia energioita, jotka liit-tyvät ymmärrykseen taiteellisen muotoilun uusista muodoista. Myös fengshuin perustaso on yhteydessä näihin energioihin. Nämä energiat voivat liittyä värillisiin muotoihin, siihen kuinka ne ovat kosketuksis-sa toisiinsa ja sointuvat yhteen, sekä moniin muihin aspekteihin, joita ei ole vielä riittävästi tutkittu. Esimerkiksi fengshuin väriymmärrys on ollut äärimmäisen rajoittunut, ja sitä täytyy laajentaa. Spektroliitti-eliksiiri antaa siihen hyvät mahdollisuudet.

Spektroliitti-eliksiiri aktivoi jalkojen ja käsien chakrat, joten se sti-muloi meridiaaneja ja virittäytymistä Maan energioihin. Spektroliitti-eliksiiri sopii hyvin parantajille. Se auttaa yksilöä vapautumaan pit-kään kestäneistä kaunoista, erityisesti mikäli ne ovat peräisin lapsuudesta. Eliksiiriä voidaan käyttää esimerkiksi lapsen hyväksikäytön hoitamiseen ja poistamaan emotionaalisia jännitteitä, jotka ovat tallentuneet fyysiseen kehoon.

Astrologisesti Spektroliitti-eliksiiri vaikuttaa jonkin verran oikeaan virittymiseen Pluto-planeetan energioihin esimerkiksi silloin, kun yksilön elämässä nousevat esiin jollain lailla vaikeat menneisyyden energiat. Siten Spektroliitti-eliksiirin voi hyvin yhdistää Pluto-tähtieliksiiriin, joka työstää syviä varjoenergioita ja auttaa toivottamaan syvällisen muutoksen ja transformaation tervetulleeksi yksilön elämään.

Vihreäkivi 44

Kainuun maakuntakivi

- planeetan muinaiset energiat

Kainuun maakuntakivi on metamorfinen, maailman vanhimpiin kuuluva kivilaji. Se koostuu pääasiassa albiitista, kloriitista ja epidootista, ja on tavallisesti alkuperältään basalttia. Suomessa vihreäkiveä esiintyy Itä-Suomessa ja Keski-Lapissa.

Vihreäkivellä on erittäin selkeä yhteys viidenteen säteeseen, vihreään energiaan, joka voi olla hyvin hyödyllinen uusien parantamistekniikoiden ja ajatustekniikoiden sekä erilaisten uutta ja vanhaa yhdistävien tapojen ilmentämisessä. Kivellä on voimakas yhteys muinaisiin energioihin, jotka eivät liity ainoastaan ihmiskuntaan eli Lemurian ja Atlantiksen kaltaisiin sivilisaatioihin. Ne menevät vielä varhaisempiin kausiin ja yhdistyvät aina maaplaneetan alkuperään, tietoisuuteen maan päämäärästä ja siitä, kuinka se on antanut paikan ihmisille, heidän evoluutiolleen ja ystävilleen sekä juurruttanut vuorovaikutusta galaksin kanssa.

Tämä kivi voi todellakin voimistaa tunnetta siitä, että kuulumme tänne ja että meitä rakastetaan. Kivieliksiiri voi myös korjata tunnetta siitä, että on muukalainen vieraassa paikassa eli muukalaissyndroomaa. Vihreäkivi pystyy lisäksi voimistamaan tietoisuutta muinaisista rituaaleista, aiempien elämien energioista sekä kyvystä energisoida ja käyttää niitä nykyisessä inkarnaatiossa.

Kiinnostava asia tässä on se, että koska jotkut vihreistä energioista liitetään voimakkaasti uutuuteen, uuden teknologian löytämiseen, uusiin olemisen tapoihin ja niin edelleen, ihminen ei aina välittömästi ymmärrä asiaan liittyviä voimakkaita yhteyksiä muinaisiin tapoihin, omien menneiden elämien tekijöihin ja maan muinaisten energioiden eri puoliin. Nämä ovat kuitenkin hyvin hyödyllisiä aspekteja, jotka nousevat vähitellen esiin tätä eliksiiriä käytettäessä. Vihreäkivestä tehtyä eliksiiriä voi yhdistää esimerkiksi Saniaisuutteeseen, kun halutaan saada syvempi yhteys muinaisiin energioihin.

Vuolukivi 45

- sydämen ja kateenkorvan voimistaja

Pehmeä, lähinnä talkista ja magnesiitista koostuva vuolukivi on Pohjois-Karjalan maakuntakivi ja edustaa graniittiin verrattuna jossain mielessä feminiinisempää kivilajia. Talkki tekee siitä helposti työstettävän - sitä voi vaikka vuolla - kun taas vuolukiven lujuus ja kestävyys tulevat magnesiitista. Vuolukivi varaa tehokkaasti kuumaa tai kylmää ja vapauttaa sitä hitaasti.
Lähellä Kolia sijaitseva Juuka on tullut tunnetuksi kivimaailmassa nimenomaan tästä kivestä, jolla on ikää suunnilleen 2,7 miljardia vuotta. Kiven louhinta aloitettiin Juuan Nunnanlahdessa 1890-luvulla geologi Benjamin Frosteruksen tutkimusten perusteella. Seuraavassa Mestari Hilarion antaa tietoja myös talkin tärkeistä värähtelyominaisuuksista.

Värähtelyeliksiirinä Vuolukivi voimistaa sydäntä ja kateenkorvaa, jonka stimulointi ulottuu aina solutasolle asti. Eliksiiristä saa helpotusta sisäeritysjärjestelmän toimintahäiriöihin, ja kiveä itseään on hyvä pitää vaikkapa munuaisten kohdalla. Vuolukiven pitäminen aamuauringossa puolen tunnin ajan voimistaa sen ominaisuuksia.

Talkki on tärkeä ainesosa vuolukivessä, ja sen värähtelyvaikutus tuo astraali-, tunne- ja eetterikehon läheiseen keskinäiseen yhteyteen. Tämä yhteys tuo voimaa kaikkiin henkisiin harjoituksiin ja terapioihin, joissa käsitellään aiempiin elämiin liittyviä asioita. Talkki on omiaan esimerkiksi kaikkiin terapiamuotoihin, joissa käytetään hypnoosia. Talkki vapauttaa menneiden elämien kykyjä, jotta niitä voitaisiin ymmärtää ja ottaa käyttöön. Talkkia voivat tarvita esimerkiksi ihmiset, joilla on ongelmia, jotka liittyvät aiempien elämien kokemuksiin.

Talkki tasapainottaa feminiinisiä ja maskuliinisia ominaisuuksia eli luo androgyynisen tilan ihmiseen. Talkkia voi käyttää kylvyssä veteen lisätyn merisuolan tai epsomsuolan kanssa. Kaikkein parasta olisi, jos ihminen voisi samalla kellua tässä vedessä esimerkiksi eristetyssä kammiossa. Tämä on vanha essealaisten tekniikka.

Muita suomalaisia mineraaleja ja kivilajeja

Ametisti — 46

- intuitio, meditaatio ja jumalyhteys

Ametisti on kvartsin violetinvärinen ja arvokkain muunnos. Sen väritys johtuu pienistä raudan ja alumiinin tuomista epäpuhtauksista. Luostotunturin lomakeskuksen lähellä Lampivaarassa sijaitsee Euroopan ainoa toimiva ametistikaivos. Kaivoksesta saatu 600 kilon kidesykerö on Rovaniemen Arktikumissa. Ametisteja on löydetty Suomessa lisäksi mm. Rukatunturilta, Stansvikin ja Orijärven kaivoksista, Kaatialan pegmatiittilouhoksesta, Mäntsälästä ja Helsingin Laajasalosta. Ametisti haalistuu joutuessaan olemaan pitkään auringonvalossa tai kuumuudessa. Heikkotasoisista ametisteista tehdään joskus kuumentamisen avulla sitriinejä.

Ametisti on helmikuussa syntyneiden onnenkivi ja liittyy Jupiteriin ja Jousimiehen merkkiin sekä Vulkanuksen kautta myös Neitsyen merkkiin. Ametistin vaikutus aktivoi kasvikunnassa tiettyjä viljoja, kuten vehnää ja kauraa. Kivellä on paljon symbolisia yhteyksiä mm. papistoon.

Ametisti lisää haiman samoin kuin aivolisäkkeen, kateenkorvan ja kilpirauhasen toimintaa. Aineenvaihdunta tasapainottuu, ja samalla Ametisti stimuloi keskiaivoja ja oikean aivopuoliskon toimintaa. Sellaiset vasemman ja oikean aivopuoliskon epäbalanssit kuin autismi, dysleksia, neurologiset häiriöt, fyysiset koordinaatio-ongelmat ja visuaaliset ongelmat helpottuvat.

Solutasolla Ametisti stimuloi kudosten uusiutumista ja lisää punaisten aivosolujen tuotantoa. Tämän eliksiirin avulla voidaan hoitaa aivolisäkkeeseen, immuunijärjestelmän äkilliseen heikentymiseen sekä verensokeritasoon liittyviä sairauksia, kuten diabetesta ja hypoglykemiaa. Solutasolla rasvakudos liukenee, kelaatio aktivoituu, ja myrkyt poistuvat virtsarakon kautta [kelaatiolla voidaan parantaa annostellun metallin imeytymistä tai poistaa myrkyllistä metallia elimistöstä]. Ametisti vaikuttaa myös tuberkuloosimiasmaan ja antaa jonkin verran suojaa säteilyä vastaan.

Tämä eliksiiri on hyvä yksilöille, joilla on heikko itsetunto, tasapainottomuutta tai ylivilkkautta. Ametisti auttaa ihmistä tuntemaan paremmin yhteyttä yhteiskuntaan. Henkisesti eliksiiri voimistaa meditaatiota ja tietoisuutta Jumalasta. Ametisti on hyvä niille, joiden on tarpeen vahvistaa visionääristä kykyä, jotta he saavuttavat läheisemmän Jumalyhteyden. Tämä on tarpeellista nykyisen tai aiemman elämän agnostisen tai ateistisen elämänasenteen takia.

Ajatusten voimistajana Ametisti lisää intuition voimaa, ja tunne-, mentaali- ja yhdistyneet korkeammat henkikehot sulautuvat toimiakseen yhdessä. Myös kulmakarva- ja sydänkeskus aktivoituvat. Eliksiirin vaikutus juuri-, kurkku- ja seksuaalichakraan on hieman vähäisempi.

Ametistia voi pitää missä tahansa keholla. Se on vaikutuksiltaan niin laaja, koska se stimuloi kaikkia meridiaaneja ja yksittäisiä akupisteitä. Testikohtina ovat kulmakarvat, ydinjatkos ja kateenkorva. Sekoita tätä eliksiiriä lootusöljyyn ja sivele sitä kulmakarvakeskukseen kerran päivässä kuuriluontoisesti. Tällä tavoin eliksiirin ominaisuudet aktivoituvat. Ametisti-eliksiiriä voi käyttää myös kylvyssä. Kvartsi tai Tuliakaatti voimistaa tätä jalokivieliksiiriä.

Ametistia voidaan käyttää monissa eri eliksiiriyhdistelmissä. Ametistin, Lapis lazulin ja Thuliitin (Zoisiitin ruusunpunainen muunnos) kombinaatio poistaa säteilyhaittoja fyysisestä kehosta. Tämä pätee erityisesti raskasmetalleihin varastoituneisiin tai aineenvaihdunnan kautta rasvakudokseen tallentuneisiin radioaktiivisiin isotooppeihin.

Säteily- ja petrokemiallinen miasma heikentyvät, ja ravintoaineiden imeytyminen paranee. Astraali- ja eetterikeho yhdistyvät. Huolestuneisuus ja kätkössä olevat pelot nousevat pintaan ja vapautuvat. Testipisteet tämän kombinaation kohdalla ovat virtsarakko ja eturauhanen.

Ametistin, Smaragdin ja Jaden kombinaatiota kannattaa puolestaan käyttää lievittämään alkoholismia, hysteriaa ja visuaalisia hallusinaatioita. Yhdistelmä luo ajatuksen kirkkautta ja auttaa myös krapulan hoidossa. Astraalikeho, jota alkoholismi tavallisesti vahingoittaa vakavasti, voimistuu huomattavasti.

Yhdistelmää on hyvä kokeilla myös munuaisten sairauksissa, jotka liittyvät erityisesti stressiin tai munuaisten ylikuormittumiseen. Terveet yksilöt voivat ottaa kombinaatiota lisätäkseen kykyään astraaliprojektioihin, ts. tietoiseen työskentelyyn fyysisen kehon ulkopuolella. Solutasolla maksa alkaa uudistua.

Ametistin, Kuparin, Kullan ja Hopean yhdistelmä sopii erityisesti akupunktioon, akupainantaan ja muihin vastaaviin terapiamuotoihin. Se tekee kehon vastaanottavaisemmaksi näille hoidoille ja vähentää usein hoitoaikaa puoleen siitä mitä muuten tarvittaisiin. Yhdistelmä toimii täysin eteerisillä tasoilla ja voimistaa hienokehoja, meridiaaneja, naadeja ja sydänchakraa.

Sydänchakran avautuminen auttaa yhdistämään kaikki muut chakrat. Kun kaikki chakrat ovat lyhyenkin aikaa yhdistyneinä, kaikki meridiaanit ja naadit stimuloituvat. Tämä kombinaatio yhdistää eetterikehon täysin fyysiseen kehoon ja stimuloi näin kudosten uusiutumista. Prosessi voimistaa akupunktioon liittyviä kudosten uusiutumisen ominaisuuksia.

Suomesta löydettävän ametistin vaikutukset ovat pitkälti samanlaiset kuin muualtakin löydetyillä ametisteilla, mutta näyttää siltä, että syvemmältä löydettyihin ametisteihin liittyy ainutlaatuinen sisäisen hiljaisuuden kyky, kyky ottaa paremmin vastaan ja tuntea kaikenlaisia psyykkisiä energioita tai ihmisissä heräämässä olevia energioita, jotka he ovat aiemmin jättäneet huomiotta. Tämä sisäinen hiljaisuus voi olla erityisen syvällinen ja auttava.

Tämän huomasivat kaivoksella työskennelleet, kun ensimmäiset ametistit kaivettiin sieltä esiin. He saivat tuntumaa tämän mineraalin tietoisempaan ja puhtaampaan muotoon. Suomen ametistin sisäinen rauha on todellakin positiivinen lisäarvo ja hyödyllinen piirre, joka voimistaa monia Ametisti-eliksiirin muutenkin auttavia, parantavia ominaisuuksia.

Ametisti on hyvä laittaa tyynyn alle yöksi, jos haluaa muistaa paremmin uniaan. Silloin se on hyvä ohjelmoida tätä varten. Purista

Kasvien viisaus, kivien muisti

ametistia kädessäsi ja kuvittele samalla, miltä sinusta tuntuisi herätä aamulla ja muistaa kirkkaasti unesi. Kuvittele tuota innostusta ja korkeaa, auttavaa ja rakastavaa energiaa, jota tunnet. Purista sitten ametistia uudestaan ja laita se tyynyn alle.

Toista tämä rituaali herättyäsi, pidä ametistia jälleen samalla tavoin samassa kädessä. Purista sitä ja kuvittele muistavasi unesi. Pyri olemaan avoin, ei yrittämällä, vaan päästämällä irti. Tämä voi auttaa vahvistamaan ja palauttamaan mieleen unia, muistikuvia, ympäristöä jne.

On muitakin hyviä unikiviä, kuten kuukivi, joka on kvartsin toinen muunnos ja jota usein käytetään myös tässä yhteydessä. Piikivellä on monia tärkeitä ominaisuuksia, jotka auttavat uniprosessissa. Tätä prosessia voimistaa joidenkin kukkauutteiden, erityisesti Lootuksen, Vihreän ruusun ja Perunan käyttö. Jotkut ihmiset tuntevat erityistä vetoa Silversword-uutetta kohtaan, jota useimpien ihmisten kannattaisikin kokeilla, sillä uute voimistaa kirkasunien näkemistä sekä projektioiden ja unien muistamista.

Ametisti-eliksiiriä voidaan käyttää haiman hoidossa ja voimistamisessa. Tätä on tutkittu kauan, koska niin monet ihmiset kärsivät nykyään monen sukupolven ajan jatkuneesta haiman väärinkäytöstä. Normaalissa tilanteessa haimaa ei käytetä kovin paljon. Nykyään saatavilla olevat makeat syötävät ovat pääasiassa prosessoituja ruoka-aineita, joita ei löydy luonnosta. Juuri niiden korkea sokeri- ja hiilihydraattipitoisuus rasitti vanhempienne ja heidän vanhempiensa haimaa, ja se on nyt siirtynyt teidän sukupolvellenne ja aiheuttaa haiman toiminnalle suuria vaikeuksia.

Kyse ei ole niinkään genetiikasta vaan epigeneettisestä periytymisestä [tämä tarkoittaa perinnöllisen tiedon siirtoa solun tai eliön jälkeläisille ilman, että perinnöllinen tieto on koodattuna DNA:n tai RNA:n sekvenssiin], ja tästä syystä asiassa on vielä toivoa. Tässä suhteessa ametistilla on kiinnostava ominaisuus. Ohjelmoidaksesi sen purista sitä kädessäsi, ota kiteeseen yhteys ja tutustu siihen paremmin. Samalla on hyödyllistä, että tulet tietoiseksi sen kauniista, rakastavasta vaaleanpunaisesta valosta. Anna tämän valon täyttää vatsan alue, tiedosta kuinka se ohjelmoi uudelleen haiman ja saa sen lisäämään luonnollista toimintanopeuttaan. Näe valon kulkevan haiman lävitse ja lisäävän sen kykyä luoda ja voimistaa itseään kaikin tavoin tuoden positiivista, rakastavaa energiaa haimaan.

Käytä tässä haimatyöskentelyssä itsellesi luontaisinta tapaa. Joillekin se voi olla vaikkapa ääni. Tässä tapauksessa anna äänen tulla suustasi, kurkustasi tai rinnan alueelta ja näe, kuinka se kulkee käsiä pitkin. Suuntaa se sitten haiman alueelle vahvistamaan sen energiaa.

Ametistilla on haimatyöskentelyssä synergiaa minkä tahansa vaaleanpunaisen kiven kanssa. Niitä on tusinoittain, ja millä tahansa niistä on yhteisten värienergioiden laatu, joka voi auttaa haiman energioiden kehittämisessä. Haima ei ole luonnostaan vaaleanpunainen, mutta monet haimaan liittyvät energiat keskittyvät nykyisin uuteen energiaan, joka tuo tunteen yksilön omasta rakkaudesta hyvin lempeällä, rakastavalla ja rennolla tavalla. Tämä energia näyttää olevan haimalle hyvin hyödyllinen ja parantava.

On tietysti olemassa monia muita kivieliksiirejä, joita on käytetty haiman hoitamiseen tässä yhteydessä, kuten Sammalakaatti, Aleksandriitti, Kalsiitti, Hiiliteräs jne. Laajoja tutkimuksia ja väittelyitäkin on liittynyt Rodokrosiitti-nimiseen vaaleanpunaiseen kiveen. Sillä on kiinnostavia ja hyödyllisiä ominaisuuksia, kun ihminen pyrkii ymmärtämään koko tätä kysymystä, haiman luonnetta sekä sen ymmärtämistä erilaisessa kontekstissa.

Kaikki nämä mainitut kivet ovat tunnettuja, mutta Ametistin kanssa on kaikkein jännittävintä työskennellä tässä yhteydessä ja sen pariin palataan yhtä uudestaan.

Haiman syvempi olemus liittyy energiaan, joka vastaa kysymykseen: Mitä otat täältä mukaasi? Kun olet oppinut haimastasi enemmän kuin pelkästään fyysisyyteen liittyviä asioita tai vain diabeteksen tai muiden haimaan yhteydessä olevien ongelmien hoitamista, huomaa, että prosessilla on tekemistä rakkauden löytämisen kanssa. Se on samanaikaista rakkautta itseä ja muita kohtaan, mutta kuitenkin rakkautta, jolla on erilainen kieli. Se on eräänlaista yhteenkuuluvaisuuden ja välittämisen energiaa, joka ei puhu eikä pukahda. Se ei niinkään puhu sanoin tai ajatuksin, vaan virtaamisen, tunteen ja energian kautta, joka pyrkii liikkumaan käsiesi kautta, tuntumaan suolistossasi ja, mikä tärkeintä, juuri haimassa.

Kaiken tämän lisäksi haima saa aikaan tietoisuuteen ulottuvan vaikutuksen, jolla se ikään kuin vaatii huomiota itseensä tai siihen, että löytäisit elämääsi jotenkin auttavampaa, rakastavampaa energiaa. Kun tällaista ilmenee, on tärkeää virittyä tähän energiaan. Tässä Ametisti on erityisen hyödyllinen. Se muistuttaa sinua tästä ja etsii oman sanattoman tapansa, tunteen, energian ja hoivan, joka voidaan sitten jakaa sinun itsesi, haimasi ja muiden ihmisten välillä.

Ruusukvartsi 47

- itseilmaisu, luovuus ja tunteiden tasapaino

Vaaleanpunainen, mangaanin värjäämä ruusukvartsi on muiden kvartsien tavoin rasvakiiltoista ja kovuudeltaan 7 Mohsin asteikolla. Kvartsit kuuluvat trigoniseen kidejärjestelmään. Ruusukvartsia löytyy maastamme mm. Kaatialasta, Kankaanpäästä, Kolarista ja Nurmosta.

Ruusukvartsia käytettiin Atlantiksella sydämen uudelleen rakentamiseen, kun kateenkorva ei ollut enää hallitseva rauhanen. Sydäntä kehitettiin edelleen Atlantiksella edistämään uuden miehen ja naisen liikkuvuutta.

Tämä eliksiiri voimistaa sukuelimiä, sydäntä, munuaisia, maksaa, keuhkoja ja parasympaattisia hermosolmuja. Kudokset uusiutuvat munuaisissa, punaiset verisolut lisääntyvät ja erityisesti miesten hedelmällisyys vahvistuu. Ruusukvartsi-eliksiiri tuo helpotusta mm. useimpiin seksuaalisiin häiriöihin, leukemiaan ja verenkierron ongelmiin ja erityisesti verisuonten ahtautumiin. Syfilis- ja gonorreamiasma lievittyvät. Ruusukvartsi antaa myös suojaa taustasäteilyä ja muita säteilymuotoja, erityisesti radiumsäteilyä vastaan.

Tästä eliksiiristä on apua vihasta ja jännityksestä johtuvissa vaikeuksissa, erityisesti mikäli ne liittyvät isään. Itseluottamus kasvaa, ja vääränlainen ylpeys väistyy. Ajatuksen voimistajana Ruusukvartsi lisää itseilmaisua ja luovuutta. Eliksiiri palauttaa usein myös tunteiden tasapainon ja voimistaa kauneuden ja taiteiden rakkautta. Proteiinin, raudan, hapen ja K-vitamiinin imeytyminen lisääntyy. Tämän kiven väritys antaa oikean viitteen sen vaikutuksesta punaisiin verisoluihin ja koko verenkiertoon. Sydän- ja kurkkuchakra stimuloituvat, meridiaanit ja naadit voimistuvat ja tunne-, mentaali- ja astraalikeho yhdistyvät paremmin.

Voimistaaksesi eliksiiriä laita se kartio- ja pyramidirakenteen sisään 25-45 minuutiksi. Maskuliiniset ominaisuudet painottuvat jonkin verran. Kivi on erityisen hyvä informaation lähettäjänä. Käyttäessäsi tätä eliksiiriä kylvyssä laita seitsemän tippaa suunnilleen litraan tislattua vettä ja valuta tämä sitten tavalliseen kylpyveteen.

Ruusukvartsi yhdistettynä Atsuriittiin, Vaaleanpunaiseen koralliin, Vaaleaan opaaliin ja Vaaleaan helmeen tasapainottaa tunteita, tekee ihmisen herkemmäksi ja painottaa feminiinisiä ominaisuuksia. Yhdistelmä sopii esimerkiksi ihmisille, joilla on ongelmallinen äitisuhde. Solar pleksus aktivoituu, kaikki meridiaanit ja naadit voimistuvat ja tunne-, mentaali- ja eetterikeho stimuloituvat.

Ruusukvartsi yhdessä Smaragdin ja Tiikerinsilmän kanssa lievittää pakkomielteitä. Telepaattinen yhteys kielteisten ajatusmuotojen ja liian stimuloituneiden unien välillä katkeaa. Huolestuneisuus, pelko, taikausko ja skitsofrenian alkuvaiheen oireet helpottuvat. Tämän yhdistelmän myötä huolestuneisuus katoaa ja ajatukset kirkastuvat. Astraalikeho voimistuu ja tulee lähemmäksi mentaalikehoa niin, että selvänäköisyydestä tulee luonnollisempaa ja loogisempaa. Solutasolla ilmenee vähäistä vaikutusta aivolisäkkeen hormonituotantoon.

Savukvartsi 48

- ajatusmuotojen kirkastaminen ja auran puhdistaminen

Savukvartsi esiintyy usein kalpean harmaana, savunruskeana tai melkeinpä mustana, jolloin puhutaan myös morion-kvartsista. Värin synty liittyy luonnon radioaktiiviseen säteilyyn. Savukvartsi esiintyy kuusikulmaisina kiteinä kallioperän onteloissa. Sen kovuus on 7 Mohsin asteikolla. Suomessa mm. Kaatialasta, Luumäeltä ja Järvenpäästä on saatu korkeatasoista savukvartsia. Markkinoilla olevan savukvartsin väri on suurelta osin saatu aikaiseksi säteilyttämällä. Keinotekoisesti säteilytettyä ja sillä tavoin tummennettua kvartsia ei tulisi käyttää parannus- tai henkisessä työssä.

Savu- ja mustaa kvartsia käytettiin laajasti Lemurialla, Atlantiksella ja Egyptissä valmistamaan yksilöitä meditaation kautta tapahtuvaan ennalta näkemiseen ja kundaliinienergiaan perehdyttämiseen.

Fyysisellä tasolla Savukvartsi-eliksiiri vaikuttaa vatsan alueelle, munuaisiin, haimaan ja sukuelimiin. Solutasolla se lisää hedelmällisyyttä molemmissa sukupuolissa ja voimistaa lisämunuaisia. Tumma kvartsi tuo helpotusta sydänsairauksissa, lihasten surkastumisessa ja neurologisissa häiriöissä. Myös petrokemiallinen ja raskasmetallimiasma lievittyvät.

Asianmukainen kundaliinienergian aktivointi tai vapauttaminen tapahtuu tämäntyyppisen kvartsin avulla. Myös ennalta näkeminen ja luovuus lisääntyvät. Meditointi Savu- tai tumman kvartsin avulla poistaa epäselviä ajatusmuotoja. Depression vallassa olevat ihmiset voivat saada helpotusta tästä eliksiiristä.

Meridiaanit ja naadit asettuvat parempaan keskinäiseen järjestykseen, mikä avaa asianmukaisesti kundaliinin. Lisäksi mentaali-, tunne- ja astraalikeho löytävät paremman yhteyden toisiinsa. Mukana on myös erityinen yhteys juuri,- seksuaali- ja kolmannen chakran välillä.

Proteiinin imeytyminen lisääntyy merkittävästi Savukvartsin avulla. E-vitamiini ja kaikki B-vitamiinit imeytyvät helpommin. Tämän eliksiirin sumuttaminen puhdistaa auraa. Maskuliiniset ominaisuudet lisääntyvät jonkin verran, ja tätä kiveä voi pitää korvannipukassa tai ristiluun kohdalla. Tämä kivi on parhaimmillaan informaation varastoinnissa tai energian vetämisessä fyysiseen kehoon.

Savukvartsin ominaisuuksia voi voimistaa laittamalla sen jonkin kartiomaisen muodon sisään 25 minuutiksi. Kylvyssä voit lisätä seitsemän tippaa eliksiiriä noin 30 millilitraan ruusuvettä.

Kaikki kvartsin muodot antavat suojaa kaikenlaista säteilyä vastaan. Kaikki kvartsin muodot ovat myös äärimmäisen tehokkaita ajatusmuotojen lähettäjiä ja säilöjiä.

Vuorikide 49

- emotionaalinen tyyneys

Vuorikide on kirkas, väritön kvartsi, joka on kauneimmillaan kiteytynyt kuusisivuisiksi prismoiksi. Niiden toisessa päässä on pyramidipintoja. Vuorikiteitä on käytetty ammoisista ajoista lähtien erilaisten henkisten praktiikoiden, parantamisen ja ennalta näkemisen yhteydessä. Suomessa vuorikidettä löytyy pohjoisimmasta Lapista.

Lemurialla vuorikidettä käytettiin vahvistamaan tietoisuutta visionäärisistä kyvyistä. Vuorikide-eliksiiri voimistaa vatsalaukkua, aivolisäkettä ja koko suoliston aluetta. Vuorikide lisää myös kehossa olevia kiderakenteita, jotka sijaitsevat solusuoloissa, verenkiertoelimistössä, rasvakudoksessa, imunesteessä, hermostossa ja käpylisäkkeessä. Myös muut kvartsimuodot vaikuttavat jonkin verran kehon kristallirakenteisiin.

Vuorikide-eliksiirin vaikutus lisää solutasolla aivolisäkkeen rauhaseritystä ja valkoisten verisolujen tuotantoa. Vuorikiteellä voidaan hoitaa sellaisia sairauksia kuten suolisto-ongelmia, mahahaavaa, leukemiaa, paiseruttoa sekä petrokemiallista miasmaa. Eliksiiri antaa suojaa myös taustasäteilyä vastaan.

Vuorikide lievittää kaikenlaisia emotionaalisia ylilyöntejä, varsinkin hysteriaa. Aminohappojen imeytyminen proteiineihin parantuu, mikä tukee vatsakalvoa. Kulmakarva- ja kruunuchakra sekä solar pleksus voimistuvat. Toisen chakran luovuus tasapainottuu tunnechakran herkkyyden avulla antaen tunnetta ilmaisuun. Tunnekeho asettuu linjaan eetterikehon kanssa Vuorikide-eliksiirin avulla. Tämä edistää kudosten uusiutumista, vaikkei suoranaisesti saakaan sitä aikaan. Vuorikide on voimakas ajatusten voimistaja, kuten muutkin kvartsit. Käyttääksesi Vuorikide-eliksiiriä kylvyssä laita ensin seitsemän tippaa eliksiiriä pieneen määrään tislattua vettä ja lisää tämä sitten kylpyveteen. Vuorikidettä voidaan käyttää missä tahansa keholla.

Kiven ominaisuudet ovat tasapainossa yinin ja yangin suhteen; se on näin ollen androgyyninen. Vuorikiteessä toteutuvat täydellisessä tasapainossa informaation varastoiminen ja lähettäminen. Eliksiirin voimistamiseksi se voidaan asettaa kartiomaisen muodon alle 25 minuutiksi. Solar pleksus on eliksiirin sopivuuden testikohta.

Almandiini 50

- syventyvä itseymmärrys ja tietoisuuden avartuminen

Granaattiryhmään kuuluu nykyään 15 mineraalia, joista Suomessa on tavattu puolisen tusinaa. Almandiini on granaattiryhmän yleisin mineraali, ja sitä löytyy esimerkiksi Lapin jokien sorasta kullanhuuhdonnan yhteydessä. Tämä rauta-alumiinigranaatti on kirsikan tai ruskean punaista, joskus ruskehtavan mustaakin, ja se kuuluu kuutiolliseen kidejärjestelmään. Kovuudeltaan almandiini on 7-7 1/2 Mohsin asteikolla.

Granaateilla on monia hyödyllisiä, fyysistä kehoa voimistavia kykyjä, mutta Almandiinilla on erityinen, arvokas kyky nostaa yksilön tietoisuudentasoa ja auttaa löytämään uudenlaisen asiayhteyden ymmärtää omaa itseä. Yksilö alkaa nimittäin ymmärtää olevansa paljon laajempi kuin on ajatellut. Yksilö alkaa silloin ottaa vastaan joitain oman sielunsa ominaisuuksia ja nähdä itsensä aiempaa kykenevämpänä esimerkiksi ottamaan vastaan haasteita, suhtautumaan muihin tavoilla, joita hän ei ollut aiemmin nähnyt mahdolliseksi, ylittämään aiempia rajoituksiaan ja saavuttamaan korkeampien värähtelymahdollisuuksien piirin.

Erilaisiin granaatteihin, kuten Spessartiiniin, Rodoliittiin ja muihinkin granaattimineraaleihin, liittyy paljon fyysisiä vaikutuksia, jotka ovat hyödyllisiä monille fyysisen kehon osille, sisäelimille ja rauhasille. Joitakin näistä vaikutuksista löytyy myös Almandiinista, erityisesti kyky puhdistaa ja auttaa haimaa.

Almandiinin erityiskyky pitkäaikaisessa käytössä liittyy kuitenkin DNA:han ja nostaa esiin uusia kykyjä ja alueita, joita ei ole aiemmin tunnettu. Nämä vaikuttavat luonnollisesti myös fyysisellä tasolla ja tuntuvat eri elinjärjestelmissä, veren erilaisissa tekijöissä ja siinä, kuinka yksilö voimistuu tämän seurauksena. Tämä kuitenkin vaihtelee riippuen siitä, missä näitä energioita tarvitaan.

Almandiinin ohjelmointi on hyödyllistä. Työskennellessäsi siitä tehdyn eliksiirin kanssa visualisoi, mihin haluat energioiden kehossasi menevän. Tulet luultavasti tällöin huomaamaan, että tähän kehon alueeseen liittyvän toiminnan symboliikka näyttäytyy selvempänä. Tällöin sen viesti kertoo sinulle: Voit tehdä enemmän, voit olla enemmän, kuin mihin ajattelit kykeneväsi, sinulla on kyky työskennellä alueilla, jotka olet aiemmin sulkenut itseltäsi. Sinulla on myös kykyä tietää ja ymmärtää, että nämä energiat ovat hyödyllisiä.

Almandiinin kanssa työskennellessäsi ja sen energioiden ymmärtämisen myötä voit usein tulla tietoiseksi toisenlaisesta minäkuvasta. Kuva ei ole sellainen kuin haluaisit sen olevan - tämäkin voi nousta alussa esiin - vaan pikemminkin sellainen kuin se voisi olla kaikkein positiivisimpana ja hyödyllisimpänä luomuksenasi. Tämä ei kumpua niinkään omasta näkemyksestäsi. Jos voit kuitenkin kuvitella, millaisena Jumala tai korkeampi värähtelyenergia voisi nähdä sinut oman tietoisuutesi korkeampana aspektina tai kuinka minäkuvasi ylittää pitkälti aiemman kuvan itsestäsi; kuvittele mielessäsi tällainen kuva itsestäsi ja toivota se tervetulleeksi.

Nämä ovat hyödyllisiä työkaluja Almandiini-eliksiirin ymmärtämisessä, mutta siihen liittyy myös hienovarainen tekijä, joka ei ole kovin helposti ymmärrettävissä. Kyse on yksinkertaisesti siitä, että monilla yksilöillä on itsessään tärkeitä, hyödyllisiä ominaisuuksia, jotka he ovat sulkeneet pois tietoisuudestaan. Tämä mielenkiintoinen puoli tulee esiin, kun kysyt asiaa ystäviltäsi tai ihmisiltä, joihin luotat ja jotka välittävät sinusta, joiden kanssa voit paremmin keskustella näistä asioista. Kysy heiltä: Mihin muuhun minä kykenen? Mitä sellaisia elämisen tapoja, kykyjä ja mahdollisuuksia, energioita ja tekijöitä tiedätte olevan minussa, joihin en ole saanut kosketusta tai joita voisin ilmentää paremmin tai ymmärtää aiempaa syvemmin?

Tällainen vuorovaikutus- ja työskentelytapa muiden kanssa on tietysti haasteellinen. Siksi kaikille keskusteluissa mukana oleville onkin hyödyllistä käyttää jotain vahvistavaa kukkauutetta ja samaan aikaan Almandiini-eliksiiriä auttamaan vuorovaikutusta.

Jotkut tietyillä erityisaloilla työskentelevät yksilöt, kuten erilaiset neuvonantajat, ammatinvalinnanohjaajat ja jopa neurologit, voivat huomata Almandiinin hyödyllisyyden tässä suhteessa, koska se nostaa esiin erilaisia luonteenpiirteitä ja uusia tapoja ymmärtää ihmisiä.

Almandiini-eliksiiristä on hyötyä perna- ja maksameridiaanille, ja tunnekehossa voidaan huomata jonkin verran voimistumista. Kuitenkin suuri osa energioista keskittyy kausaalikehoon. Kausaalikeho lähettää sen seurauksena erilaisia pulsseja ennakoimattomalla nopeudella fyysiseen kehoon ja antaa tämän käyttöön eri hetkinä monia erilaisia energioita ja monia eri mahdollisuuksia eri aikoina.

Astrologisesti Almandiinin voidaan havaita olevan yhteydessä Auringon ja Jupiterin välisiin positiivisiin aspekteihin. Myös Auringon ja muiden planeettojen väliset positiiviset määräkulmat voivat osoittaa eliksiirin käytön hyödylliseksi. Monet tekijät, jotka liittyvät Keskitaivaan [MC eli Midheaven] syvempään ymmärrykseen, voimistuvat Almandiinia käytettäessä, mutta samanaikaisesti tämä voi tehdä Keskitaivaan astrologisen tarkastelun liian mentaaliseksi, irralliseksi tunteista, ja tätä tulisi tietysti välttää. Sen tähden jos astrologilla on hyvä tunneyhteys ja syvempi ymmärrys siitä, kuinka hän kykenee työskentelemään Keskitaivaan kanssa, aivan kuin se olisi erillinen planeetta tai erillinen luonnehdinta yksilöstä, silloin Almandiinin käyttöä voidaan suositella.

Joissakin yksilöissä voidaan huomata Almandiinin käytön yhteydessä toisen säteen voimistumista.

Uvaroviitti 51

- sydänvalo, altruismi ja uudistuminen

Uvaroviitti kuuluu harvinaisiin granaattimineraaleihin. Se on smaragdinvihreää kalsiumkromisilikaattia, jota löytyy Suomessa mm. Outokummun Mökkivaaran kromidiopsidilouhoksesta. Uvaroviitti kuuluu kuutiolliseen kidejärjestelmään, ja sen kovuus on 6 1/2-7 Mohsin asteikolla.

Granaatista on useita tutkittuja variaatioita, mutta vihreä granaatti ei harvinaisuutensa takia ole ollut laajasti esillä. Se muistuttaa joissain suhteissa spessartiinigranaatin ominaisuuksia. Kauniin vihreällä uvaroviittigranaatilla on joitain mielenkiintoisia yhteyksiä smaragdinvihreään säteeseen, rakkaudelliseen, vihreän raikkaaseen, heräävään energiaan maaplaneetalla. Sillä on tietoisuuden tasolla monia yhteyksiä kevääseen ja uuteen elämään ihmisessä itsessä ja planeetalla.

Muinaisina aikoina uvaroviitti oli tavoiteltu kivi, ei kuitenkaan samalla tavalla kuin smaragdi. Uvaroviitin koettiin luovan ritualistisen yhteyden eri lemurialaisten välille, jolloin heidän välilleen kehittyi eräänlainen liittyminen yhteen tai rakastava energia. Uvaroviitin yhteydessä käytettiin joskus yksinkertaista rituaalia. Joku piti kiveä kädessään ja asetti sen sitten toisen ihmisen otsalle ja syleili tätä niin, että kivi pysyi otsalla. Kiveen voitiin laittaa myös pieni määrä tahmeaa ainetta, kuten männynpihkaa, vahvistamaan keskinäistä vuorovaikutusta tietoisuuden ja erityisesti kolmannen silmän eli kuudennen chakran tasolla.

Uvaroviitin energia voimistaa halua auttaa muita ihmisiä ja tuntea altruismia ja syvää yhteyttä, jolloin tahto alkaa stimuloida sydäntä. Eliksiiriä käytettäessä esiin voi nousta syvä näkemys ja ymmärrys siitä, kuinka rakkaus ja parantavan energian sovelias käyttö on puuttunut yksilön elämästä, maailmasta tai muista ihmisistä. Joskus tämän ymmärtäminen saa aikaan surua tai toivottomuuden tunneta, joiden aikana tämän eliksiirin käyttö on suositeltavaa.

Uvaroviitti sopii hyvin yhdistettäväksi Smaragdi-eliksiiriin tällaisina hetkinä, ja kun suru nousee esiin ja sen annetaan valua kyynelinä ulos kehosta, sen tilalle tulee suuri ja voimakas, syvempi ilo. Tämä on Jumalan iloa ja ihmisten halukkuutta ymmärtää luomisen korkeampaa kokemusta tai uuden valon tuomista maailmaan.

Näiden mainittujen tekijöiden lisäksi Uvaroviitti-eliksiirillä on paljon annettavaa fyysisellä tasolla. Uvaroviitti nimittäin hyödyttää monin tavoin fyysistä kehoa. Erityisesti se voimistaa joitain aivojen alueita ja aivoverenkiertoa, mikä voi helpottaa Alzheimerin tautina tunnettua aivosairautta. Alzheimerissa ilmenee laajaa hermojärjestelmän kiinnittymistä, kun hermot kiinnittyvät ja sotkeentuvat toisiinsa ja muodostuu takkuisuutta. Uvaroviittigranaatti voi auttaa tässä prosessissa ja hyödyttää ikääntyviä ihmisiä tämän sairauden torjumisessa.

Eliksiiriä käytettäessä keho alkaa vapautua alumiinista, ja lisähyötynä on kromin parempi imeytyminen. Alzheimerin tautiin liittyy riittämätön kromin määrä koko kehon solurakenteissa ja myös aivoissa. Kromi on yksi niistä mineraaleista, joita on hyvin vaikea saada luonnonmukaisista lähteistä. Yksi parhaista lähteistä on raaka suolaamaton voi, koska suola estää jonkin verran kromin täyttä imeytymistä.

Kiinnostavaa kyllä, toinen luonnonmukaisen kromin lähde, jota jotkut ihmiset ovat hyödyntäneet, on pieni määrä merivettä. Vaikka merivedessä on runsaasti suolaa, siinä on myös häivähdys kromia, jonka keho pystyy äärimmäisen hyvin käyttämään hyväksi. Siten merivedessä uinti on itse asiassa hyödyllistä tästäkin syystä. Muutaman merivesipisaran ottaminen kielen alle kerran päivässä voi olla hyödyllinen mineraalien lähde, jos vesi on suhteellisen puhdasta. Vettä ei tule kuivata, vaan sen voi ottaa nestemäisessä muodossa.

Uvaroviitti-eliksiiri energisoi, voimistaa ja työstää monin tavoin fyysisen kehon elimiä, erityisesti verenkiertoa ja varsinkin maksaa. Maksan energia on todella tärkeä työskenneltäessä kaikkien muiden kehon elinten kanssa. Palatkaamme jälleen haimaan ja asioihin, joita ei vielä mainittu Ametisti-eliksiirin vaikutusten yhteydessä. Muut sisäelimet nimittäin ottavat tarvittaessa hoitaakseen haiman eri toimintoja. Maksa on tässä ensimmäinen vaihtoehto, joten kaikki apu maksalle on usein myös suuri apu haimalle.

Tämän vihreän granaatin tavassa hoitaa kehoa on mukana myös eräänlaista armon tunnetta, aivan kuin jokin sisäinen hellä, rakastava, auttava ja kärsivällinen energia nousisi ajan myötä esiin. Eliksiiri yhdistää mentaaliset ja sydämen toiminnot tavalla, joka synnyttää uudenlaista sydänvaloa tai sydänmieltä. Tämä on hyvin tärkeää stressin yhteydessä, jolloin sydän kuormittuu pitkällä aikavälillä C-vitamiinin puutteen takia.

Viides säde energisoituu Uvaroviitti-eliksiirin käytön yhteydessä, ja samalla voidaan huomata maksameridiaanin ja hieman myös munuais- ja mahalaukkumeridiaanin voimistumista. Mentaalikeho voimistuu ja tunnekehon energia puhdistuu.

Kromilla itsellään on voimakkaita ominaisuuksia sen imeytyessä kunnolla ihmiskehoon. Se on katalyytti, joka laukaisee monien mineraalien muuttumisen muodosta toiseen. Tämä vaikuttaa kehon kykyyn käyttää oikealla tavalla kalsiumia, piitä, magnesiumia, kaliumia ja natriumia.

Kromin ulkoinen kiillon, kovuuden ja heijastavuuden signatuuri ilmaisee, että se voi myös antaa yksilöille syvempää ymmärrystä universaalista heijastuksen laista. Tämä laki voidaan ilmaista sanoilla: "Niin ylhäällä kuin alhaallakin." Yksilö voi nähdä itsensä heijastuman ympäristössään; ja päin vastoin hän voi myös heijastaa omaan ympäristöönsä omaa korkeinta ja parasta ymmärrystään.

Esimerkiksi jos yksilö ei ihmissuhteessa pidä tietyistä toisen ihmisen piirteistä, silloin on hyvä ymmärtää syy: Nuo tekijät ovat oman itsesi piirteitä, joita et ole itse halukas helposti hyväksymään. Kromieliksiirillä on monenlaisia voimakkaita mahdollisuuksia nostaa tietoisuutta tämän universaalin lain hyväksymisen avulla, mikä auttaa sinua ottamaan helpommin vastaan energioita muilta ihmisiltä. Kromi liittyy eläinradalla erityisesti Vesimiehen merkkiin.

Hopea 52

- aivopuoliskojen balansointi

Hopea (Ag) on kullan tavoin pehmeä ja sitkeä metalli, jonka kovuus on kullan lailla 2 ½ - 3. Hopealla on metalleista paras sähkön- ja lämmönjohtokyky, ja alkuaineista hopea heijastaa parhaiten valoa. Hopea kuuluu kuutiolliseen kidejärjestelmään, ja sitä esiintyy metallisena kulta-, koboltti-, nikkeli- ja tinamalmin yhteydessä. Sitä saadaan myös muita malmeja rikastettaessa.

Hopeaa on käytetty laajasti koululääketieteessä, ja se on tärkeä aine antroposofisessa lääketieteessä. Se liittyy mm. sukuelimiin, ja sitä voivat tarvita esimerkiksi lapsettomuudesta kärsivät naiset. Lisäksi se auttaa aivoja ja verenkiertoa ja on luonteeltaan desinfioiva. Antroposofisessa lääketieteessä hopea on merkittävä lääke myös mentaalisten häiriöiden hoidossa. Monet häiriöistä ovat lähtöisin lapsuudesta. Hopeaa käytetään usein psykoterapian alkuvaiheessa, ja se liittyy luoteeltaan muuten uusiin aloituksiin. Muistot vapautuvat tiedostamattomasta mielestä.

Homeopatiassa hopeaa käytetään päänsärkyyn, krooniseen käheyteen, nivelten hermosärkyyn, henkitorven tukoksiin, aivojen ja selkärangan ongelmiin sekä itsehillinnän ja tasapainon puutteeseen. Astrologisesti hopea on Kuun metalli ja liittyy samalla Ravun merkkiin eläinradalla.

Hopeaa käytettiin Lemurialla hermokudoksen kasvattamiseen, ja eliksiirinä Hopea liittyy erityisesti aivojen hermokudokseen. Eliksiiri stimuloi tätä kudosta ja lisää näin energiavirtaa meridiaaneissa. Älykkyysosamäärä kasvaa, ja aivojen paikalliset alueet kuten mm. puhekeskukset stimuloituvat. Hopean stimuloima heikko sähkömagneettinen kenttä voimistaa verenkiertoa. Käpyrauhanen ja aivolisäke sekä kaikki nikamat voimistuvat, ja solutasolla Hopea toimii täydellisessä tasapainossa kudosten uudistumisen periaatteiden kanssa. Hopea-eliksiiri on hyvä terapiaväline mihin tahansa säteilyvaurioihin, etenkin mikäli kyseessä on liiallinen röntgensäteily.

Hopeaa on usein hyvä käyttää silloin, kun kyseessä on jokin oikean aivopuoliskon epätasapainotila. Eliksiiriä voidaan käyttää erilaisissa vasempaan ja oikeaan aivopuoliskoon liittyvissä ongelmissa. Näitä ovat mm. autismi, dysleksia, epilepsia, hermostolliset häiriötilat, fyysiset koordinaatio-ongelmat ja näköön liittyvät vaikeudet.

Korkeita hopeapitoisuuksia sisältäviä ravintoaineita ovat sitrus-
hedelmät, rakkolevä, merilevä, äyriäiset ja eräät pähkinät kuten pe-
kan, makadamia ja saksanpähkinä. Kehon liian pieni hopeapitoisuus
heikentää älyllistä kapasiteettia ja aiheuttaa vyöruusua iholla. Nämä
ongelmat johtuvat mahdollisesti hermopäätteiden tulehduksista. Ho-
pea-eliksiiri parantaa hopean imeytymistä.

Hopealla voidaan helpottaa hermoston stressiin liittyviä psykologisia
tiloja. Hopea avaa kundaliinienergiaa niin, että vaikutus ulottuu tasapai-
noisesti läpi koko fyysisen kehon. Eliksiiri lisää visuaalista kykyä, mikä
saattaa ihmisen luonnolliseen yhteyteen universaalien symbolien kanssa.
Tämä laajentaa symbolien vaikutusta yksilölle henkilökohtaisesti merki-
tykselliseen suuntaan. Hopea voimistaa myös kaikkia ajatuksia.

Feminiiniset ominaisuudet tasapainottuvat, ja naadit voimistuvat.
Hopeaa voi käyttää kylvyssä, jolloin veteen laitetaan suunnilleen 15
ml Hopea-eliksiiriä yhdessä sellaisten aromaattisten aineiden kans-
sa, joihin tuntee vetoa.

Hopea aktivoi viisi keskeistä chakraa pään yläpuolella. Nämä ylem-
mät chakrat avautuvat myös Kullan ja Platinan sekä kukkauutteista
mm. Lootuksen ja Silverswordin avulla. Hopeasormusta on hyvä pi-
tää jommassa kummassa pikkusormessa. Hopea-eliksiiri voimistuu,
kun se laitetaan 10-15 minuutiksi Kuun pinnalta heijastuvaan aurin-
gonvaloon erityisesti täydenkuun aikoihin. Valon voi antaa siivilöityä
kirkkaan kvartsin läpi. Tällä metallilla on suuri arvo eliksiirinä.

Kupari 53

- itseluottamus ja astrologisten vaikutusten sääteleminen

Kupari (Cu) kuuluu kuutiolliseen kidejärjestelmään, ja sen kovuus on 2 1/2 -3
Mohsin asteikolla. Se on taottava ja taipuisa metalli, jonka väri on tuoreelta pin-
naltaan vaalean ruusunpunainen. Väri himmenee ilman vaikutuksesta nopeasti
kuparinpunaiseksi ja sitten ruskeaksi tai vihertävänruskeaksi. Metallinen kupa-
ri sisältää usein hieman hopeaa ja mahdollisesti myös muita alkuaineita.

Homeopatiassa kuparia käytetään mm. kouristusten, hermostollisten häiriöiden, sukuelinten epätasapainon sekä mielen liiallisesta ponnistelusta tai unenpuutteesta johtuvan mentaalisen ja fyysisen uupumuksen hoidossa. Kuparia käytetään myös koululääketieteen piirissä, ja antroposofisessa lääketieteessä sillä harmonisoidaan ja tasapainotetaan astraalikehon toimintaa fyysisen kehon yhteydessä. Näiden välinen epätasapaino voi aiheuttaa monenlaisia mentaalisia ja fyysisiä vaivoja.

Kuparista rakennettu pyramidirakenne, jossa on tarkalleen 62 asteen kaltevuuskulma, on erinomainen energian välittäjänä ja voimistajana. Käytämme sellaista kaikkien tekemiemme uutteiden ja eliksiirien voimistamisessa. Kupari liittyy astrologisesti Härän merkkiin eläinradalla, ja sitä on klassisesti pidetty Venuksen metallina.

Kuparia käytettiin Lemurialla yhtenä yleisistä alkuaineista stabiloimaan tuolloisen kehittyvän fyysisen kehon ja sen varhaisen anatomisen rakenteen luukudoksen yleisiä geneettisiä muotoja. Tämä tehtiin siksi, ettei hyytelömäinen muoto rasittanut liiaksi fyysistä kehoa. Kyseinen muoto oli noiden aikojen anatomialle joskus tyypillistä etenkin lapsuuden varhaisvaiheissa.

Kupari-eliksiiriä voidaan käyttää laajasti erilaisissa tulehdustiloissa kuten niveltulehduksessa, reumatismissa, aivokuoren tulehduksissa sekä sisäkorvan toiminnoissa ja suoliston vaivoissa. Erilaisia palleaan liittyviä vaivoja, kuten pinnallista hengitystä, voidaan hoitaa Kupari-eliksiirillä, koska se voimistaa hermostollisia toimintoja. Eliksiirin käyttö lisää luukudoksen joustavuutta rustoissa, jänteissä, nivelsiteissä ja poskionteloiden kudoksissa.

Kuparia suositellaan käytettäväksi sellaisissa vasemman ja oikean aivopuoliskon sairauksissa kuin autismissa, dysleksiassa, epilepsiassa, hermostohäiriöissä, fyysisissä koordinaatio-ongelmissa ja näköongelmissa. Käpyrauhanen ja aivolisäke voimistuvat, ja Kupari tuo helpotusta myös vaikeaan anemiaan. Kuparirannerenkaan käyttäminen torjuu mikroaaltosäteilyn vaikutuksia ja lisää kuparin imeytymistä.

Kupari liittää viisi alinta chakraa toisiinsa ja avaa sydäntä. Se saa aikaan täydellisen tietoisuuden itsestä ja lisää huomattavasti psyykkis-henkistä itseluottamusta. Yksilö saavuttaa sen myötä vähitellen tasapainon kaikilla ulkoisen muotonsa ja olemuksensa tasoilla.

Kupari kuuluu niihin perusmetalleihin, joilla on hyvä sähkönjoh-
tokyky. Se aktivoi kehon sähköisiä ominaisuuksia ja saattaa kaikki
hienokehot hyvään keskinäiseen yhteyteen. Kuparilla on erikoinen
kyky voimistaa tai heikentää astrologisia vaikutuksia lisäämällä fyy-
sisen kehon ja hienokehojen sähkömagneettisia ominaisuuksia. Se te-
kee kuparista erinomaisen eliksiirin kosmisen säteilyn haittojen hoi-
tamisessa.

Kuparia voidaan käyttää tarvittaessa ulkoisesti huolimatta siitä, et-
tä yksilöllä mahdollisesti on liikaa kuparia kehon solutasolla. Kuparia
on yleensä parasta käyttää matalassa homeopaattisessa potenssissa.

Kupari voimistuu auringonvalossa. Maskuliiniset ominaisuudet
painottuvat hieman Kupari-eliksiirin vaikutuksesta, ja kuparia voi
käyttää missä tahansa keholla. Kuparipalan asettaminen kolmannelle
silmälle saattaa hieman stimuloida sähkömagneettisia kenttiä ja luo-
da paremman yhteyden käpyrauhasen ja aivolisäkkeen välille. Näi-
den rauhasten toiminnan yhdistyminen edistää kolmannen silmän
toimintaa.

Berylli 54
- vapautuminen huolestuneisuudesta
ja liiasta kriittisyydestä

Berylli on kemialliselta koostumukseltaan beryllium-alumiinisilikaattia, ja
se kuuluu heksagoniseen kidejärjestelmään. Kovuudeltaan berylli on 7 1/2 - 8
Mohsin asteikolla. Beryllin väri vaihtelee värittömästä vihreän eri sävyihin, vi-
hertävän keltaiseen, oranssiin, vaalean punaiseen ja vaalean siniseen. Maamme
suurimmat kiteet ja jalokivet ovat berylliä. Jaloberylliä saadaan Luumäen Kän-
nätsalossa olevasta avolouhoksesta.

Berylli-eliksiiri soveltuu anatomisella tasolla parhaiten ruoansulatus-
kanavan sekä sydämen ja verenkiertojärjestelmän tukemiseen. Myös
aivolisäke voimistuu. Berylliä on hyvä käyttää missä tahansa sydä-

men ja verenkierron ongelmissa erityisesti, kun solunseinämät ovat heikentyneet, verisuonet kovettuneet tai kun esiintyy verenvuotoa. Eliksiirin avulla on mahdollista saada näiden joustavuus täydellisesti palautumaan.

Berylli auttaa ravintoaineiden, erityisesti piin, sinkin sekä A- ja E -vitamiinien imeytymisessä. Eliksiiri puhdistaa ruoansulatuskanavan. Siten Berylli-eliksiiriä voidaan käyttää helpottamaan flunssaa tai tilanteessa, jossa suoliston seinämät ovat aktivoituneet liikaa tai kun suoli tyhjenee jatkuvasti, kuten ripulissa. On hyvä lisätä seitsemän tippaa Berylliä paksusuolen hoitojen yhteydessä. Myös paiseruttoa voidaan hoitaa tällä eliksiirillä.

Huolestuneisuutta ja liiallista mentaalista aktiivisuutta voidaan helpottaa tällä eliksiirillä. Liian analyyttinen tai liian kriittinen yksilö saattaa tarvita Berylliä. Berylli voi toimia rauhoituslääkkeen tavoin, koska se pystyy lievittämään fyysisen kehon jännitteitä. Harachakra voimistuu, juurichakra stimuloituu, ja maskuliiniset ominaisuudet aktivoituvat. Kylvyssä Berylliä voi käyttää epsomsuolan [katkerosuola] kanssa ja hengitettäessä höyryjä.

Beryllin ominaisuudet voimistuvat smaragdin, lapis lazulin ja kvartsin avulla erityisesti, mikäli sen annetaan olla kahden tunnin ajan pyramidikehikon alla. Beryllin voimistamisessa voidaan lisäksi käyttää infrapuna- ja indigovaloa. Testikohtana on selkärangan tyvi.

Berylli yhdistettynä Peridoottiin vaikuttaa voimakkaasti maksaan ja lievittää maksaan liittyviä fyysisiä ja psykologisia epäbalansseja. Viha, huolestuneisuus ja pelko ovat esimerkkejä näistä. Kun tähän eliksiiriyhdistelmään lisätään vielä Timantti, saadaan voimakas kombinaatio, joka liittyy sellaisiin psyykkisiin kykyihin kuin selvänäköisyyteen, telepatiaan ja tietoiseen astraaliprojektioon. Kun viha ja pelko poistuvat, voi selvänäköisyys alkaa kehittyä. Peridootti vaikuttaa munuaisiin ja astraalikehoon. Kun Berylli ja Peridootti yhdistetään, Timantti avaa tässä kombinaatiossa helpommin kruunuchakran.

Helsinkiitti

- harhaminästä luopuminen

Helsingin nimikkokivi on virallisesti lähinnä valkoisesta albiitista ja hienorakeisen hematiitin värjäämästä epidootista koostuva kivilaji, joka muistuttaa hieman meetvurstia. Professori Aarne Laitakari teki ensimmäisen helsinkiittilöydön v. 1918 Helsingin Kalliosta.

Helsinkiitti auttaa yksilöä syvempään sisäiseen kommunikointiin ja erityisesti havaitsemaan erilaisia hänen itsestään luomiaan kuvia. Se auttaa myös huomaamaan, kuinka hän on kenties nähnyt itsensä toisten silmissä ja vääristänyt kuvan siinä määrin, että siitä on ikään kuin kehittynyt harhaminä. Helsinkiitti voimistaa ihmisen kykyä vapautua tästä valheellisesta kuvasta ja samastua sen sijaan todelliseen minäänsä. Hän kykenee myös kommunikoimaan todellisen minänsä kautta. Helsinkiitti vahvistaa samalla kykyä toimia tavalla, joka ei vie mitään keneltäkään muulta, ei vahingoita ketään eikä ole esteenä kenenkään henkilökohtaiselle vapaudelle tai valinnoille.

Helsinkiitti rohkaisee tämän seurauksena yksilöitä muodostamaan syvempiä yhteyksiä, jotka voivat kestää monien elämien ajan. Helsinkiitti-eliksiirin tuoma korkeampi ymmärrys liittyy niiden ihmisten tunnistamiseen, jotka olet tuntenut aiemmissa elämissäsi, sekä kykyyn tunnistaa sieluryhmäsi ja antaa tämän voimistaa sinua ja liittyä sinuun.

Monilla yksilöillä Suomessa on todellakin ollut ketju jälleensyntymiä, joissa he ovat tunteneet toisensa. Suomessa on yleisesti ottaen tiheämpiä karmallisia ryhmiä kuin yleensä muissa maissa. Syyt tähän ovat löydettävissä sekä sellaisista Suomen ajanjaksoista, jolloin ei ollut niin kylmä kuin nyt, että myös ajoista, jolloin oli huomattavasti nykyistä kylmempää. Ihmisten täytyi tällöin liittyä yhteen ja työskennellä yhteisöissä niin ilmaston kuin tietoisuuteen liittyvien seikkojen takia.

Tämän energian myötä Helsinkiitti voi tuoda ihmisille syvemmän yhdistymisen tunteen, kun he luopuvat itse luomistaan harhakuvista ja palaavat todelliseen minäänsä, paikkaan, jossa on yksinkertaista ykseyttä ja kykyä rakastaa toinen toistaan siksi, että tämä on olemassa, ei siksi että tämä tekee jotakin.

Suomessa asuvien ihmisten on monesti huomattu olevan hyvin tietoisia siitä, että hyväksyäkseen itsensä tai tehdäkseen arvokkaita asioita elämässään heidän täytyy ensin tuottaa, suorittaa tai päästä sellaiseen tilaan, jossa he voivat kunnioittaa itseään ja aikaansaannoksiaan. Helsinkiitti-eliksiirin myötä he huomaavat, että tämä on valheellista energiaa ja että sen pohjana on yksinkertaisesti tietoisuus olemisesta ilman että yrittää tehdä mitään. Helsinkiitin syvempi viesti on tietysti hyvin hyödyllinen ja antaa syvemmän ymmärryksen tästä asiasta.

Juurichakra energisoituu, ja monet neljänteen, viidenteen ja seitsemänteen chakraan keskittyvät energiat tuovat Helsinkiitin tietoisuutta ihmisille. Eetteri- ja astraalikeho stimuloituvat jonkin verran. Syvempää tietoista virittymistä tapahtuu, kun Venus-planeetta on positiivisissa aspekteissa yksilön kartalla. Hienoista voimistumista on havaittavissa mahalaukkumeridiaanissa erityisesti sen alemmissa, säärestä löytyvissä pisteissä.

Kiille 56

- kyky nähdä asian ytimeen

Kiilteiden ryhmään kuuluu maassamme parikymmentä mineraalia, joilla on yhteisiä ominaisuuksia. Ne kuuluvat monokliiniseen kidejärjestelmään, ja niillä on suomuinen asu ja yksi erittäin etevä lohkosuunta. Liuskeella tarkoitetaan runsaasti kiillettä sisältävää kivilajia. Pohjois-Pohjanmaan maakuntakivi on juuri liuske.

Kiilteellä on eliksiirinä monia mielenkiintoisia ominaisuuksia, mutta niistä kaikkein tärkein signatuuri on sen selkeys, kyky nähdä kirkkaasti ja ymmärtää muiden läpinäkyvyyttä sekä kyky nähdä asian ydin ja kehittää näkökykyä. Kiille antaa myös tunteen suuremmasta saatavissa olevasta valosta sekä kyvyn havaita asioita syvemmin ja tietoisemmin kuin aiemmin. Kiilteen ominaisuuksiin kuuluu lisäksi se, että se ei päästä sähkövirtaa lävitseen. Sähkönjohtamattomuus liittyy mineraalin signatuuriin siinä mielessä, että myös sinussa on energioita, jotka eivät ole kytkettyinä mihinkään, mutta jotka ovat voimakkaita nähdä ja tuntea. Niiden täytyy nyt tulla pintaan ja ymmärretyiksi.

Kiille voi tuoda tietoisuuteesi energioita, joita et ole aiemmin välittänyt tiedostaa, mutta jotka voisit nähdä ja tuntea ja saada niistä esiin asioita monin eri tavoin. Uusia kykyjä ja ominaisuuksia voi tulla esiin tai saatat saada kyvyn nähdä selvästi asioita, jotka olivat aiemmin hämmentäviä, tai kyvyn olla muiden kanssa vuorovaikutuksessa sen sijaan, että aiempaan tapaan tukahduttaisit tämän kyvyn.

Monet oppaat Suomea opastavasta henkitason ryhmästä, Suomen Vanhimmista, suosittelevat Kiilteen käyttöä yhdessä Krypton-eliksiirin kanssa voimakkaana työkaluna. Krypton riipuksena tai jalokaasueliksiirinä vahvistaa kehoa ja näköä. Yhdistelmä vaikuttaa silmiin, näkökykyyn, tietoisuuteen uusista tavoista nähdä, erilaisten näköongelmien korjaamiseen, jotka liittyvät enemmänkin kaukonäköisyyteen kuin likinäköisyyteen. Tästä kombinaatiosta voi saada helpotusta moniin näköön liittyviin ongelmiin. Tällä on myös monia sovelluksia korkeammilla henkisillä tasoilla, ja jotain yhteyksiä 12. chakraan on havaittavissa Kiille-eliksiirin käytön yhteydessä.

Kordieriitti 57
- korkeampi kommunikaatio

Silikaatteihin kuuluva kordieriitti on hienoimpia maastamme löytyviä jalokiviä. Tämä safiirinsininen kivi vaihtaa väriään, kun sitä katsotaan eri suunnista. Ilmiötä kutsutaan pleokroismiksi. Rombiseen kidejärjestelmään kuuluvaa kordieriittiä löytyy Suomessa mm. Pielavedeltä ja Kiuruvedeltä. Kiven kovuus on 7 1/2 Mohsin asteikolla.

Kordieriitti-eliksiiri lisää korkeampaa kommunikaatiota. Se mahdollistaa sanojen takana olevan tarkoituksen ja syvemmän merkityksen kuulemisen. Tämä voi tarkoittaa jopa jumalallisen tarkoituksen tai korkeimman rakastavan tarkoituksen kuulemista jonkun henkilön kommunikaatiossa silloinkin, kun hänen sanansa saattavat pintatasolla kuultuna kuulostaa karkeilta tai vahingollisilta kuulijan korvissa.

Tämä eliksiiri lisää anteeksiantamista ja voi myös kehittää kommunikointia erityisesti teini-ikäisten ja aikuisten välillä. Sellaiset turhautumisen tai vihan energiat, joita on voitu pidätellä, torjua tai kokonaan kieltää, nousevat esiin yksilön kommunikoitavaksi. Hän saavuttaa syvemmän hiljaisuuden ja rentoutuneisuuden tilan, jossa hän kykenee virittymään omaan päämääräänsä ja Jumalenergiaan sekä tiedostamaan nämä kaksisuuntaisen kommunikaation avulla.

Kordieriitti-eliksiiri on äärimmäisen hyödyllinen rukoiltaessa ja kommunikoitaessa korkeampien tasojen olentojen tai oman korkeamman Minän kanssa.

Sideriitti 58

- työskentelyyn oman varjon kanssa

Sideriitti eli rautasälpä on hauras mineraali, jonka väri vaihtelee vaalean kellertävästä ruskeaan, harmaaseen, vihertävään ja lähes värittömään. Sideriitissä osa rauta-atomeista on usein korvautunut magnesiumilla. Mineraali kuuluu trigoniseen kidejärjestelmään, sen kovuus on 4, ja sitä tavataan patjoina sedimenttikivissä. Suomessa sideriittiesiintymiä löytyy mm. Lapista.

Sideriitti on tärkeä kivieliksiiri ihmiskunnalle. Useimmat Sideriittieliksiiriä käyttävät ihmiset huomaavat ajan myötä, että heidän kykynsä hyväksyä oma varjopuolensa ja työstää sitä parantuu huomattavasti. Tämän seurauksena tunnekeho puhdistuu vähitellen, ja energiat vapautuvat mentaali/ajatuskehoon antaen laajemman perspektiivin ja suuremman ymmärryksen.

Sideriitti-eliksiiriä käyttämällä on mahdollista vapautua monista kehon kielteisistä toiminnoista. Nämä toiminnot voivat esimerkiksi estää ruoansulatusta toimimasta kunnolla tai ehkäistä parantavan valon ilmentymistä, tai olla esteinä mille tahansa asialle tunne- tai jopa henkisellä tasolla.

Eliksiiri lisää kykyä auttaa ihmisiä hyväksymään toinen toisensa, nähdä vaikkapa toisen ihmisen tumma puoli - ja huomata samalla, että se on vain heijastumaa tai peili jollekin oman tietoisuuden aspektille. Tällä tavoin yksilö voi helpommin ja rakastavammin hyväksyä toisen ihmisen. Ymmärrys lisääntyy sen suhteen, että kyky ilmentää valoa riippuu myös kyvystä hyväksyä oman olemuksensa tummat alueet, mitä ne ikinä ovatkin. Vain hyväksymällä ne ihminen voi tietoisesti vapautua niistä.

Sideriitti-eliksiirin käytön myötä nousee solutasolla esiin syvempi ykseyden kokemus. Sideriitti auttaa lopulta näkemään ihmiskunnan korkeimmat mahdollisuudet yhdistyneenä kykyyn rakastaa. Sideriitti nimittäin stimuloi ihmisiä monilla keskinäisen yhteyden, rakastamisen tai toisistaan huolehtimisen tasoilla, mikä on hyvin tärkeää sisäisen varjominän energioiden selvittämisessä. Toinen toistaan auttaessaan ihmiset voivat ymmärtää toisiaan paremmin kuin yksin ollessa.

Monet ihmiset kokevat Sideriitti-eliksiirin käytön yhteydessä emotionaalisten yhteyksien paranevan. Näin tapahtuu erityisesti talvisin Pohjolan ilmastossa. Yksilö voi saada Sideriitin avulla uudenlaisen sisäisen tunteen tai kuvan itsestään ja muodostaa uudenlaisen identiteetin.

Eliksiirillä on monenlaisia yhteyksiä toiseen ja kolmanteen säteeseen, mutta nämä säde-energiat voivat muuttua myös ihmisessä ja herättää hänessä oranssisäteen energioita. Monet yksilöt ovat jo varhain elämässään yhteydessä oranssisäteeseen ja näkevät, kuinka vuosien varrella emotionaalinen yhteys siihen heikkenee, ja oppimisen myötä sen yhteys rakkauteen, parantamiseen tai opettamiseen nousee enemmän esiin.

Sideriitti-eliksiiri on hyvin hyödyllinen tässä suhteessa. Useimmilla ihmisillä on kuitenkin taipumus käyttää eliksiirejä vain vähän aikaa. Joskus on eliksiirin sijaan helpompaa työskennellä kiven kanssa pidemmän aikaa. Tässä tapauksessa kiveä voi pitää lähellään osana kodin alttaria tai muuta pyhää paikkaa, tai sitä voi käyttää sormuksessa tai riipuksessa, jolloin vaikutus saattaa kestää vuosikymmeniäkin, kun taas ihmisen kiinnostus eliksiireihin saattaa hiipua.

Tähtieliksiireistä Antares (Alpha Scorpii) sopii erinomaisesti yhteen Sideriitin kanssa.

Timantti 59

- mestariparantaja ja esteiden poistaja

Grafiitista kovassa paineessa ja kuumuudessa syntynyt timantti on puhdasta hiiltä ja samalla kovin tunnettu mineraali, jonka kovuus on Mohsin asteikolla 10. Timantti kiteytyy pyöreähköinä, kuutiollisina kiteinä. Sen isäntäkivinä tunnetut kimberliitit ovat helposti rapautuvaa, erittäin emäksistä kivilajia, ja kimberliittipiippuja löytyy maastamme mm. Kaavin ja Kuhmon alueelta. Ensimmäiset tiedot suomalaisten timanttien löytymisestä julkaistiin 1994. Suomesta on löytynyt myös meteoriittitimantteja ja törmäystimantteja.

Timantin kiteytyminen orgaanisesta hiilestä valtavissa paineissa ja kuumuudessa on hyvä vertauskuva myös ihmisen kehitykselle varhaisesta, karkeasta kehitysvaiheesta valaistumiseen ja henkiseen loistoon, joka hiotun timantin tavoin säteilee kauniisti kaikkialle ympäristöön. Tämä maailman tärkein jalokivi liittyy astrologisesti Oinaan merkkiin, Mars-planeettaan ja myös pikkuplaneetta Kheironiin, joka löytyi vuonna 1977. Kheironin teemoja ovat mm. Kristus-tietoisuus, puhdas sisäinen valo ja valaistuminen, henkinen herääminen, transformaatioprosessi ja päälakichakran aktivoituminen. Timantti edustaa kivikunnan integroituneinta muotoa samalla tavoin kuin kulta metalleissa sekä lootus ja muutamat ruusulajit kasvikunnassa.

Timantin ainutlaatuinen ja mielenkiintoinen ominaisuus liittyy sen syntyyn hiilestä. Se poikkeaa tässä suhteessa kaikista muista kivistä. Puhdas tai hieman epäpuhtauksia sisältävä hiili voi usein toimia perustana näille planeetan kaikkein elävimmille kiville. Tästä johtuu timanttien sisäinen samankaltaisuus ihmiskehon kanssa. Koska ihmiskehossa on niin paljon hiiltä, sen energia muistuttaa enemmän timantin kuin mikään muun kiteen energiaa. Näiden muiden täysin erilaisten mineraalikiteiden perusaineksia ei löydy merkittävässä määrin ihmisen kehosta.

Vain suhteellisen pienellä määrällä timanteista - kenties 10-20%:lla maailman timanttituotannosta - on eräs erikoisominaisuus, jonka monet ihmiset kykenevät aistimaan. Kyse on elävyyden, heräämisen tai tietoisuuden ominaisuudesta. Tosiasiassa se on kuitenkin heijastusta inhimillisestä tietoisuudesta, jolloin ihminen ikään kuin tutustuu uudestaan ystävään saadessaan uudelleen kontaktin kauniin, älykkään ja rakastavan läsnäolon kanssa.

Tässä mielessä suomalaiset timantit nousevat esiin tällä hetkellä, koska monilla niistä on edellä mainittu ominaisuus kenties hieman yleisemmin kuin muualta maailmasta löydetyillä timanteilla. On tietysti hankala koettaa erotella elävät timantit muista. Elävyyden ominaisuus voidaan tuoda mihin tahansa timanttiin, mutta se vie pitkän ajan. Sen takia onkin hyvä, että itsellesi timanttia valitessa pidät sitä kädessäsi ja tunnustelet tätä laatua.

Suomessa on suuri määrä hautautuneena olevaa tärkeää luonnonenergiaa. Se on maan alla, josta se nousee esiin voimakkaana ja tärkeänä luovuutena, jonka kanssa monet suomalaiset työskentelevät. Monet näistä energioista ilmentyvät kasveissa ja johonkin mittaan myös eläimissä. Tämä uusi timanttienergian esiintulo on saman luovan voiman energian yksi muoto. Tästä syystä yksilöt, joilla on erityistä kiinnostusta luovuuden ilmaisukeinoja kohtaan - esimerkiksi musiikkia, tanssia ja kirjallisuutta, mutta myös keksimistä, tieteen ja teknologian oikeanlaista käyttöä kohtaan ihmisten apuna eikä ainoastaan rahantekovälineenä - voivat huomata näiden vastikään löydettyjen timanttien erityisesti auttavan luovuuden ilmentämisessä.

Tietenkin Timantti-eliksiirin teossa on merkittävää etua siitä, että timantin voi vain lainata eliksiirin tekoa varten. Tässä tapauksessa yksilön omasta herkkyydestä sekä gemmologeista ja muista erityisesti jalokiviä kohtaan vetoa tuntevista ihmisistä on paljon hyötyä.

Sopivan timantin löytämiseen voi tällaisessa tapauksessa liittää pienen harjoituksen. Pidä timanttia kädessäsi ja kuvittele meneväsi sen sisään. Käytä aluksi suurennuslasia, jalokivikauppiaan luuppia tai vaikkapa videokameraa nähdäksesi siitä suuremman kuvan. Laita sitten laite sivuun, pidä tietoisuudessasi tätä timantin kuvaa ja kuvittele mielessäsi astuvasi sen sisään. Joidenkin voi olla helpompi pitää timanttia tällöin kädessä, kun taas toisten mielestä on parempi laittaa se sivuun.

Kun astut timantin sisään, kuvittele tulevasi eräänlaiseen maailmaan tai alueelle, missä sinua ympäröivät monenlaiset energiat. Joillekin se voi olla kuin maisema, kylä, vuoristoseutu tai vedenalainen alue. Toisilla esiin saattaa nousta yksinkertaisesti tunne siitä, että he ovat jossain kauniissa asuinpaikassa, kauniissa talossa tai paikassa, mitä timantin rakenne on elävöittänyt.

Hengittäessäsi laskeudu rauhan tilaan, ikään kuin näkisit oman kuvajaisesi astumassa kiveen ja saapuvan siellä rentoutumisen ja tyyneyden paikkaan. Silloin tulet tietoiseksi siitä, onko kivi elävä. Tässä kohdassa tietoisuuteesi voi nousta kuvia, sanoja, ääniä, fyysisiä aistimuksia ja muita asioita. Ne ovat osoitus kiven elävyydestä. Muilla kerroilla saatat kokea yksinkertaista hiljaisuutta, jossa on ehkä mukana rauhan tunnetta. Tämä on osoitus siitä, että kyseinen kivi ei ole elävä ja tietoinen. Silloin kannattaa valita toinen kivi.

Voit löytää itsellesi parhaan kiven kokeilemalla näitä ajatuksia ja energioita. Tee kuitenkin eliksiiri timantista, joka on osoittautunut eläväksi. Sillä voi olla tavallisista timanteista poiketen edellä mainittuja lisäominaisuuksia, jotka auttavat luovuudessa ja tietoisuuden heräämisessä.

Mainittu yleinen periaate soveltuu riippumatta siitä, onko timantti Suomesta vai ei. Joillakin suomalaisista timanteista voi kuitenkin olla suurempi kyky tuoda kiven energioita voimakkaammin yksilön tietoisuuteen.

Timantti on yleisellä tasolla mestariparantaja ja ehkä myös neutraalein kaikista jalokivistä, aivan kuten mestarikin on. Timantti päästää lävitseen ja johtaa eteenpäin tarjoamansa: oman valonsa loisteen. Timantti-eliksiirin käyttöä voidaan harkita eri kombinaatioissa, joista kerrotaan myöhemmin. Timantti ei tavallisesti voimista tai yhdistä kombinaatiota, mutta se on äärimmäisen tehokas poistamaan sellaisia esteitä ja negatiivisuutta, jotka voivat estää värähtelyuutteiden vaikutuksia. Seuraavassa esitellyt ominaisuudet liittyvät valkoiseen tai kirkkaaseen timanttiin. Nämä ominaisuudet löytyvät värillisistäkin timanteista, mutta niillä on myös muita ominaisuuksia, joista kerromme hieman tämän tekstin lopussa.

Timantti tai vakaaksi kiteytynyt hiili asettaa kohdalleen aivokopan luut. Timantti-eliksiirin vaikutus kohdistuu pääasiassa aivoihin. Eliksiiri soveltuu monien aivosairauksien hoitoon, kuten aivokuumeeseen, aivokasvaimiin, aivolisäkkeen ja käpyrauhasen ongelmiin ja väliaivojen sairauksiin. Timantin vaikutus ulottuu myös pikkuaivoihin, atlakseen, kalloon ja ydinjatkokseen. Timantin vaikutus hermostoon keskittyy ainoastaan aivojen alueelle. Muita aivojen epäbalansseja, joihin Timantista on apua, ovat verenvuoto, tulehdus sekä aivopuoliskojen häiriöt, kuten autismi, dysleksia, epilepsia, neurologiset ongelmat, fyysiset koordinaatio-ongelmat ja näköön liittyvät ongelmat.

Laita Timantti-eliksiiriä tai timantti aivojen ydinjatkoksen kohdalle, ohimolle tai päälaelle. Meditoi sitten ja huomaa, kuinka leuan lihasrakenteessa ja lapaluissa tapahtuu muutosta. Näiden alueiden jännitteitä, kuten leukanivelen jäykkyyttä tai virheasentoa sekä atlakseen, ohimoihin ja aivokopan luihin liittyviä jännitysongelmia voidaan lievittää. Tasapainottuminen tapahtuu itsestään, koska näiden alueiden verenkierto paranee. Timantti tuo helpotusta myös kaikkiin miasmoihin, erityisesti syfiliittiseen miasmaan. Solutasolla eliksiirillä on hienoinen vaikutus RNA:han. Eliksiiri lisää myös synapsien toimintaa yksittäisten hermosolujen ja kallon välillä.

Myös kivekset voimistuvat. Lähettävän ja säteilevän kykynsä ansiosta Timantti poistaa elämänvoimaa kivesten sairauksilta. Tämä koskee erityisesti syfilistä. Timantti auttaa monien muidenkin sairauksien parantamisessa. Eliksiiri poistaa esimerkiksi sairauksissa esiintyviä energiakuvioita, jotka tukkivat elämänvoiman etenemistä.

Timantti säteilee energiaa tai lähettää tiettyjä perusvärähteitä. Se pikemminkin vetää pois kuin jakaa tai sulauttaa energiaa. Timantilla on kyky vetää myrkkyjä kehosta. Se työntää myrkkyjä hienokehoihin ja eetteriin, missä ne muuttavat muotoaan. Silloin kun hermostossa on myrkkyjä, voi kuitenkin olla hyvä käyttää Hopea-eliksiiriä edistämään kudosten kasvua ja vetämään myrkyllisyyttä ja sen eetteriominaisuuksia pois kehosta.

Timantti auttaa aina myrkyllisyyden purkautumista järjestelmästä. Tämä on itse asiassa Timantin tehtävä; se ei lähetä energiaa sanan varsinaisessa merkityksessä. Timanttia pitäisikin käyttää muiden värähtelyvalmisteiden kanssa poistamaan myrkkyjä fyysisestä kehosta ja hienokehoista. Timantin lisääminen uuteyhdistelmään auttaa myös muita värähtelyvalmisteita heikentymästä puhdistusprosessissa.

Muut kivet tai eliksiirit pystyvät paremmin lataamaan uudelleen ominaisuuksiaan Timantin ollessa mukana. Muilla uutteilla, kuten Jamesoniitilla ja Lootuksella, joita voidaan käyttää monissa kombinaatioissa, ei ole tätä kykyä. Timantti kykenee tähän, koska siihen liittyvät energiat tulevat niin korkealta värähtelytasolta ja muuntuvat sitten sopiviksi fyysiseen kehoon.

Timantti poistaa tukoksia kruunuchakrasta ja stimuloi myös kehon luonnollisia hallusinogeenisiä kykyjä. Tämä auttaa eliminoimaan fyysiselle keholle vieraita asioita. Timantilla on jonkin verran vaikutusta kulmakarva- ja seksuaalichakraan, ja sitä voi pitää myös lievästi sukuviettiä kiihottavana aineena. Sitä voi käyttää poistamaan persoonallisuuden tukoksia ja seksuaalisia toimintahäiriöitä, joilla on psykologinen tausta. Se sopii ihmisille, jotka ovat huolestuneita, kokevat olonsa turvattomaksi ja joilla on heikko omanarvontunto. Timantti edistää ajatuksen kirkkautta ja saattaa ihmisen näin lähemmäksi korkeampaa minää ja sen ajatuksia.

Eetterikeho yhdistyy paremmin fyysisen kehon kanssa, mikä vahvistaa elämänvoimaa poistamalla negatiivisia malleja. Eliksiiri puhdistaa keskeiset meridiaanit, mutta naadeihin sillä on vain vähän vaikutusta. Timantti työskentelee ihmisen kaikkien puolien kanssa aina korkeimmista henkisistä alueista fyysiseen kehoon saakka. Sen chakroissa aikaansaamat muutokset eivät siirry helposti naadeihin. Timantti on yleinen kaikkien hienokehojen puhdistaja hieman samaan tapaan kuin kvartsi, mutta sillä ei ole erityistä vaikutusta eetteri- ja mentaalikehon ulkopuolelle.

Perusproteiinien ja B- ja E-vitamiinien imeytyminen voimistuu Timantti-eliksiirin avulla. Timanttisormuksen pitäminen nimettömässä tasapainottaa maskuliinisia ominaisuuksia. Timantilla on äärimmäistä vetovoimaa feminiinistä energiaa kohtaan. Se sopii paremmin niille, joilla on parantajina feminiinistä energiaa. Osana signatuuria timantin säteilevyys viittaa sen kykyyn lähettää energiaa.

Timanttia voidaan voimistaa laittamalla kivi tai eliksiiri pyramidikehikon alle kahdeksi tunniksi silloin, kun Mars-planeetta on korkeimmalla kohdalla radallaan eli keskitaivaalla. Timantti onkin erityisen käyttökelpoinen niille, joilla on urheilijan lahjoja, sillä Mars liittyy myös urheiluun. Testikohtana on kruunuchakra. Timantti on virittynyt C-säveleen 256 hertsin taajuudella ja astrologisesti Oinaan merkkiin, jota Mars hallitsee.

Timantin käytössä tulee olla hieman varovainen, sillä se on hyvin voimakas eliksiiri. Se voi säteillä liian paljon energiaa ja samalla kuluttaa yksilön omia energioita. Tällöin voi tapahtua esimerkiksi liikaa oman itsen tyhjentymistä, jos Timanttia käytetään kurkku- ja sydänchakrojen yhteydessä.

Kasvien hoidossa Timantti-eliksiiri sopii kasveille, jotka tarvitsevat paljon auringonvaloa. Sen sijaan varjossa viihtyville kasveille se ei sovi. Timantti kasvattaa lehvästöä.

Timantti-eliksiiri sopi käytettäväksi monenlaisissa yhdistelmissä. Esimerkiksi yhdessä Vuorikiteen ja Ruusukvartsin kanssa se auttaa ihmistä vapautumaan emotionaalisesta negatiivisuudesta, jolloin esiin alkaa nousta selkeyttä olennaisten kysymysten osalta. Yhdistelmä parantaa artikulointia, antaa unille selkeyttä ja auttaa tekemään astraalimatkoja. Timantti palauttaa ihmisen luonnolliseen tilaansa, joka ilmenee yhteytenä korkeampaan minään. Ruusukvartsi avaa edelleen sydäntä, ja Vuorikide stimuloi suurempaa selkeyttä.

Timantin, Hyytelöopaalin, Platinan ja Hopean yhdistelmä saa meridiaanit, naadit ja hienokehon täydelliseen yhteyteen toistensa kanssa. Se luo henkistä inspiraatiota ja ajatuksen kirkkautta sekä selkeyttää yksilön päämääriä. Tämä on hyvä yhdistelmä akupunktion ja kaikkien keho-mieli -terapioiden yhteydessä. Yhdistelmä ei vaikuta chakroihin.

Beryllin, Peridootin ja Timantin yhdistelmä kasvattaa psyykkisiä kykyjä, kuten selvänäköisyyttä, telepatiaa ja tietoisia astraaliprojektioita. Tätä yhdistelmää tarvitsevat ihmiset, jotka ovat huolissaan psyykkisistä kyvyistään ja jotka ehkä näkevät painajaisia. Astraalikeho kuntoutuu, ja ajatuksen kirkkaus ja analyyttisyys kehittyvät. Timantin, Herkimer-timantin [joka on kvartsin muoto] ja Tuliopaalin yhdistelmä kehittää selväkuuloisuutta, ja myös muut psyykkiset lahjat voivat kehittyä yhdistelmää käytettäessä.

Erivärisistä timanteista tehty eliksiiriyhdistelmä sopii erityisesti niille, jotka ovat valmiita työskentelemän kivikunnan kaikkein integroituneimman muodon kanssa. Kombinaatio on erityisen hyödyllinen mentaalikehon uudistamisessa ja antaa ylimääräistä energiaa ja syvää näkemystä mihin tahansa käsillä olevaan tehtävään.

Värillisistä timanteista tehdyillä eliksiireillä on vaikutusta eri chakroihin. Esimerkiksi Punainen ja Musta timantti harmonisoivat juurichakraa, Oranssi ja Keltainen taas toista ja kolmatta chakraa, Vaaleanpunainen ja Vihreä neljättä chakraa ja Valkoinen timantti korkeampia chakroja.

Topaasi 60

- nuorentuminen ja uudistuminen

Topaasi on alumiinifluorihydroksidisilikaatti ja tyypillinen graniittien ja graniittipegmatiittien mineraali. Se kuuluu rombiseen kidejärjestelmään, ja sen kovuus on 8 Mohsin asteikolla. Topaasin tyypillinen väri on keltainen tai kullanruskea, mutta sitä esiintyy myös monissa muissa väreissä ja värittömänä. Suomesta topaaseja löytyy mm. Kaakkois-Suomen rapakivialueelta ja Eräjärven Väkkärän pegmatiiteista.

Topaasi liittyy kuukausista marraskuuhun ja astrologisesti Plutoon ja Vesta-asteroidiin, joka on suurin tuhoutuneen Maldek-planeetan jäänne asteroidivyöhykkeellä. Steinerin mukaan topaasi stimuloi makuaistia, kun taas Edgar Cayce sanoi sen olevan voimanlähde kohdattaessa elämän haasteita ja vaikeuksia.

Solutasolla Topaasi-eliksiirillä on kyky yleiseen kudosten uudistamiseen. Ikääntymiseen liittyviä sairauksia voidaan hoitaa Topaasilla. Se stimuloi sympaattista hermojärjestelmää rentouttamalla kehoa jännitteistä. Syfiliittinen, tuberkulaarinen ja gonorrea-miasma helpottuvat. Mahalaukku ja aivolisäke voimistuvat, ja kulmakarvakeskus avautuu hieman. Myös kolmas chakra aktivoituu. Topaasiin liittyy henkinen nuorentuminen tai uudesti syntyminen. Tämän lisäksi myös ikääntymisprosessin suunta muuttuu, kun yksilö mietiskelee tätä kiveä. Topaasi auttaa myös hiljattain vakiintuneiden emootioiden käsittelyssä. Eetterikeho nuortuu ja yhdistyy paremmin fyysiseen kehoon.

Voimistaaksesi topaasia laita se sinisen lasin tai kankaan läpi siivilöityvään auringonvaloon kymmeneksi minuutiksi ja aseta se kvartsialustalle. Topaasi-eliksiiriä voi käyttää ulkoisesti sekoitettuna erilaisiin öljyihin. On hyödyllistä pitää topaasia useimmilla kehon alueilla, erityisesti meridiaanipisteiden kohdalla.

Topaasi sopii moniin uuteyhdistelmiin. Topaasin, Päivänkakkaran, Lootuksen ja Vaalean helmen yhdistelmä helpottaa stressiä. Meridiaanit, naadit ja kolmas chakra voimistuvat ja kaikki miasmat heikentyvät. Astraali- ja tunnekeho tulevat parempaan keskinäiseen yhteyteen ja voimistuvat, ja tätä kombinaatiota voidaan käyttää myös ulkoisesti. Se lisää kalsiumin, magnesiumin, niasiinin ja fosforin imeytymistä.

Vaalea helmi, Topaasi ja Turkoosi tuovat helpotusta vatsan ongelmiin, erityisesti mahahaavaan. Myös huono ruoansulatus tai kihti voivat saada helpotusta. Tätä yhdistelmää kannattaa käyttää huolestuneisuuteen ja stressiin, ja se tasapainottaa tunnekehon ja vatsachakran. Vaalea helmi lievittää emotionaalista stressiä, joka voi aiheuttaa vatsahaavan, ja Topaasi toimii katalysaattorina, joka aktivoi Turkoosin yleiset parantavat ominaisuudet, jotka auttavat vatsan aluetta paranemaan.

Topaasin, Lapis lazulin ja Malakiitin yhdistelmä aktivoi kolmatta ja kurkkuchakraa ja korkeampaa minää niin, että yksilön on helpompi ilmaista emotionaalisia asioita. Malakiitti takaa, että kaikki negatiiviset tunteet eliminoituvat, Topaasi voimistaa kykyä työstää hiljattain vakiintuneita uusia emootioita, ja Lapis lazuli antaa kyvyn kommunikoida ja ilmaista tunteita. Tätä kombinaatiota voi käyttää ulkoisesti suihkeena.

Kasvien viisaus, kivien muisti

Värähtelyuutteiden käyttö, voimistaminen ja kombinointi

Kasvien, kiteiden sekä erilaisten uutteiden ja eliksiirien kanssa voidaan työskennellä monella eri tavalla, ja olemmekin jo edellä sivunneet joitakin näistä. Esimerkiksi kasvilääkintä on ikiaikainen ja tärkeä hoitomuoto, jolla on edelleen paljon annettavanaan ihmisille. Se toimii hyvin myös erilaisten uutteiden kanssa. Joskus on erittäin hyödyllistä käyttää samaa kasvia sekä yrttinä että kukkauutteena. Kyseessä on jälleen luonnonmukainen synergiaetu, jonka puitteissa yrtti toimii yleensä fyysisen kehon kunnostamisessa ja uute puolestaan korkeammilla värähtelytasoilla. Me tarvitsemme tällaista kokonaisvaltaista ajattelua hoitamisen yhteydessä.

Monet käyttävät kiteitä parantaviin tarkoituksiin esimerkiksi laittamalla niitä chakrojen kohdalle, akupisteisiin tai kehon muille alueille. Erilaiset onnenkivet, astrologiset kivet, amuletit ja vastaavat ovat käytössä ympäri maailmaa. Kivistä ja myös kasveista voidaan tehdä hienoja mandalarakenteita, ja hyvin jännittävän astrologisen jalokivimandalan rakentaminen ja käyttö on esitelty Gurudasin kirjassa *Gem Elixirs and Vibrational Healing, Vol. II.* Näyttää yleisesti ottaen siltä, että mitä enemmän testaamme ja otamme käyttöömme korkeammilta tasoilta saatua informaatiota ja viisautta, sitä enemmän sitä myös annetaan lisää.

Meille luontaisin ja kiinnostavin tapa työskennellä luonnon energioiden ja informaation kanssa on ollut erilaisten uutteiden ja eliksiirien tekeminen. Kokemus on ollut paras opettajamme värähtelyuutteiden tekemisessä, tutkimisessa ja käytössä. Kärsivällisen testaamisen, työstämisen ja käyttökokemuksista oppimisen myötä on mahdollista saavuttaa korkeatasoinen tieto ja ymmärrys luonnon puhtaiden alkuaineiden, mineraalien, kivilajien, kasvien ja muidenkin tekijöiden värähtelyvaikutuksista.

Kokemuksen karttuessa voi myös lähteä tekemään erilaisia kombinaatioita. Tämä on hyvä aloittaa ensin lempeistä kukkauutteista ja vasta sen jälkeen siirtyä voimakkaampien kivieliksiirien pariin.

Käymme seuraavassa läpi joitakin uutteiden tekemiseen liittyviä tekniikoita, uutteiden voimistamista eri tavoin sekä yhdistelmien tekemisen periaatteita. Mukana on tärkeitä näkemyksiä myös Gurudasin kirjoista. Kukkauutteiden osalta kirjoitimme tekoprosessista jo kirjasarjan ensimmäisessä osassa, joten tässä tyydymme kuvaamaan prosesia lyhyemmin. Mukana on kuitenkin myös joitain uusia ideoita, kuten ns. elävät kasviuutteet ja puista tehtyjen uutteiden erikoislaatu.

Kukkauutteiden tekoprosessi

Niin kasvi- kuin muidenkin värähtelyuutteiden valmistuksessa tarvitaan auringonvaloa, jonka avulla kukan, kiven, metallin tai alkuaineen energia voidaan siirtää veden muistipankkiin. Kukkien suhteen on tietysti hyvä olla liikkeellä kunkin kasvin parhaaseen kukinta-aikaan, joka vaihtelee jokin verran vuosittain. Kannattaa aina etsiä myös paikka, missä kyseiset kasvit vaikuttavat viihtyvän erityisen hyvin. On tärkeää, että paikka on etäällä valtateistä ja muista häiriötekijöistä.

Oikea asenne on olennaista, kun lähdetään taltioimaan luonnon herkkiä energioita. Rauhallinen, seesteinen mieli auttaa pääsemään parhaisiin tuloksiin, ja aina tulee pyytää kunkin kasvin deevat mukaan yhteistyöhön. Tyyni mieli, hereillä oleva intuitio ja rakastava sydän avaavat ovet luonnon mysteereihin ja kauneuteen. Uutteiden valmistaminen pelkästään älylliseltä pohjalta ei usein tuo parasta lopputulosta.

Kukkauutteen tekemiseen tarvitaan seuraavat asiat:

1. Steriloitu lasikulho, joka on väritön ja mielellään myös kuvioton. Esimerkiksi klassinen viilikulho käy hyvin. Kulhon kokoa voi vaihdella kukkien koon mukaisesti. Steriloinnin jälkeen ei tule enää koskea kulhon sisäpintaan.
2. Hyvää, puhdasta ja raikasta vettä. Jos alueelta löytyy lähdevettä, niin sen käyttö olisi kaikkein parasta.
3. Brandyä säilytysaineeksi. Olemme itse käyttäneet 40-prosenttista brandyä.
4. Pieniä lasisia pipettipulloja (20-50 ml), joita saa esimerkiksi apteekeista. Ne tulee steriloida ennen käyttöä, jos eivät ole valmiiksi steriloituja. Paras väri pulloille on sininen, koska se on neutraali ja stabiloiva väri, mutta myös perinteinen ruskea väri käy hyvin.
5. Tarraetikettejä pulloihin.

Paras kukkauutteiden tekoaika on yleensä aurinkoinen aamupäivä. Luontoon voi tietysti lähteä seikkailumielellä ja katsoa, mitä eteen tulee. Toinen tapa on lähteä etsimään tiettyjä kukkia tutuilta tai todennäköisiltä kasvupaikoilta. Kannattaa muistaa, että etsiminen voi viedä - ja usein viekin - jonkin verran aikaa. Tämä on hyvä huomioida, mikäli tavoitteena on tehdä useita uutteita saman päivän aikana.

Kun haluttu tai mielenkiintoinen kasvi on löytynyt hyvässä kukassa ja sopivasta paikasta, on tärkeää virittyä prosessiin. Seiso tai istu hetken aikaa rauhassa kyseisen kasvin läheisyydessä, mietiskele ja kuuntele, miten reagoit kukan energioihin ja mihin se vaikuttaa sinussa sekä tunne-, ajatus- että fyysisellä tasolla. Monet kukat vaikuttavat ihmiseen eri tasoilla, ei pelkästään esimerkiksi tunnetasolla. Voit tehdä tuntemuksista halutessasi muistiinpanoja.

Laita seuraavaksi lasikulhoon lähdevettä niin, että se on lähes täynnä. Jos kasvupaikka on kauempana, lähdevesi kannattaa ottaa mukaan lasipullossa ja täyttää kulho keräilypaikalla. Kuten mainitsimme jo edellä, valittua kasvia on syytä lähestyä kunnioittavasti, ja siltä (tai mieluummin sen takana olevilta henkisiltä energioilta) on hyvä pyytää lupa saada käyttää sen kukkia uutteen tekemiseen. Osoitat näin yhteistyöhalukkuutesi luonnon kanssa, etkä ole paikalla "riistäjänä". Kukat poimitaan yksitellen niitä käsin koskematta käyttäen kasvin lehteä apuna. Tämä auttaa lievittämään sitä shokkia, jonka kasvi kokee, kun sen kukkia irrotetaan. Jos kasvin omat lehdet ovat liian pienet tai muuten hankalat, voit käyttää jonkin muun läheltä löytyvän kasvin lehtiä, tai sitten voit käyttää kasvin varsiosaa taivuttamalla sen kahtia. Näillä "pihdeillä" lähtee tukevakin kukka irti helposti. Tämäkin tekniikkaa kehittyy kokemuksen myötä. Kulhon vesipinta saa täyttyä melkein kokonaan kukista.

Kulho asetetaan lähelle kerättyjen kukkien kasvupaikkaa aurinkoon 3–4 tunniksi. Älä koskaan laita uutemaljaa sementin, metallin tai muun vastaavan keinotekoisen materiaalin päälle.

Auringon pitää uuttamisaikana paistaa mahdollisimman paljon, vaikka sen energia tulee toki pilvienkin lävitse. Varmista joka tapauksessa, että kulho saa tässä tärkeässä vaiheessa olla rauhassa ja ettei se joudu esimerkiksi pensaiden tai puiden varjoon.

Kannattaa aina pyytää siunausta ja suojelusta prosessille niin, että veteen siirtyy kukkien paras energia ja informaatio häiriintymättömässä ja eheässä muodossa. Usein kukkien elämänvoima ja informaatio on siirtynyt veteen, kun kukat veden pinnalla ovat kuihtuneet. Voit tarkastaa energiansiirron myös heilurin tai vastaavan avulla.

Itse uuttamis- ja potensointiprosessi on kolmivaiheinen.

1. Äitiuute

Täytä 10–30 ml:n desinfioitu pullo suunnilleen puoliksi brandyllä. Sen jälkeen siirrä kukkakulhosta energiavettä pulloon niin, että se tulee suunnilleen täyteen. Tällöin siinä on 50 % brandyä, 50 % kukkavettä. Turvallisin tapa siirtää kukkavettä äitipulloon on tehdä se pipetin avulla ja katsoa samalla, ettei kukkien osia, roskia tai hyönteisiä pääse mukaan. Ravista pulloa täytön jälkeen vähän aikaa. Voit myös halutessasi siunata ja pyhittää sen esimerkiksi kämmentesi välissä.

Liuoksen alkoholipitoisuus on suunnilleen 20 %, ja säilyvyys on hyvä.

Energioiden kannalta äitiuute on käyttökelpoinen vuoden pari, usein kauemminkin. Koska äititippoja tarvitaan vain vähän – muutama tippa varastopullon tekemiseen – ei niitä kannata tehdä kovin montaa kerralla. Laita pulloon heti tarra, kun äitiuute on valmis. Myöhemmin pulloja on nimittäin vaikea erottaa toisistaan. Tarraan kannattaa laittaa maininta "äitipullo", kukan nimi tai kuvaus ja lisäksi päivämäärä ja paikka.

2. Varastouute

Täytä tämän jälkeen uusi steriloitu, 20–50 ml:n pipettipullo melkein täyteen brandyä ja lisää siihen emouutteesta 1-7 tippaa. Itse käytämme yleensä kahta tippaa. Muista tässäkin ravistaa pulloa. Tämä tekemäsi varastoliuos säilyy hyvinkin kymmeniä vuosia, edullisissa olosuhteissa jopa yli 80 vuotta, koska se sisältää pääasiassa alkoholia. Tri Bachin – kukkaterapian modernin pioneerin – alkuperäiset, 1920–30 –luvuilla valmistamat kukkatipat olisivat siis edelleen käyttökelpoisia.

Muista jälleen laittaa tarra pulloon, nyt mukaan merkintä "varastouute", kukan nimi ja jälleen myös päivämäärä ja paikka. Näin vältät myöhemmät pullojen sekoittumiset toisiinsa.

Varastouutetta ei välttämättä tarvitse tehdä kasviretkellä, vaan voit tehdä sen kaikessa rauhassa kotona. Tärkeää kuitenkin on, etteivät pullot joudu liian läheisiin tekemisiin voimakkaiden kenttien, kuten kännykän kanssa teko- ja säilytysprosessin missään vaiheessa.

3. Käyttöpullo

Täytä 30 ml:n steriloitu pipettipullo lähdevedellä niin, että siihen jää jonkin verran tilaa brandylle. Lisää veteen hieman brandyä. Laita varastouutteesta pari tippaa käyttöpulloon, sulje se ja ravista pulloa. Eri valmistusohjeissa tippojen määrät vaihtelevat.

Nyt liuos on pääasiassa vettä. Kun tippoihin on käytetty hyvää lähdevettä, se myös säilyy hyvin. Tippojen säilyvyyttä voit voimistaa nostamalla alkoholin määrää. Brandyn tai muun säilytysaineen, esimerkiksi omenaviinietikan tai Molkosanin, määrä vaihtelee tekijäkohtaisesti.

Jos teet tai potensoit useita uutteita peräkkäin, on hyvä huuhdella välillä kädet juoksevassa vedessä, ennen kuin lähdet tekemään seuraavaa uutetta. Näin uutteet pysyvät mahdollisimman puhtaina, eikä ei-toivottua informaation siirtymistä pääse tapahtumaan.

Valmistuksen eri vaiheiden avulla nostetaan tippojen energiaa sekä tehojen että taajuuksien suhteen. Ole kuitenkin näkemystesi suhteen joustava ja kokeile erilaisia vaihtoehtoja. Niin kuin sanonta kuuluu, mikään ei ole vaarallisempaa kuin yksi idea – jos se on ainoa! Esimerkiksi Gurudas suosittelee käytettäväksi varastouutteita, mikäli halutaan saada aikaan selkeitä kliinisesti mitattavia vaikutuksia. Sen sijaan käyttöuute tai sitä korkeammat potensoinnit vaikuttavat enemmän ihmisen henkiseen rakenteeseen ja ominaisuuksiin.

Voit tehdä uutteen myös kasveista, jotka eivät kuki. Esittelimme jo II luvussa joitain tällaisia itiökasveja, joista tehdään ns. elävä kasviuute. Tällöin kukinnon sijasta käytetään jotain pientä kasvin osaa - esimerkiksi lehteä - niin, ettei kasvi kuole. Voit myös asettaa kulhon vaikkapa saniaisten keskelle ja pyytää kasvien deevoja siirtämään energian ja informaation kulhoon ilman kasvin fyysisen osa käyttämistä. Tämä tekniikka tarjoaa mahdollisuuksia tehdä uutteita myös rauhoitetuista kasveista, joita meidän tulee muistaa kunnioittaa.

Puut ovat hieman oma lukunsa kukkauutteiden tekemisessä. Niiden yhteydessä on usein puhuttu ns. keittomenetelmästä, jossa uute tehdään keittämällä kukkia. Hilarion ei suosittele tätä, vaan kehottaa aina kun mahdollista tekemään uutteen aurinkomenetelmällä, koska keittämisessä veden molekyylirakenne vaurioituu.

Yleisesti ottaen puiden energeettinen vaikutus on voimakas, etenkin mikäli ne ovat korkeita. Niiden juuret ulottuvat nimittäin kaikkiin suuntiin rungosta usein puun korkeuden verran, vaikkakin tyypillisesti suunnilleen puoleen tuosta mitasta. Tämä tarkoittaa, että koko puun kasvualue on puun voimakkaasti energisoima. Erityisen voimakkaaksi, syväksi ja läpäiseväksi puun energia tulee alueella, missä kasvaa useita saman lajin yksilöitä.

Kun uutteen tekemisessä käytetään aurinkomenetelmää, Auringon valo liikkuu puun kentän läpi. Jos malja asetetaan lähelle puuta, se on samalla puun auran tai hienokehon sisällä ja siis hautautunut näin syvälle puun kauniiseen energiakenttään. Sen läpi kulkevalla auringonvalolla on ihmeellinen laatu, joka virtaa suoraan maljaan. Siinä olevat kukat tai muut puun osat tuovat tietysti lisäenergiaa ja antavat kiinnekohdan, mutta tämän kiinnekohdan keskeinen osa on ihmisen oma tietoisuus ja hänen halukkuutensa siirtää tämä energia veteen. Oma tietoisuus onkin uutteiden valmistuksessa mitä tärkein tekijä.

Uutteiden varastoinnin suhteen on olemassa joitain niksejä. Ensinnäkin kannattaa etsiä kukka- ja muille värähtelyuutteille oma soppi, joka on etäällä häiritsevistä energiakentistä, kuten TV:stä, tietokoneista, kännyköistä sekä voimakkaista aromeista. Uutteille voi tehdä tai teettää oman säilytyslaatikon tai vastaavan, jossa jokaiselle uutteelle on oma lokeronsa.

Suorakulmaiset lokerot eivät säilytyksen kannalta ole kaikkein parhaita, joten toinen vaihtoehto on käyttää jotakin pyöreää rakennetta, esimerkiksi pahvisia kertakäyttömukeja lokeroina. Uutteet on varastoinnin yhteydessä hyvä pitää pois suorasta auringonvalosta ja korkeista lämpötiloista. Normaali huoneenlämpö on hyvä säilytyslämpötila. Uutteiden voimistamismetodeihin palaamme tuonnempana kiviuutteiden tekoprosessin esittelyn jälkeen.

Kiven valinta

Kivieliksiirin valmistaminen muistuttaa monin osin kukkauutteiden tekemistä, niin kuin edellisen luvun alussa ollut lyhyt kvartsiuutteen teko-ohje kertoi. Mukana on kuitenkin myös joitain poikkeavia seikkoja. Ne on hyvä huomioida parhaan lopputuloksen aikaansaamiseksi.

Kivieliksiirit valmistetaan aina raakakivestä, siis hiomattomasta ja käsittelemättömästä kivestä. Kiven koko ei ole tässä ratkaiseva kriteeri, ja itse asiassa pienikokoinen kivi on usein käytännöllisempi kuin suuri. Näin pääsemme samalla myös hieman eroon vallitsevasta länsimaisesta muskeliajattelusta: "suuri on kaunista".

Kiven valitseminen on tietysti oma kysymyksensä. Jos tiedät jo valmiiksi jotain kivien vaikutuksesta värähtelylääkinnässä, saat suuntaviivoja valinnoillesi. Mutta aivan samoin kuin kukkien suhteen, voit valita myös kiven tuntuman, vetovoiman tai jonkin muun seikan perusteella. Joskus kukka tai kivi ikään kuin "sähköttää" ja vetää huomiosi puoleensa. Tämä voi olla hyvä vihje siitä, että saatat tarvita sen energioita.

Niin kuin kerroimme aikaisemmin, väri on usein huono tunnistin mineraalille tai kivelle. Se voi kuitenkin olla tärkeä kiinnostuksesi herättäjä ja antaa myös ideoita liittyen kiven ominaisuuksiin ja käyttömahdollisuuksiin. Esimerkiksi hematiitin eli verikiven punaisten pilkkujen symbolinen yhteys punaisiin verisoluihin on samalla kiven signatuuri. Kivestä tehty eliksiiri vaikuttaa solutasolla mm. juuri punaisiin verisoluihin, hemoglobiiniin, hiussuonten toimintaan ja ylipäänsä vereen liittyviin terveysongelmiin.

Kivien valinnassa on uutteiden tekemisen kannalta hyvä muistaa myös se valitettava tosiasia, että niitä sekä väärennetään (turkoosi on tästä hyvä esimerkki) että säteilytetään niiden ominaisuuksien muuttamiseksi. Tällaisia kiviä tulee välttää värähtelylääkinnässä. Emme tee uutteita myöskään synteettisesti valmistetuista kivistä, sillä vaikka ne ovat usein täydellisempiä ulkonäöltään kuin Äiti Maan oma tuotanto, niiltä puuttuu miljoonien vuosien kokemus ja työskentely kivikunnan ja planeetan muiden energioiden kanssa.

Jos epäilet jotain kiveä väärennetyksi tai säteilytetyksi, voit kysyä asiaa vaikkapa heilurin avulla tai opetella tunnistamaan kiven energioita esimerkiksi kämmenpohjissa olevien chakrojen avulla. Myös hyvä asiantuntija voi olla avuksi, eikä hänen puoleensa kääntymistä kannata mielestämme aristella. Tällaisilta kiviguruilta olemme itsekin saaneet oppia paljon.

Suomalaisissa kivissä ei juuri ole väärentämisen tai muun tohtoroinnin vaaraa. Haluamme kannustaa kaikkia kivieliksiirien tekemisestä kiinnostuneita käymään myös itse tutustumassa louhoksiin ja muihin paikkoihin, joista on löytynyt mielenkiintoisia kiviä. Esimerkiksi tieleikkaukset tuovat usein esiin hienoja aarteita Äiti Maan aarreaitasta. Outokumpu, Kaatialan louhos Kuortaneella ja Lampivaaran ametistikaivos ovat hyviä esimerkkejä paikoista, joissa voi olla hyödyllistä käydä kartuttamassa kivitietoutta ja kokemusta. Myös erilaiset vuotuiset kivimessut mm. Lahdessa, Tampereella ja Ylämaalla ovat antoisia paikkoja, ja lisäoppia saa kiviharrastajien yhdistysten kautta.

Löytämisen tai hankkimisen jälkeen kiviä ei tulisi säilyttää ainakaan pitkään muovipusseissa ja suorassa kontaktissa synteettisiin, petrokemiallisesti valmistettuihin aineksiin. Puuvilla tai muu luonnonmateriaalikangas on hyvä säilytysympäristö kivikunnan edustajille.

Kivien puhdistaminen ja virittäminen

Kivi tulee puhdistaa ennen uutteen tekemistä. Useimmat kivet voidaan puhdistaa merisuolalla, ja jos haluaa vielä parantaa vaikutusta, voi suolan joukkoon laittaa hienoksi jauhettua kvartsia. Käytä tällöin kaksi osaa merisuolaa suhteessa yhteen osaan kvartsijauhetta. Olemme itse käyttäneet Atlantis-merisuolaa, jota tuo maahan Aduki Oy.

Puhdistamisessa voidaan käyttää myös merisuolan, kvartsijauheen ja tislatun tai steriloidun veden muodostamaa liuosta. Mineraali tulisi tällöin upottaa liuokseen kokonaan, ja kerrallaan tulisi puhdistaa ainoastaan yksi kivi. Tätä tekniikkaa käytettäessä tulee huolehtia siitä, että kivi on täysin puhdistettu suolasta ja kvartsijauheesta ennen eliksiirin valmistusta. Niillä on nimittäin taipumus tarttua mineraaliin. Paras tapa on huuhdella kivi juoksevalla, mielellään tislatulla vedellä.

Ennen eliksiirin valmistamista tai sen yhteydessä on hyvä pyytää kiveä tuomaan tietoisuutensa tähän hetkeen niistä valtavan pitkistä aikasykleistä, joihin kivi on yleensä virittynyt. Parhaiten tämä onnistuu ajatuksen avulla ohjelmoimalla, josta kirjoitimme jo edellisessä luvussa.

Puhdistuksen jälkeen on hyvä olla koskematta kiveen paljain käsin; se voidaan siirtää vaikkapa steriloitujen pinsettien tai pihtien avulla.

Mineraaleja voidaan puhdistaa myös laittamalla ne maahan, erityisesti mutaan tai hiekkaan, joka on ollut kosketuksissa suolaveteen. Tämä tekniikka on tarpeen varsinkin silloin, kun kidettä on jollain tavoin käytetty väärin menneisyydessä. Maahan hautaaminen on luonnollista kivelle, onhan se useimmissa tapauksissa ollut maan sylissä jo kenties vuosimiljoonia. Intuitiosi avulla saat tietää, mikä on riittävä aika kiteen puhdistukseen. Se voi vaihdella kolmesta päivästä muutamaan viikkoon.

Puhdistustekniikasta riippumatta kivi on hyvä laittaa prosessin jälkeen lepäämään pariksi tunniksi. Sitä voidaan myös sen jälkeen haluttaessa voimistaa pyramidirakenteen alla puolesta tunnista kahteen tuntiin. Kuvaamme pyramidirakenteen käyttöä myöhemmin tässä luvussa.

Ennen varsinaista kivieliksiirin tekemistä kiveä on hyvä pitää virittymässä aamuauringossa parin tunnin ajan. Tämä pätee erityisesti sellaisiin voimakkaisiin kiviin kuin timanttiin, smaragdiin, tuliakaattiin, magnetiittiin, malakiittiin, kuukiveen, opaaliin, helmeen, peridoottiin, kvartsiin, rubiiniin, safiiriin ja turmaliiniin. Aamuaurinko voimistaa mineraalin ominaisuuksia. Myös kuunvalossa voidaan aktivoida joitakin mineraaleja, kuten helmeä, kuukiveä ja kvartsia. Kuun on silloin hyvä olla lakipisteessään.

Kaiken aikaa tulee huolehtia siitä, että kivi pysyy puhtaana, ennen kuin siitä tehdään eliksiiri. Aina kun kiviä tai kivieliksiirejä laitetaan pyramidin alle, on hyvä laittaa mukaan rubiini, koska se on kaikkien kivien yleisvoimistaja. Myös boji-kivet ovat tarkoituksenmukaisia tässä prosessissa. Ne ovat tummia, eri mineraaleista kuten rautasulfaateista koostuvia kiviä, joita on löydetty erityisesti hedelmällisestä maaperästä ympäri planeetta. Hyvin kovat kivilajit tulisi mielellään puhdistaa kerran kuukaudessa tislatulla vedellä ja kvartsijauheella, jos mahdollista.

Kivieliksiirin valmistus

Kivet uutetaan aina joko tislattuun tai steriloituun veteen, jota saa apteekista. Näin siksi, että vesijohto- tai lähdevedessä on mukana mineraaleja, jotka tuovat oman informaationsa eliksiiriin. Tämä ei ole toivottavaa silloin, kun haluamme tallentaa vain tietyn mineraalin tai kiven informaation. Kukkauutteiden tekemisessä tästä ei sen sijaan ole mitään haittaa, koska mineraalit kuuluvat kasvien luontaiseen kasvuympäristöön.

Kristallimalja on optimaalinen astia kivieliksiirin teossa, mutta myös tavallinen koristeeton lasikulho käy hyvin. Sen tulee olla kiehuvassa vedessä steriloitu ja jäähtynyt ennen uutteen tekemistä.

Ennen tekoprosessia on hyvä istua ja meditoida muutama minuutti hiljaisuudessa sisäisen kirkkauden ja tyyneyden tilan saavuttamiseksi. Tällöin kannattaa olla kääntyneenä kohti magneettista pohjoisnapaa, koska se yhdistää ihmisen paremmin maan magneettikenttään.

Kun olet saavuttanut oikean viretilan, aseta kivi kulhon pohjalle ja kaada vesi kulhoon. On tärkeää asettaa kulho luonnolliselle alustalle, kuten nurmikolle tai puun päälle.

Voit myös laittaa vuorikiteitä tai rubiineja kulhon ympärille tekoprosessin vahvistamiseksi, ja myös boji-kivien, kvartsin tai tähtisafiirin pitäminen mukana hyödyttää prosessissa. Boji virittää ihmistä luontoon, kun taas tähtisafiiri aktivoi korkeampia henkisiä ominaisuuksia.

Eliksiirin valmistumisaika vaihtelee, ja onkin hyvä käyttää vaikkapa heiluria tai vastaavaa tarkistettaessa, koska informaatiota ja energiaa on siirtynyt optimaalinen määrä kulhossa olevaan veteen. Usein pari tuntia on riittävä uuttamisaika.

Kun energia on siirtynyt kulhoon, voit valmistaa **äitiuutteen** laittamalla steriloituun pipettipulloon suunnilleen puolet kivivettä ja puolet alkoholia. Seuraavaan asteeseen, **varastopulloon** voit laittaa esimerkiksi seitsemän tippaa äitiuutetta ja loput joko brandya tai tislattua vettä. Brandy on alkoholeista paras, koska tietoisuuden näkökulmasta kehon on helpompi ottaa se vastaan kuin esimerkiksi kirkas alkoholi.

Paras aika kivieliksiirien tekemiseen on loppukevään tai alkukesän aurinkoinen aamupäivä, jolloin auringonpaiste on voimakasta ja virittävää.

Kivieliksiirien valmistuksessa on kukkauutteisiin nähden se etu, ettemme ole sidoksissa tiettyyn kukinta-aikaan (poikkeuksena ovat tietysti ne kasviuutteet, joiden tekemisessä ei käytetä kukintoa). Aurinkoinen sää ei ole mikään itsestäänselvyys Suomen kesässä, ja kivieliksiirien suhteen olemme riippuvaisia kuitenkin siitä.

Pyramidirakenteen käyttö eliksiirin voimistajana

Kun eliksiiri on valmistunut, äitipullo voidaan haluttaessa laittaa pyradimirakenteen alle voimistumaan kahdeksi tunniksi ja varastopullo 30 minuutiksi mieluiten aamupäivällä elämänvoiman ollessa suurimmillaan. Pyramidirakenne toimii voimakkaimmillaan, jos struktuurin kärkiin on laitettu magnetiitit ja sivuille vuorikiteet oheisen kuvan osoittamalla tavalla. Niiden alle voidaan asettaa pienet ku-

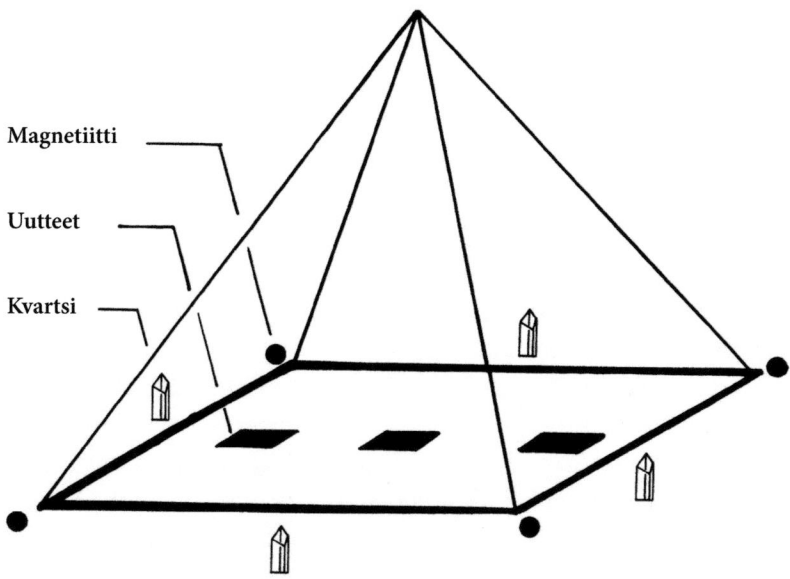

Magnetiitti

Uutteet

Kvartsi

Pyramidirakenne ja magneettiittien ja vuorikiteiden sijoittelu sen ympärille.

Kasvien viisaus, kivien muisti

parilaatat tai puulevyt. Koko pyramidin alle voidaan laittaa magnetoitu kumilevy.

Jos voimistajia ei ole käytössä, voidaan pulloja pitää puolet pidempään rakenteen alla. Pullojen tulisi olla hieman irti toisissaan pyramidin alla ja myös säilytysvaiheessa.

Pyramidin alla voidaan voimistaa myös muita uutepulloja, esimerkiksi kombinaatioita. Otettuasi eliksiirit pois pyramidista pidä suunnilleen 15 minuutin tauko, ennen kuin laitat uusia pulloja virittymään rakenteen alle.

Olemme käyttäneet Pegasus Productsin valmistuttamia kuparipyramideja, joissa on energisoiva 62 asteen kaltevuuskulma ja kärjissä valmiina magnetiitit. Pyramidin pohjaneliön yhden kärjen tulisi olla kohdistettuna magneettiseen pohjoisnapaan. Rakenteen ympärillä olevat vuorikiteet on syytä puhdistaa suunnilleen kolmen kuukauden välein pitämällä ne puolesta tunnista kahteen puhtaassa merisuolassa pyramidin sisällä. Merisuolan kiderakenne poistaa kvartseihin kertyneen kuonan. Jos käytät ulkoisia magnetiitteja, ne tulee myös puhdistaa 3-6 kuukauden välein. Tämä tapahtuu pitämällä ne pyramidin sisällä puolesta tunnista kahteen tuntia.

Kivieliksiirien valmistus on hauskaa ja melko helppoa. Kaikki edellä mainitut voimistusmetodit eivät suinkaan ole välttämättömiä, mutta auttavat lisäämään eliksiirien elämänvoimaa ja vaikutusta.

Uutteiden kombinointi ja eri käyttötapoja

Ensimmäisiä ja tärkeimpiä asioita kivieliksiirien opiskelussa ja valmistamisessa on kokeilla niiden toimivuutta itse. Kärsivällisyys on kuninkaallinen hyve tässäkin asiassa, sillä luonnon kanssa ei ole syytä hötkyillä.

Samoin uutekombinaatioita ei kannata lähteä tekemään, ennen kuin on kokeillut yksittäisten uutteiden toimivuutta ja työskennellyt niiden kanssa ainakin jonkin aikaa. Näin saadaan paras pohjakokemus lähteä yhdistelemään eri eliksiirejä. Erityisen tärkeää tämä on silloin, jos haluat yhdistellä kivieliksiirejä kukkauutteisiin tai muihin värähtelylääkinnän muotoihin. Muista tässä kuitenkin se, että määrä ei ole laadun tae. Yhdistäessäsi eri luonnonkuntien energioita ja informaatiota pyri selkeisiin yhdistelmiin, joissa on aluksi mukana vain pari kolme uutetta. Voit kasvattaa uutteiden ja eliksiirien määrää vähitellen myöhemmin.

Tällöin on hyvä myös ymmärtää ainakin johonkin mittaan näiden erilaisista luonnonkunnista peräisin olevien energioiden luonnetta ja vaikutustapaa. Jalokivieliksiirit toimivat kukkauutteiden ja homeopaattisten valmisteiden välisellä tasolla. Kivieliksiirit vaikuttavat tiettyihin fyysisen kehon elimiin, kun taas homeopatialla on laajempi vaikutus koko fyysiseen kehoon.

Kivet kuljettavat mukanaan kiderakenteensa kuviota, joka vaikuttaa fyysisen kehon mineraali- ja kiderakenteisiin biomolekylaarisella tasolla. Siten kivieliksiirit toimivat lähempänä kehon biomolekylaarista rakennetta ja yhdistävät elämänvoiman fyysiseen kehoon. Niillä on myös voimakkaampi vaikutus eetterifluidumiin, siihen eetterikehon osaan, joka on yhteydessä kaikkiin soluihin.

Kivieliksiirit stimuloivat tervehtymistä fyysisessä kehossa, mikä perustuu resonanssin tai harmonian ja värähtelyn periaatteisiin. Kivieliksiirien parantava vaikutus käynnistyy, kun eliksiiriin tallennetut kidekuviot siirtyvät sairastuneen fyysisen kehon epätasapainossa oleviin biomolekylaarisiin rakenteisiin. Usein jalokivet resonoivat erityisesti tiettyjen anatomisten kohtien kanssa, joihin niiden parantavat ominaisuudet kohdentuvat. Kivien värähtelyt saapuvat yleensä fyysiseen kehoon tarkalleen meridiaanipisteiden kohdalta.

Kivieliksiirit vaikuttavat myös yksilön psykospirituaaliseen dynamiikkaan. Tällä tasolla toimiessaan ne vaikuttavat enemmän tietoisuuden hienorakenteisiin kuin fyysisen kehon molekylaariseen kemiaan. Niinpä vaikka kivieliksiirit toimivat lähempänä fyysistä kehoa kuin monet kukkauutteet, ne voivat kuitenkin vaikuttaa eri tietoisuuden tasoilla. Eliksiirit eivät ole muutoksia aiheuttava kausaalinen voima, mutta ne voivat olla sen aikaansaava inspiraatio!

Kukkauutteet ovat peräisin elävästä organismista, jolla on tietoisuus, ja ne ovatkin eräänlainen tietoisuusvirta, kun taas jalokivet ovat vahvistettua tietoisuutta. Niillä itsellään ei kuitenkaan ole samalla lailla tietoisuutta. Kukkauutteet ja suurelta osin myös kivieliksiirit toimivat hienokehojen kautta ja vaikuttavat sieltä tietoisuuteen. Niiden käyttö muuttaa ensin ihmisen tietoisuutta, sitten hänen persoonallisuuttaan ja integroituu lopulta fyysiseen kehoon. Tämän vastakohtana homeopatia pyrkii lievittämään niitä biokemiallisia kuvioita, jotka myötävaikuttavat persoonallisuuteen.

Kivieliksiirit vaikuttavat osin kehon omien kiderakenteiden kautta. Tässä toimii henkinen vastaavuuksien suhde. Kiderakenteita ja -ominaisuuksia fyysisessä kehossa löytyy mm. solusuoloista, lymfajärjestelmästä, kateenkorvasta, käpylisäkkeestä, punaisista ja valkoisista verisoluista ja lihaskudoksen uusiutuvista ominaisuuksista. Kehon kideominaisuuksien voimistaminen lisää selvänäköisyyttä, telepatiaa ja vastaanottavuutta paranemiselle.

Saamme myöhemmin teknologian kehittyessä tarkempaa tietoa näistä kehon kiderakenteista. Hilarionin mukaan moderni teknologia on vasta nyt kehittymässä siihen pisteeseen, että tieteellinen tutkimus voi saada tällä alueella konkreettisia tuloksia. Esimerkiksi magneettikuvaus voi teknologian kehittyessä tuoda tällaisia tuloksia.

Kokemus tekee tässäkin mestarin. Ei ole yhtä "virallista totuutta", vaan erilaisia tekniikoita ja koeteltuja tapoja työskennellä värähtelyuutteiden kanssa. Monia uusia tapoja kehitetään varmasti tulevien vuosien aikana, joten avoin mieli on hyvä apu - tässäkin. Hyvä esimerkki uusista mahdollisuuksista on Hilarionin esipuheessa antama ajatus uutteiden käytöstä matkapuhelimissa ja uuteinformaation viemisestä puhelinverkkoon. Perinteisemmät metodit, esimerkiksi uutteiden ja eliksiirien käyttö kylvyssä ja sprayna, sopivat hyvin myös kivieliksiireihin.

On paras käyttää kerrallaan vain yhden terapeutin määrittämiä uutteita. Jos teet uutteita muille, on hyvä varmistua, ettei hänellä ole jo meneillään toisen terapeutin määrittämää uutekuuria. Erilaiset lähestymistavat ja erilaiset uutteet voivat olla keskenään ristiriidassa. Muutoin uutteet toimivat hyvin yhdessä esimerkiksi homeopaattisten valmisteiden kanssa.

Jos yleisemmällä tasolla on syytä epäillä, että käyttämäsi uutteet olisivat jollain tavoin ristiriidassa keskenään, kannattaa tehdä pieni meditaatio. Istu tällöin lattialla tai maassa kämmenet ylöspäin ja selkäranka suorassa, pää kohotettuna hieman ylöspäin. Ole kääntyneenä mieluiten kohti todellista tai magneettista pohjoisnapaa.

Visualisoi sitten sydämesi keskeltä säteilevä valo, joka kiertyy jokaiseen seitsemään päächakraan ja tavoittaa kruunu- ja juurichakran yhtäaikaa. Hengitä tasaisessa rytmissä visualisoinnin aikana. Keskity sitten lähettämään valoa epätasapainossa oleviin chakroihin ja kehon ongelma-alueille. Mahdolliset tietoisuuden esteet voidaan selvittää esimerkiksi pulssin mittauksella tai heilurin avulla. Tällainen henkinen harjoitus on hyvä tehdä uutekuurin aikana heti heräämisen jälkeen ja juuri ennen nukkumaanmenoa vähintään kolmen päivän ajan, jotta mahdolliset toistensa kanssa ristiriidassa olevat energiat harmonisoituvat.

Joskus terapian yhteydessä on hyvä käyttää aluksi homeopaattisia lääkkeitä tai jalokivieliksiirejä ennen muita värähtelyuutteita. Näin siksi, että ne lievittävät kroonisia fyysisiä ongelmia ja avaavat samalla energiareittejä esimerkiksi eteerisempien kukkauutteiden vaikutuksille. Fyysiset ongelmat voivat estää kukkauutteiden kunnollista vaikutusta tietoisuuden korkeammilla tasoilla. Esimerkiksi Bachin uutteiden vaikutukset ilmenevät yleensä enemmän psyyken ja persoonallisuuden kuin fyysisen kehon alueella, ja sen tähden fyysisten ongelmien kunnollinen hoitaminen kestää niiden avulla usein hyvin kauan.

Yleisesti ottaen mitä lähempänä uutteet ovat äiti- tai varastoastetta, sitä voimakkaampi on niiden vaikutus fyysiseen kehoon. Vastaavasti mitä korkeampia potensointeja käytetään, sitä suurempi on uutteiden vaikutus henkisillä tasoilla. Käyttöasteen määrittely on osa värähtelyterapeutin työtä ja vaatii jonkin verran kokemusta. Esimerkiksi heilurin tai lihastestin käyttö on tällaisissa tapauksissa usein mielekästä.

Koska kukkauutteet ovat niin itseään sä(ä)televiä, ne ovat turvallisin ja helpoin saatavilla oleva värähtelylääkinnän muoto. Jos kivieliksiirejä voimistetaan pyramidin alla, ne voivat myös saavuttaa vastaavat itsesäätelevät ominaisuudet. Paras tapa näiden kaikkien eri tekniikoiden ja ainesosien yhteydessä on kuitenkin lopulta oppia määrittämään valmisteita näistä kaikista lähtökohdista niin, että ne sopivat kunkin ihmisen yksilöllisiin tarpeisiin.

Kivieliksiirejä tulisi käyttää varastoasteisina, jolloin ne vaikuttavat yleensä parhaiten. Kaikenlainen potensointi heikentää niiden kliinistä vaikuttavuutta, jollei niistä valmisteta homeopaattisia potensseja. Suositeltava määrä on yleensä 3-4 kertaa päivässä 2-7 tipan kerta-annoksina joko kielen alle tai puhtaan veden kanssa nautittuna. Tavallinen kuuri kestää kuukauden, joskus kaksikin. Sitten on hyvä pitää esimerkiksi muutaman viikon mittainen tauko. Vain kroonisten terveysongelmien yhteydessä - jotka ovat jatkuneet yli kolmen vuoden ajan - on hyvä käyttää uutetta yhtäjaksoisesti yli vuoden ajan.

Jos valmistat kombinaation useammasta kivieliksiiristä, on hyvä ottaa huomioon myös väreihin eli näkyvän valon aallonpituuksiin liittyvät tekijät. Jos käytettyjen kivien värit ovat väriympyrässä vastakkaisia (paras tuntemamme väriympyrä on arkkitehti Seppo Rihlaman luoma järjestelmä), saattaa olla, että niiden vaikutukset alkavat kumota toisiaan kombinaatiossa. Yleisesti ottaen ei ole viisasta yhdistää hyvin korkeavärähteistä kiveä matalalla värähtelevään kiveen tai hyvin selkeää yang-kiveä yhtä selkeään yin-kiveen, jollei mukana ole tasapainottavaa mineraalia. Esimerkiksi Kirkkaan kvartsin käyttäminen tällaisessa yhdistelmässä voi toimia balansoivana tekijänä.

Hyvä esimerkki toimivasta yhteydestä myös värien tasolla on tässä kirjassa mainittu Kurjenmiekan ja Kullan kombinaatio, joka on hieno sydäneliksiiri. Monipuolisesti vaikuttavia ja hoitavia kombinaatioita voi luoda esimerkiksi käyttämällä saman kiteen eri värimuunnoksia. Hyvänä lähtökohtana voi olla vaikkapa erivärisistä kvartseista tai turmaliineista tehty yhdistelmä, jossa värit sointuvat yhteen sateenkaaren tavoin.

Luonto on yleisesti ottaen paras väriterapeutti, ja sieltä löytyviä väriyhdistelmiä voi hyvin käyttää oivallusten ja inspiraation lähteenä myös värähtelylääkinnässä. Kasvien ja kivien värit voivat antaa tärkeitä viitteitä niiden henkiseen symboliikkaan ja signatuuriin eli henkiseen tunnistimeen.

Gurudasin kirjoissa ja omissammekin on annettu ideoita siitä, kuinka kivieliksiirejä ja myös kiviä itseään voidaan pitää tietynvärisessä valossa tietyn ajan. Tässä on kyse siitä, että tiettyjen värien aallonpituudet harmonisoivat tiettyjen mineraalien ja kivilajien kideominaisuuksia sekä sen myötä voimistavat eliksiirien ominaisuuksia. Mitä suurempi tämä harmonia on, sitä enemmän eliksiiri kykenee ottamaan värin energiaa itseensä ja sitä kautta vapauttamaan enemmän parantavaa voimaa.

Myös jos kivieliksiirit toimivat vastakkaisissa päissä chakrajärjestelmää, kuten vaikkapa kuuma Tuliakaatti ja viileä Topaasi, niiden yhteisvaikutukset voivat heikentyä. Siksi onkin hyvä oppia ymmärtämään eri uutteiden ja eliksiirien yhteyksiä myös esoteeriseen anatomiaamme, mistä kerroimme laajasti kirjasarjan ensimmäisessä osassa. Hilarion on antanut myös tässä kirjasarjan kolmannessa osassa paljon tietoa esimerkiksi chakrayhteyksistä.

Kun kivieliksiirejä käytetään yhdessä kukkauutteiden kanssa, on hyvä laittaa kombinaatioon sama määrä jokaista uutetta. Kukkauut-

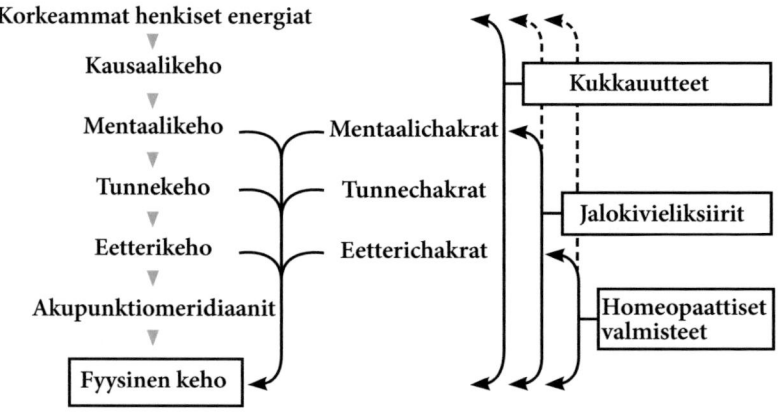

Värähtelyuutteiden vaikutusalueet ihmisen henkisessä rakenteessa lääk.tri Richard Gerberin mukaan (Vibrational Medicine, s. 272).

teiden ja kivieliksiirien käyttö yhdessä antaa valtavasti mahdollisuuksia valmistaa erilaisia yhdistelmiä. Tässä yhteydessä on hyvä palauttaa mieleen, että kiviterapia värähtelylääkinnän puitteissa toimii kukkauutteiden ja homeopatian välillä. Samalla kun kiviuutteet tavallisesti vaikuttavat kukkauutteiden ja homeopaattisten lääkkeiden tavoin mieleen, fyysiseen kehoon ja henkeen, kiviuutteet vaikuttavat yleensä enemmän fyysiseen kulkuvälineeseen kuin kukkauutteet, mutta vähemmän kuin homeopatia. Sen tähden kiviuutteiden määrittelyssä tulee olla tarkempi ja huolellisempi kuin kukkauutteiden kanssa.

Kirjamme lopussa on esitelty joitain toimivia uuteyhdistelmiä, joita olemme käyttäneet vuosien varrella. Useissa niistä on käytetty sekä kukkauutteita että jalokivieliksiirejä, ja joissain tapauksissa mukana on myös metalliuutteita ja jalokaasueliksiirejä. Testaamme jatkuvasti myös uusia kombinaatioita, joiden tarve on noussut esiin.

Olemme käyttäneet vuosien varrella joitain uutteita ja eliksiirejä yleisinä vahvistajina erilaisissa kombinaatioissa. Näihin lukeutuvat kukkauutteista Lootus, Persikka, Ananas ja Vanamo, kivieliksiireistä Kirkas kvartsi, Jamesoniitti, Tuliakaatti ja Vihreä jaspis. Jos mukana on ollut astrologisten tekijöiden kautta määriteltyjä uutteita, olemme saattaneet lisätä yhdistelmään Jumaltenkukkaa ja Kuparia.

Timanttia saatetaan tarvita, kun on tarpeen avata kehon tukkeutuneita energiaväyliä. Tulee kuitenkin muistaa, että Timantti on hyvin voimakas uute ja sen käyttöä on viisasta harkita tilannekohtaisesti. Jalokaasueliksiireistä Krypton nostaa esiin uutteiden tai eliksiirien kätkettyjä, mystisiä ominaisuuksia, kun taas Luna-tähtieliksiiri työstää tiedostamattoman mielen aluetta.

Erilaisten uutteiden, eliksiirien ja näistä muodostettujen kombinaatioiden käyttäminen sprayna on miellyttävä tapa nostaa omaa värähtelytasoa, puhdistaa tiloja ja ylipäänsä keventää eetteritason tukkoisuutta. Esimerkiksi hotellihuoneiden energiat eivät yleensä ole kovin korkeatasoisia, ja spraypullo on helppo ottaa mukaan matkalle. Värähtelylääkinnässä spray vaikuttaa erityisesti eetterikehoon, joka on portti fyysisestä kehosta korkeampiin hienokehoihin ja niistä takaisin fyysiseen kehoon. Pegasus Products on tehnyt monia mielenkiintoisia spray-kombinaatioita, joita olemme myös testanneet vuosien saatossa.

Joidenkin kukkauutteiden ja kivieliksiirien kohdalla on kirjoissamme puhuttu niiden käytöstä kylvyssä. Tämä on yksi kaikkein tehokkaimmista tavoista kokea luonnon värähtelyjen kohottava voima. Paljon mahdollisuuksia avautuu tätäkin kautta. Joka tapauksessa kylpyamme on pestävä huolellisesti tuoreella sitruunamehulla ja kenties pienellä tilkalla alkoholia ennen kylpemistä, koska ammeessa on usein haitallisia bakteereita.

Erilaisia värähtelyuutteita voidaan käyttää myös ulkoisesti keholla. Kehoterapiaa tekevät voivatkin huomata nopeuttavansa uutteiden avulla asiakkaitten balansointiprosessia. Uutteita voi vaikkapa sekoittaa hierontaöljyyn tai laittaa shampooseen. Shampoossa käyvät erinomaisesti esimerkiksi päälakichakraa aktivoivat uutteet, kuten Bodhipuu, Lootus, Lemmikki, Isolumme ja Timantti.

Maaperän elvyttäminen

Valtava maailma avautuu, kun värähtelylääkintää ja myös jauhettujen mineraalien energioita aletaan käyttää kasvien, eläinten, vesistöjen ja maaperän tervehdyttämiseen. Nämä asiat vaativat vielä paljon tutkimusta, jota Suomessakin toki tehdään. Omat kokemuksemme ja myös kollegoilta ja harrastajilta kuulemamme asiat ovat olleet rohkaisevia. Hilarion on antanut paljon hyödyllistä tietoa näistä tekniikoista, jotka haluamme tässä saattaa lukijan ulottuville.

Jauhetut mineraalit ovat luonnonmukaisia lannoitteita, jotka antavat perusravinteita ja auttavat kasvien eteeristen tarpeiden tyydyttämisessä. Tämä vie tietysti evoluutiota eteenpäin. Parantuneet ravintoarvot eivät ainoastaan stimuloi kemiallisia muutoksia, vaan myös aktivoivat yleisiä hyvää tekeviä muutoksia eetteritasolla. Fyysinen taso seuraa aina eetteritasoa. Näitä tekniikoita on käytetty menneisyydessä, ja suuri osa tästä maanviljelyyn liittyvästä tiedosta on peräisin Lemurialta, mutta myös monilla alkuperäiskansoilla on ollut tätä tietämystä.

Kvartsi (kivenä, jauheena tai uutteena) voi toimia tärkeänä voimistajana maanviljelyssä, koska se voimistaa kaikkia olemassa olevia ominaisuuksia. Esimerkiksi jos kvartsia käytetään homeopaattisesti tai kivieliksiirinä maaperässä, se lisää kaikkia maassa olevia positiivisia voimia. Tämä mahdollistaa erilaisten ravintoaineiden maksimaalisen imeytymisen. Kvartsi on keskeinen elämänvoiman stimuloija, ja sen avulla elämänvoima etenee kasvien biokemialliselle tasolle.

Jos kvartsia käytetään kasvien taimilavalle, ja meditoidaan sitten kyseisiä siemeniä ja kasveja, kasvien kasvussa voidaan huomata 5-8 prosentin lisäys. Tärkeinä lisätekijöinä tässä ovat meditaatio, luova visualisointi ja tietysti suopea asenne kasvikuntaa kohtaan.

Smaragdi on tärkeä yleinen voimistaja kaikille kasvilajeille sen vuoksi, että sillä on luonnollinen yhteys Aurinkoon ja sydämeen. Sillä on lisäksi erityinen yhteys kaikkiin hedelmiä tuottaviin puihin, varsinkin erilaisiin sitrushedelmäpuihin. Samoin mm. avokado voi saada paljon voimaa smaragdista. Boji-kivi on sekin kaikkien kasvien yleinen voimistaja. Sitä onkin hyvä pitää mukana esimerkiksi kukkauutteita valmistettaessa.

Kun helmestä ja osterinkuoresta jauhettua jauhetta upotetaan maaperään, se toimii luonnonmukaisena lannoittajana, joka rikastuttaa maaperää monien sukupolvien ajan. Jauhettu osterinkuori on ehkä kaikkein rikkain maaperän lannoite. Se välittää myös muiden kivien vaikutuksia, joten erilaisia jalokiviä voidaan yhdistää osterinkuorijauheeseen. Jotkut kasvit eivät kuitenkaan hyödy osterinkuoren suuresta kalsium- ja magnesiumpitoisuudesta.

Fyysinen helmi voidaan laittaa sellaisenaan maahan, jolloin sen edustaman Kuun ominaisuudet voimistuvat noin 160 eekkerin alueella. Helmiä kannattaa käyttää tällä tavoin erityisesti Kuun hallitsemien viljojen, kuten ohran, hirssin ja riisin viljelyssä.

Lapis lazuli edistää pääasiassa kuivien alueiden kasvilajien kasvua. Tämä koskee erityisesti erämaassa kasvavia kasveja, joilla on parantavia ominaisuuksia. Kivi edistää varsinkin juurten kasvua. Myös obsidiaani hoitaa hyvin rakenneköyhässä maassa eläviä kasveja.

Ametisti aktivoi viljoista mm. vehnää ja kauraa. Myös meripihka auttaa joitain viljoja samoin kuin puita, joiden mahlassa on parantavia ominaisuuksia. Sokerivaahtera ja koivu (ks. Koivu-uutteen esittelyteksti kukkauutteiden yhteydessä) kuuluvat näihin puihin. Jetiä eli gagaattia on hyvä käyttää minkä tahansa kasvien juuriin liittyvän sairauden yhteydessä samoin kuin varjoa tarvitseville kasveille ja sienimäisille organismeille. Jadeiitti aktivoi virittäytymistä deevisille tasoille ja on kasveille yleinen voimistaja, jota käytettiin usein Lemurialla.

Käytettäessä jalokiviuutteita maaperän kunnostamiseen Hilarion antaa yleisohjeen, jonka mukaan seitsemän tippaa varastopullosta laitetaan noin sataan litraan tislattua vettä. Tämä riittää yleensä suunnilleen 5-10 eekkerille maata. Yhden karaatin jalokivi hoitaa tavallisesti 10-20 eekkerin maa-alan, ja yksi karaatti jauhettua mineraalia kattaa 35-60 eekkeriä, jos jauhetta laitetaan koko alueelle. Alueen koko riippuu kiven voimasta ja laadusta sekä jauheen levittämisen tasaisuudesta.

Hilarion mainitsee vielä, että ehkä hedelmällisin lähtökohta tarkemmalle tutkimukselle on tutkia astrologisten kivien yhteyttä eri kasveihin (ks. tämän kirjan liite värähtelylääkinnän ja astrologisten tekijöiden synergiasta). Se on ehkä organisoiduin tietovarasto, joka on nykyään saatavissa. Tässä tutkimuksessa yhdistyvät ja sulautuvat kasvitieteellinen, mineraloginen ja astrologinen tietämys ja taidot.

Kulta-eliksiirin yhteydessä Hilarion mainitsee fyysisen kullan laittamisen maaperään, josta se sitten rikastuu esimerkiksi juurikkaiden ja porkkanan kautta takaisin ihmiskehon käyttöön. Kulta liittyy astrologisesti Aurinkoon, ja jalokivistä tällainen yhteys on myös mm. rubiinilla ja granaatilla. Kasveista puolestaan Aurinkoon liitetään mm. maissi, voikukka ja auringonkukka. Jos näitä laitetaan joko uutteena, mineraalijauheena tai kiteenä maaperään, jossa kasvatetaan kyseisiä kasveja, voi kasvu lisääntyä viidestä 23 prosenttiin.

Uutteiden ja eliksiirien vaikutusreitit

Jo kirjasarjan ensimmäisessä osassa esiteltiin niitä keskeisiä reittejä, joita myöten uutteen ja eliksiirin - ja laajemmin ottaen värähtelylää-

Kasvien viisaus, kivien muisti

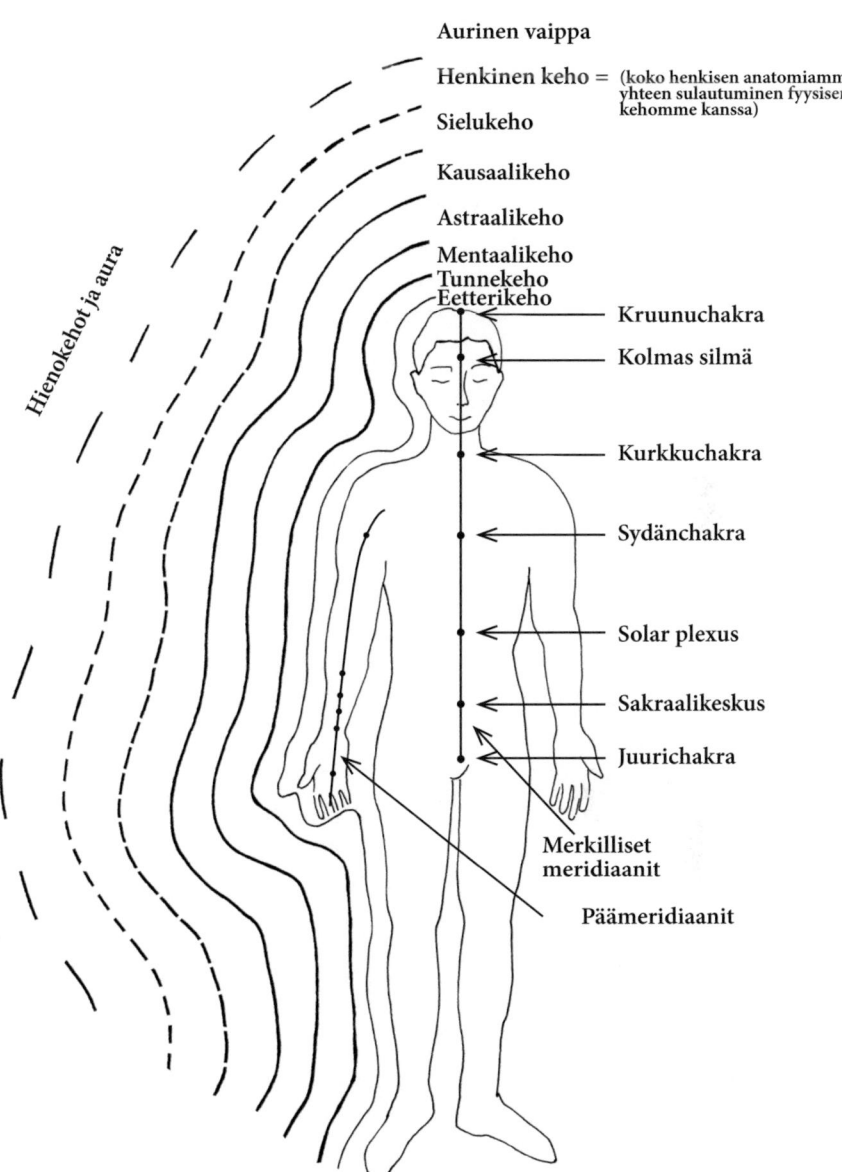

Ihmisen esoteerinen anatomia

kinnän metodien - vaikutukset etenevät ihmisen fyysisessä ja hieno-rakenteessa. Oheisessa kuvassa on hahmoteltu joitain ihmisen esotee-risen anatomian keskeisiä rakenteita, joihin usein viitataan mm. Hi-larionin antamissa uute- ja eliksiiriselostuksissa.

Uutteiden ja eliksiirien vaikutukset perustuvat kunkin kukan, mi-neraalin, metallin, alkuaineen ja muiden käytettyjen ainesten omaan energeettiseen koodiin ja älyn siirtämiseen veden muistiin. Kun ki-vieliksiiri, kukkauute tai homeopaattinen lääke niellään, laitetaan kyl-pyveteen tai voiteessa iholle, se kulkee samaa reittiä fyysisessä kehos-sa ja hienokehoissa. Se muodostaa samalla mielenkiintoisella tavalla vuorovaikutusta yksilön fyysisen ja esoteerisen anatomian välille.

Uute tai eliksiiri imeytyy ensiksi verenkiertoon ja asettuu sitten verenkierron ja hermoston välille. Niillä on läheinen yhteys elämän-voimaan ja tietoisuuteen. Elämänvoima toimii enemmän veren ja tie-toisuus hermoston ja aivojen kautta. Näissä kahdessa järjestelmässä on joitain kvartsinkaltaisia kideominaisuuksia ja sähkövirtaa. Eri-tyisesti puna- ja valkosolut sisältävät enemmän kideominaisuuksia, hermosto enemmän sähkövirtaa. Elämänvoima ja tietoisuus käyttä-vät näitä ominaisuuksia saapuessaan fyysiseen kehoon ja stimuloi-dessaan sitä.

Näiden kahden järjestelmän välille syntyy sähkövirta, jonka väli-tyksellä uutteen tai eliksiirin energia siirtyy yleensä suoraan meridi-aaneihin. Hermoston, verenkierron ja meridiaanien välillä on kiin-teä yhteys osittain siksi, että meridiaaneja käytettiin alun alkaen juuri näiden kahden fyysisen järjestelmän luomiseen. Siten millä tahansa yhteen näistä järjestelmistä kohdistuvalla vaikutuksella on myös suo-ra vaikutus kahteen muuhun järjestelmään.

Meridiaanit käyttävät hermoston ja verenkierron välissä olevaa väylää syöttääkseen elämänvoimaa kehoon. Hilarion mainitsee usein suomalaisten kukkauutteiden ja kivieliksiirien yhteydessä tiettyjä me-ridiaaneja, joita kyseinen uute esimerkiksi puhdistaa tai voimistaa. Meridiaanit ovat siis kehon fyysisten ja eeteristen ominaisuuksien välillä oleva väylä, jonka kautta uutteen tai eliksiirin elämänvoima kulkee eri hienokehoihin ja chakroihin tai palaa suoraan fyysiseen kehoon solutasolle, usein hermoston ja verenkierron välillä olevien porttien kautta. Kolme pääväylää elämänvoiman paluulle takaisin fyysiseen käyttövälineeseen ovat eetterikeho ja siihen liittyvä eetterifluidumi, chakrat ja iho, jolla on myös kideominaisuuksia.

Uutteen tai eliksiirin kulun määrittävät tarkemmin sen omat ominaisuudet ja yksilön rakenne. Tässä on hyvä ottaa huomioon myös se, että esimerkiksi kofeiini estää värähtelylääkinnän vaikutuksia kehossa ja yksilön hienorakenteessa. Sekä hienokehoissa että fyysisessä kehossa olevat kvartsinkaltaiset kiderakenteet lisäävät värähtelyuutteiden vaikutusta. Näitä kiderakenteita löytyy solusuoloista, rasvakudoksista, lymfasta, punaisista ja valkoisista verisoluista, kateenkorvasta ja käpyrauhasesta. Viime mainittu on kiderakenne, joka ottaa vastaan informaatiota sielulta, korkeammalta minältä ja hienokehoilta, erityisesti astraalikeholta. Käpyrauhanen on suorassa yhteydessä kruunuchakraan päälaella.

Värähtelyuutteen tai -eliksiirin vaikutus kulkee epätasapainossa oleville alueille lymfan kideominaisuuksien avulla. Juuri nämä ominaisuudet auttavat lymfaa poistamaan myrkkyjä ja kuona-aineita sekä niiden värähtelyitä kehosta. Haitallisilla aineilla on myös luonnollinen taipumus joutua lymfajärjestelmän eliminoimiksi. Kehon sisäinen viisaus on suurenmoinen! Lopulta kehon myrkyt ja kuona-aineet työnnetään auran ulko-osiin puhdistumista varten. Suihku aamuin illoin puhdistaa ihmistä näistä haitallisista aineista.

Päätämme kirjamme virallisen osuuden seuraavaan kukkien ja kivien kuvagalleriaan. Sen jatkona olevista liitteistä löytyy lisätietoja esimerkiksi säteistä, joihin Hilarion viittaa silloin tällöin uute-esittelyjen yhteydessä, jalokaasujen kiehtovasta maailmasta ja vaikutuksista sekä koosteet värähtelylääkinnän yhteyksistä fyysiseen rakenteeseemme ja astrologisiin tekijöihin. Toivomme, että nämä liitteet auttavat osaltaan lukijoitamme ymmärtämään todellisuuden värähtelyrakenteiden suurta sinfoniaa.

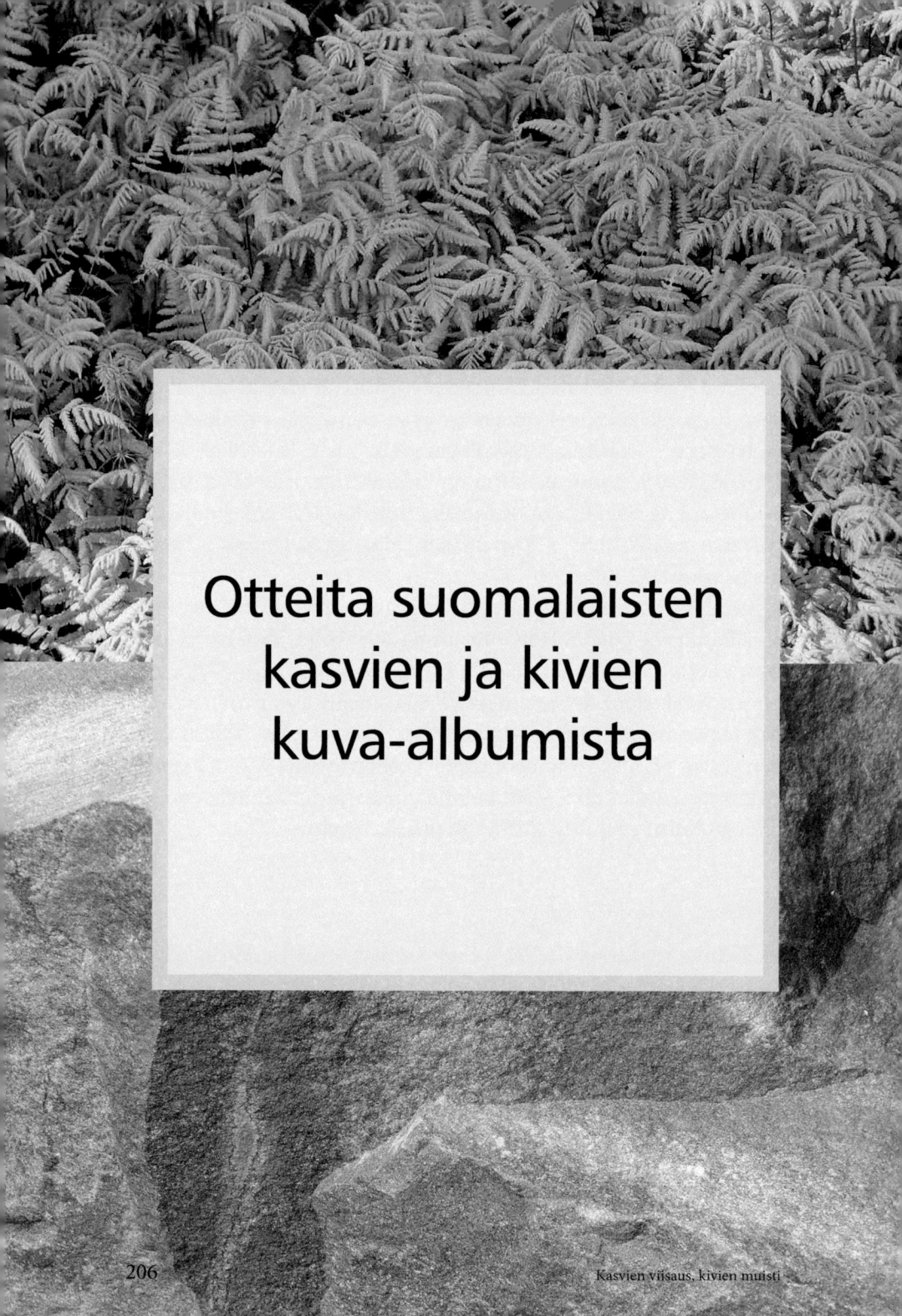

Otteita suomalaisten kasvien ja kivien kuva-albumista

Kasvien viisaus, kivien muisti

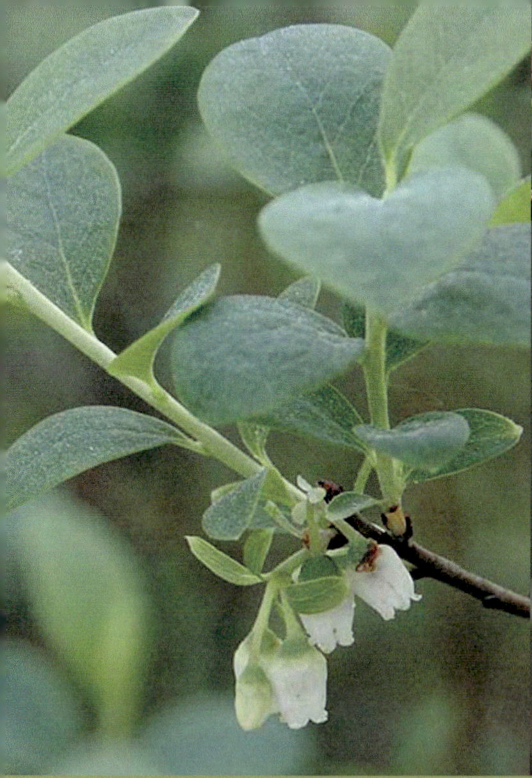

1. **Juolukka** *Vaccinium uligonosum*

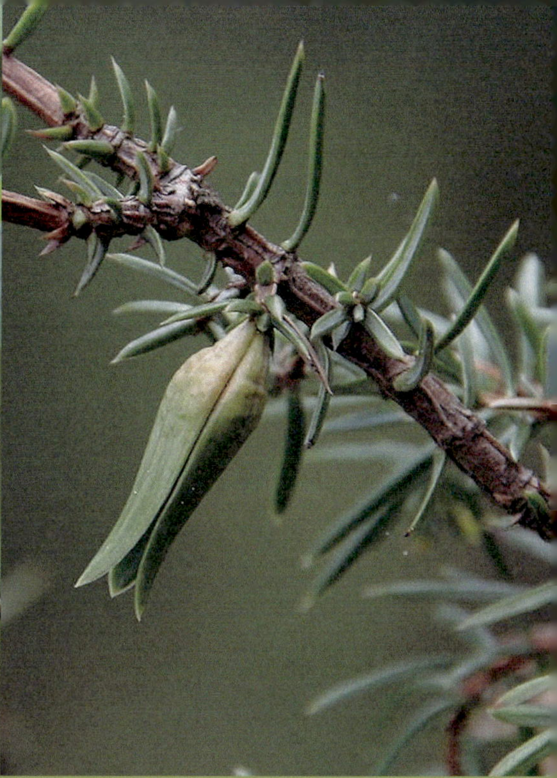

3. **Kataja** *Juniperus communis*

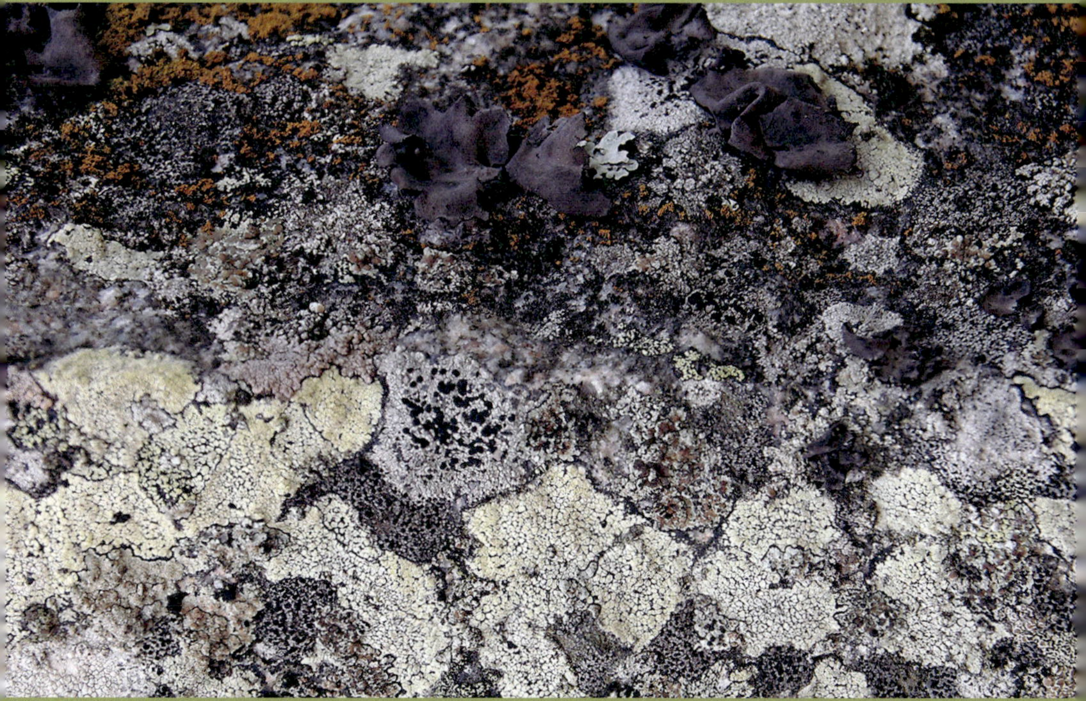

2. **Jäkälät** *Lichenes*

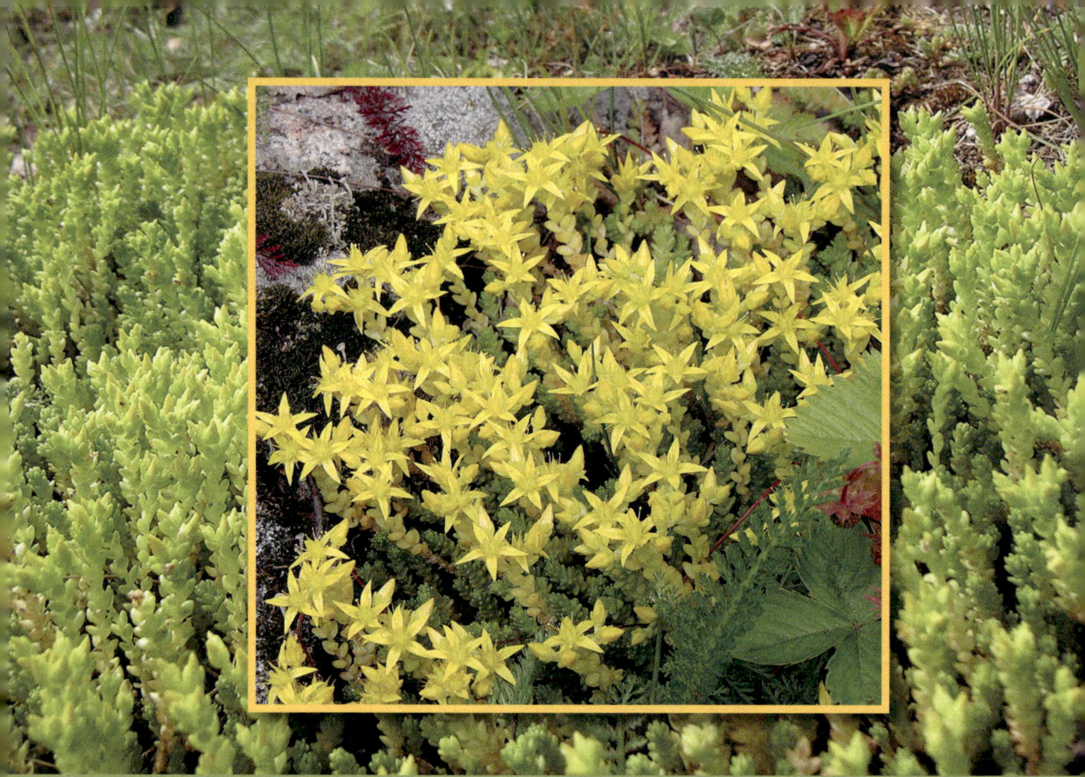

4. **Keltamaksaruoho** *Sedum acre*

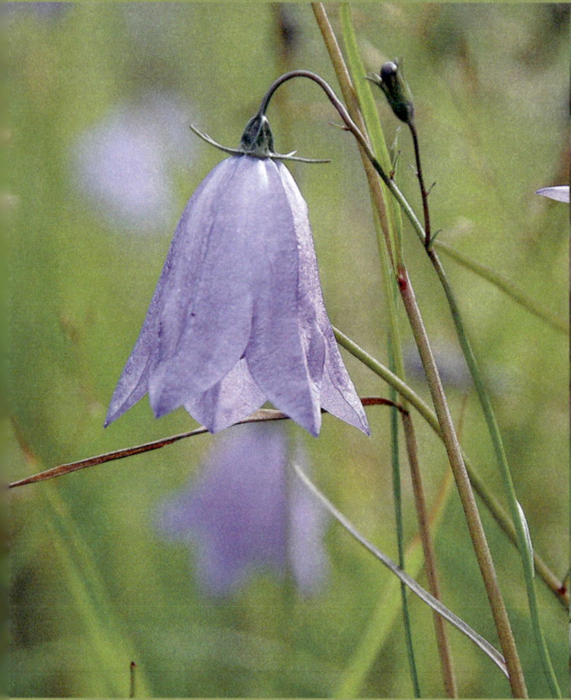

5. **Kissankello** *Campanula rotundifolia* 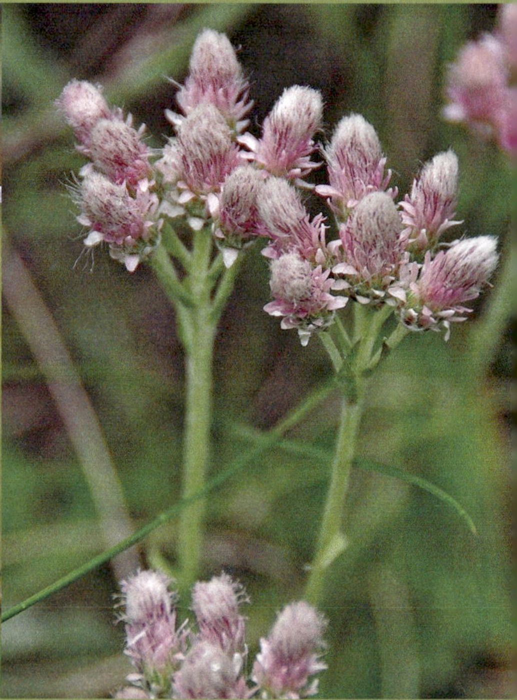   6. **Kissankäpälä** *Antennaria dioica*

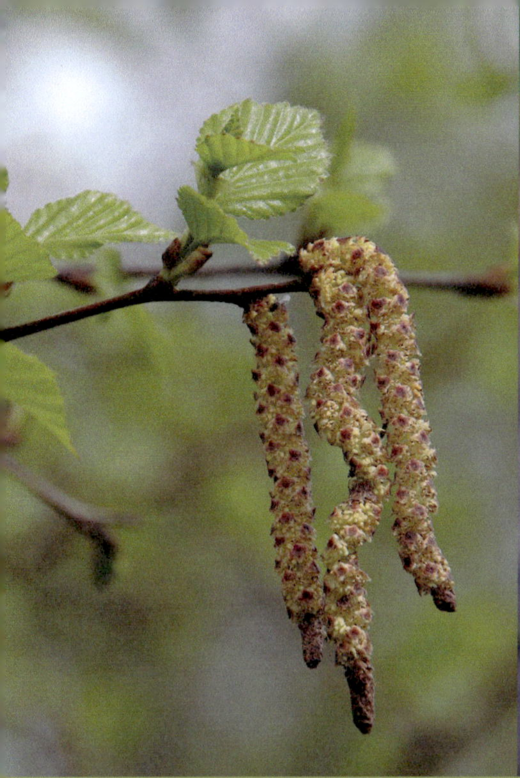

7. Koivu *Betula*

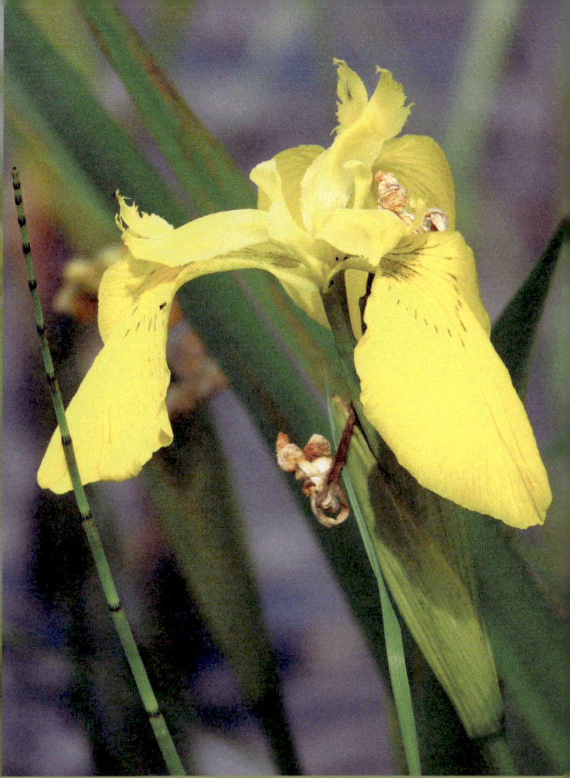

9. Kurjenmiekka *Iris pseudacorus*

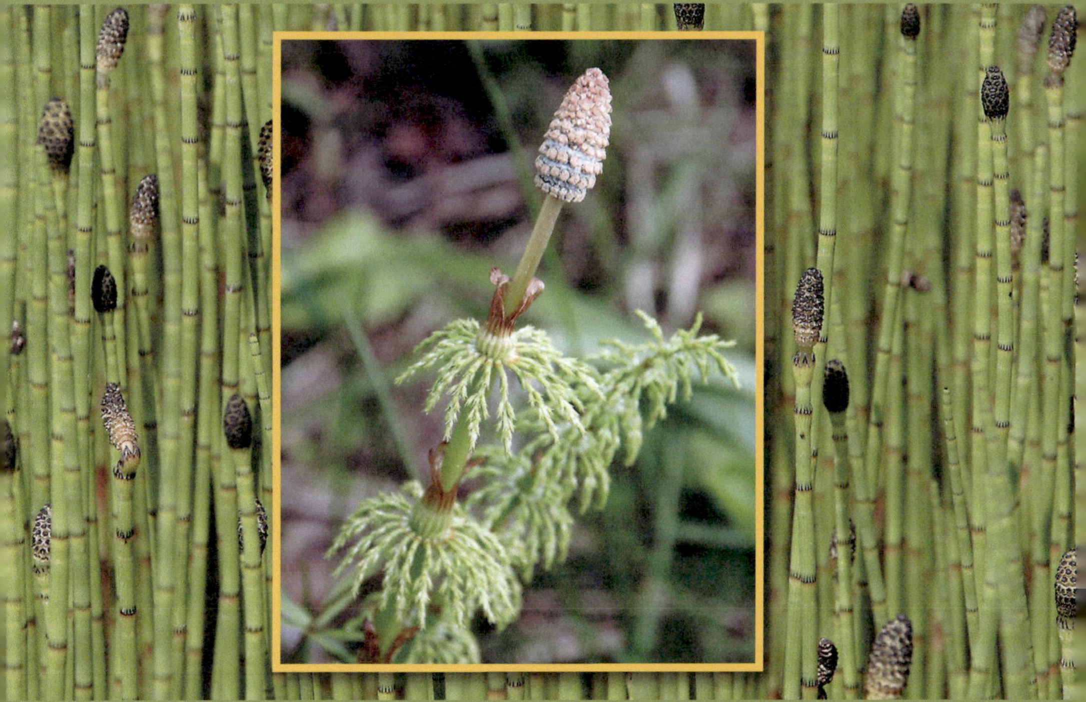

8. Kortteet *Equisetales*

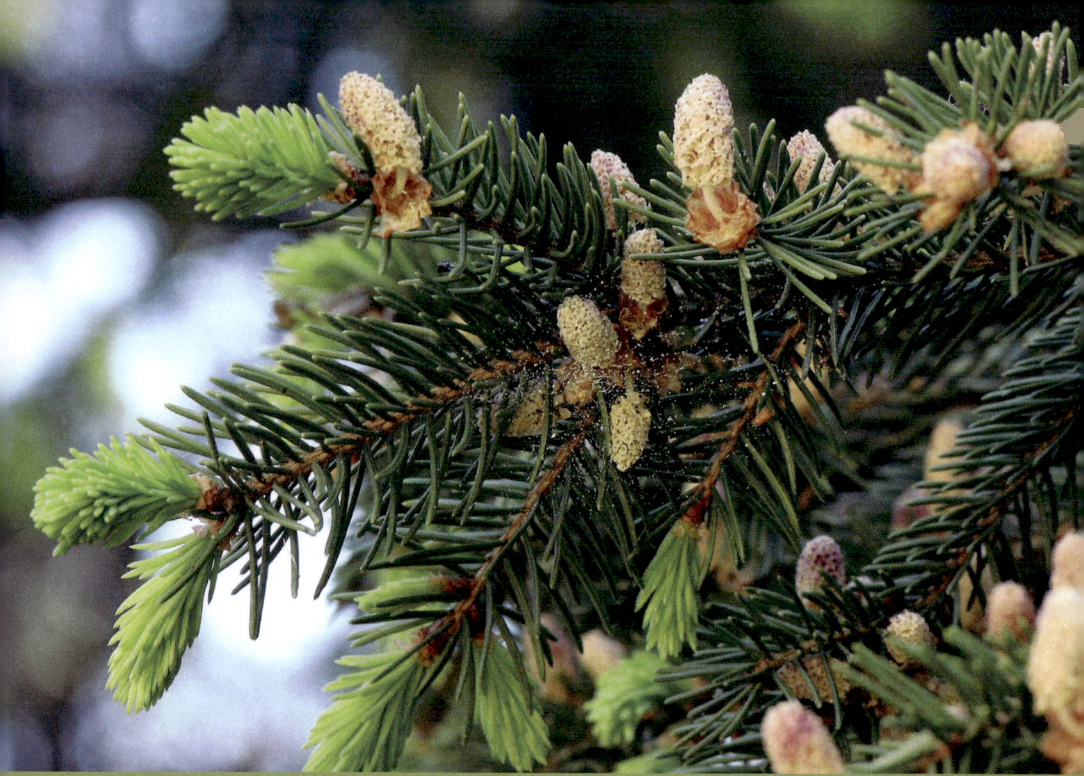

10. **Kuusi** *Picea abies*

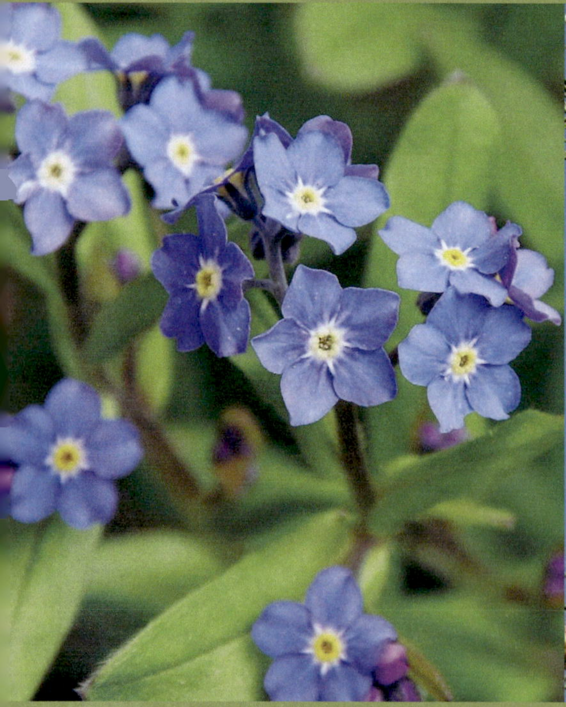

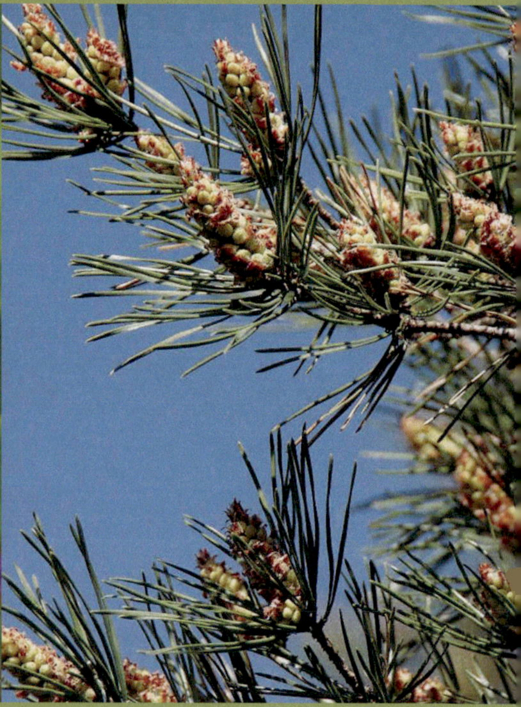

11. **Lemmikit** *Myosotis*   12. **Mänty** *Pinus sylvestris*

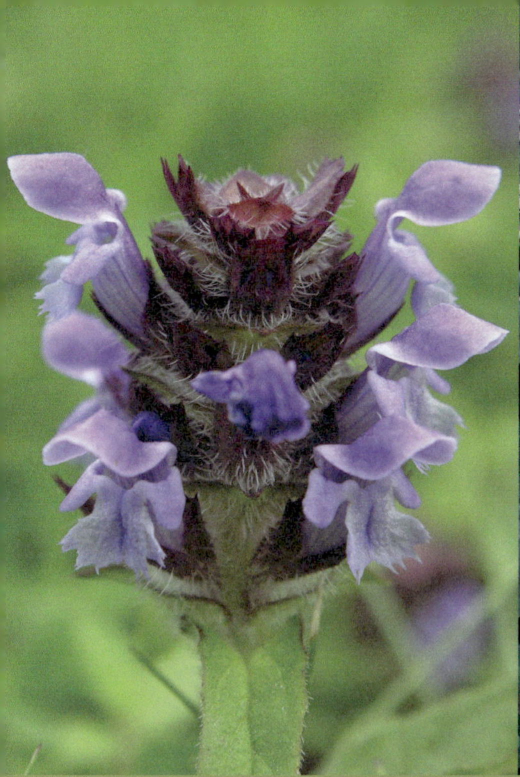

13. **Niittyhumala** *Prunella vulgaris*

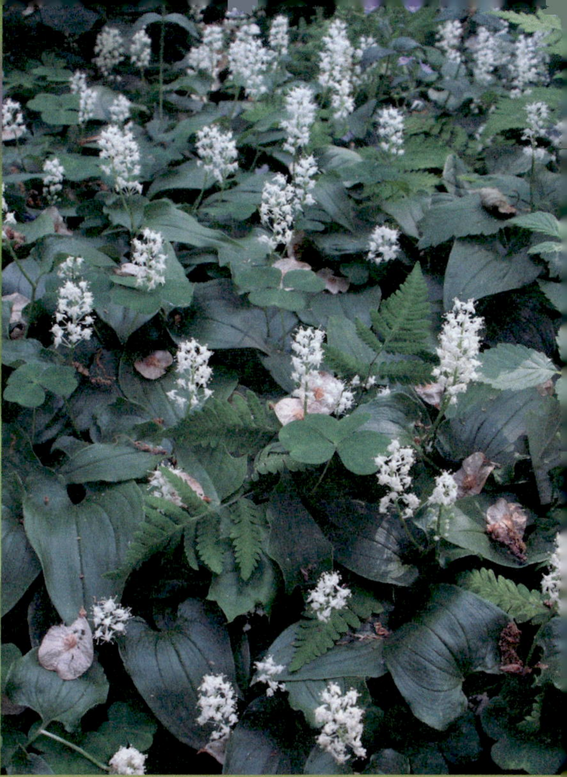

15. **Oravanmarja** *Maianthemum bifolium*

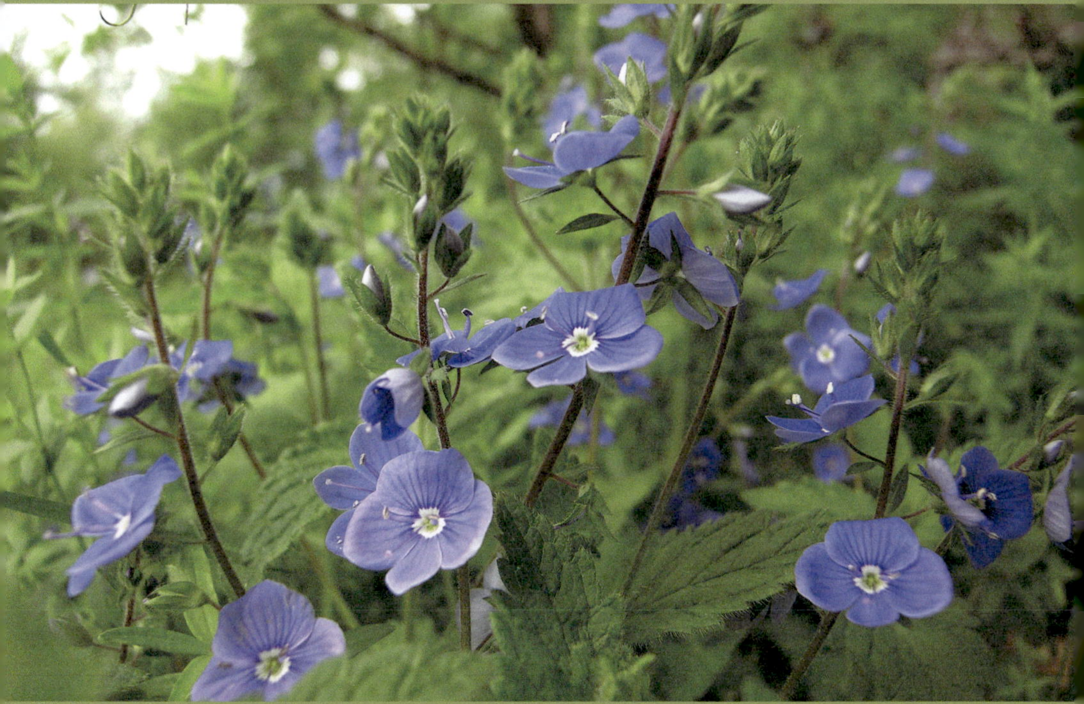

14. **Nurmitädyke** *Veronica chamaedrys*

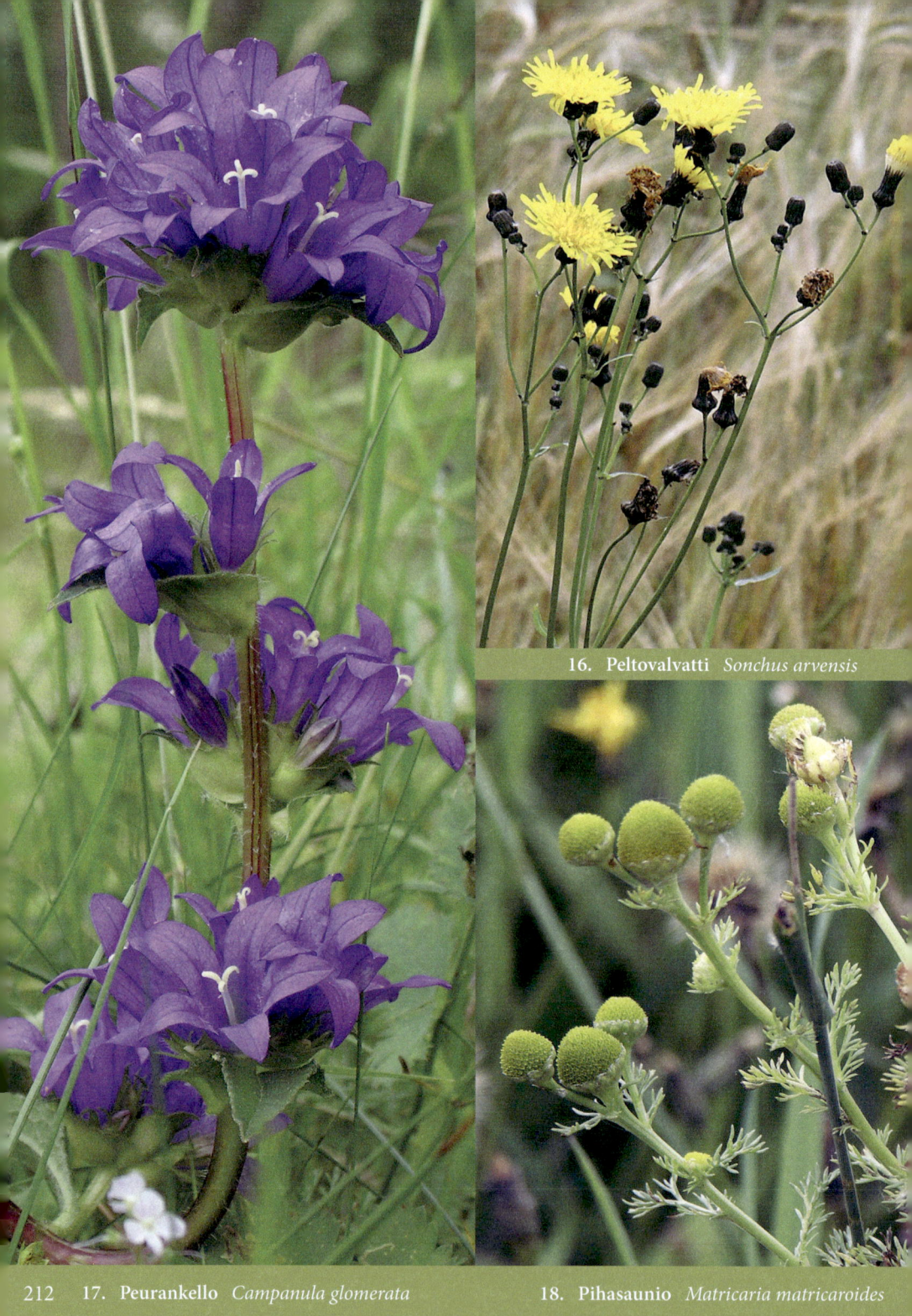

16. **Peltovalvatti** *Sonchus arvensis*

17. **Peurankello** *Campanula glomerata*

18. **Pihasaunio** *Matricaria matricaroides*

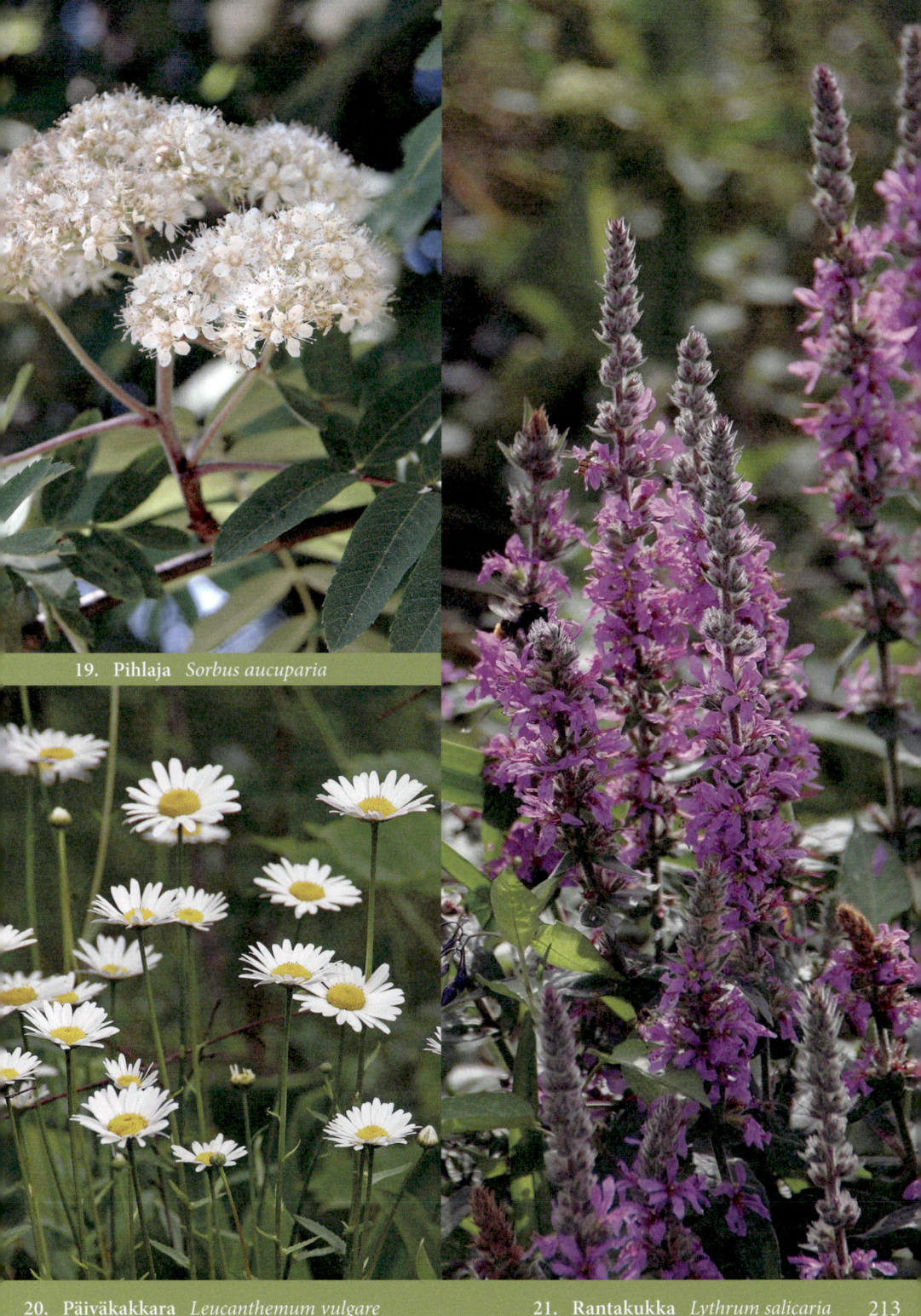

19. **Pihlaja** *Sorbus aucuparia*

20. **Päiväkakkara** *Leucanthemum vulgare*

21. **Rantakukka** *Lythrum salicaria*

213

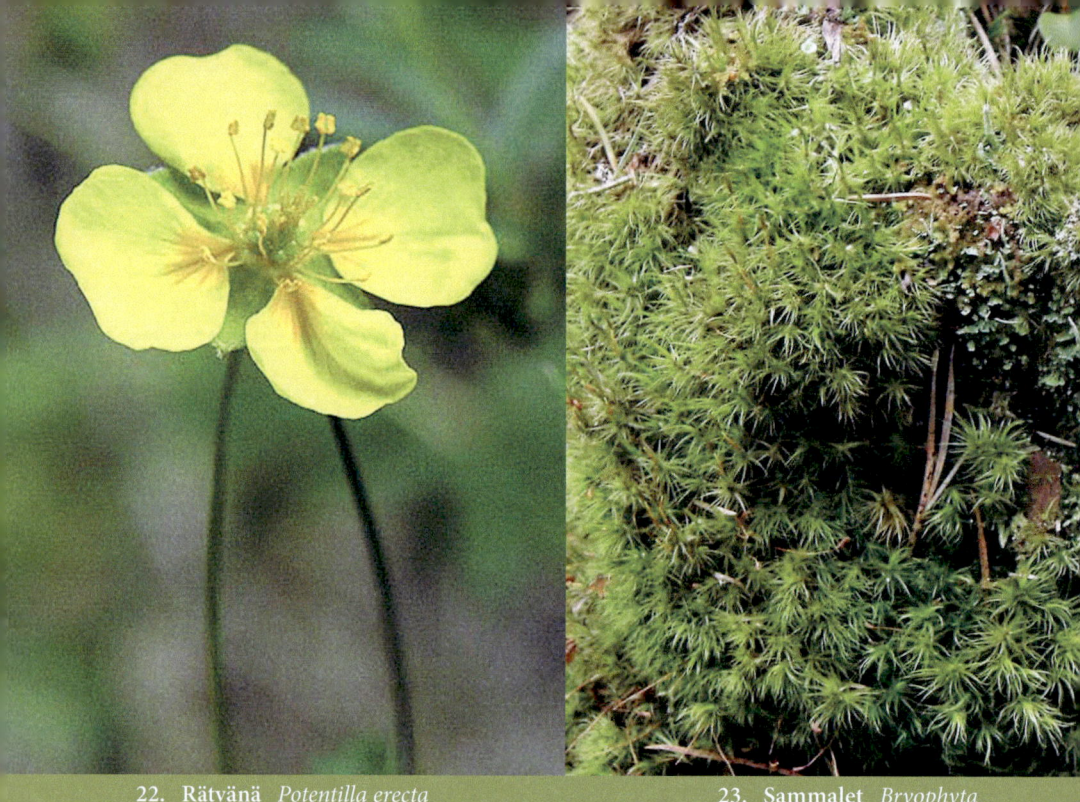

22. **Rätvänä** *Potentilla erecta*   23. **Sammalet** *Bryophyta*

24. **Sanianiset** *Pteropsida*

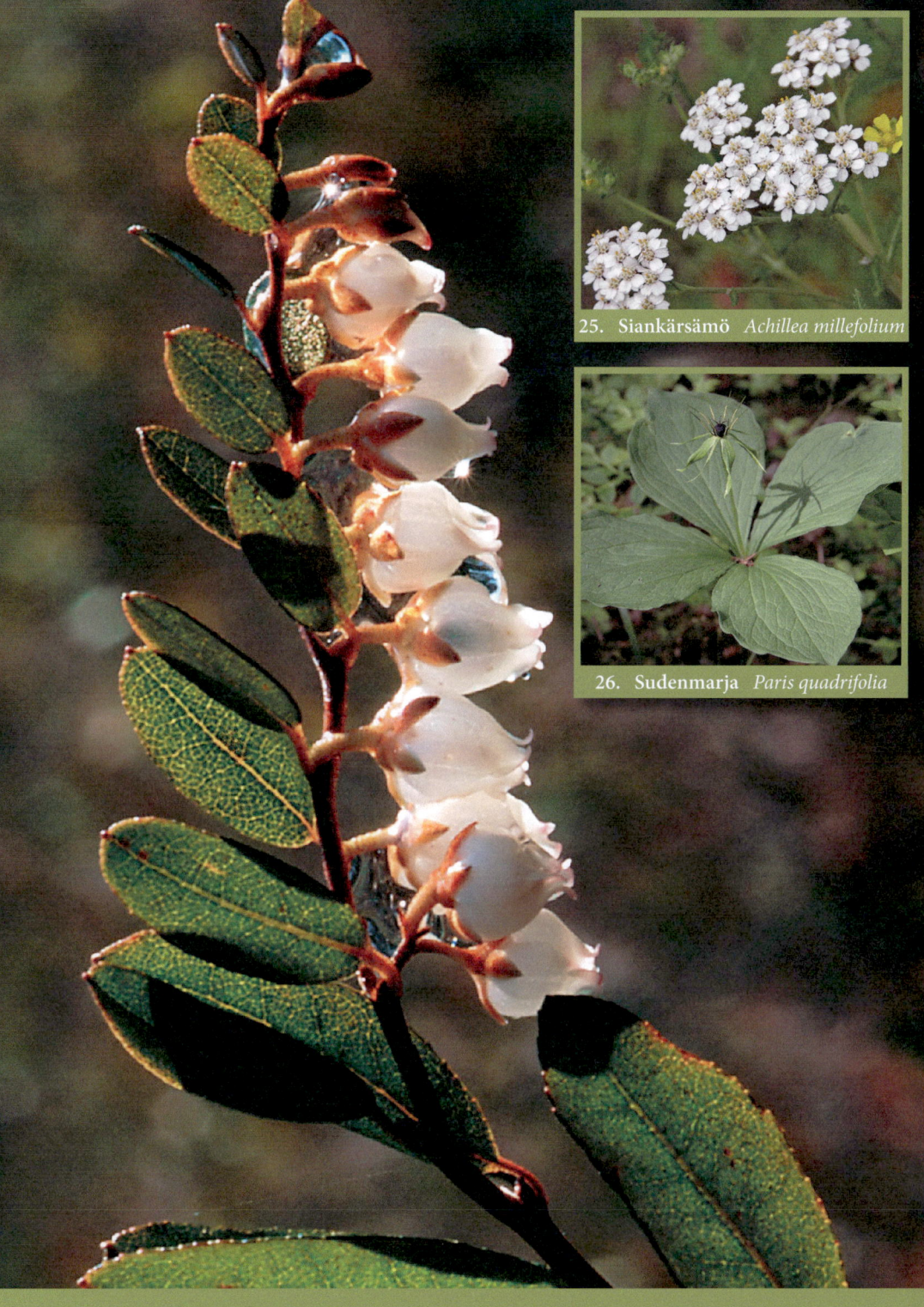

25. **Siankärsämö** *Achillea millefolium*

26. **Sudenmarja** *Paris quadrifolia*

27. **Vaivero** *Chamaedaphne calyculata*

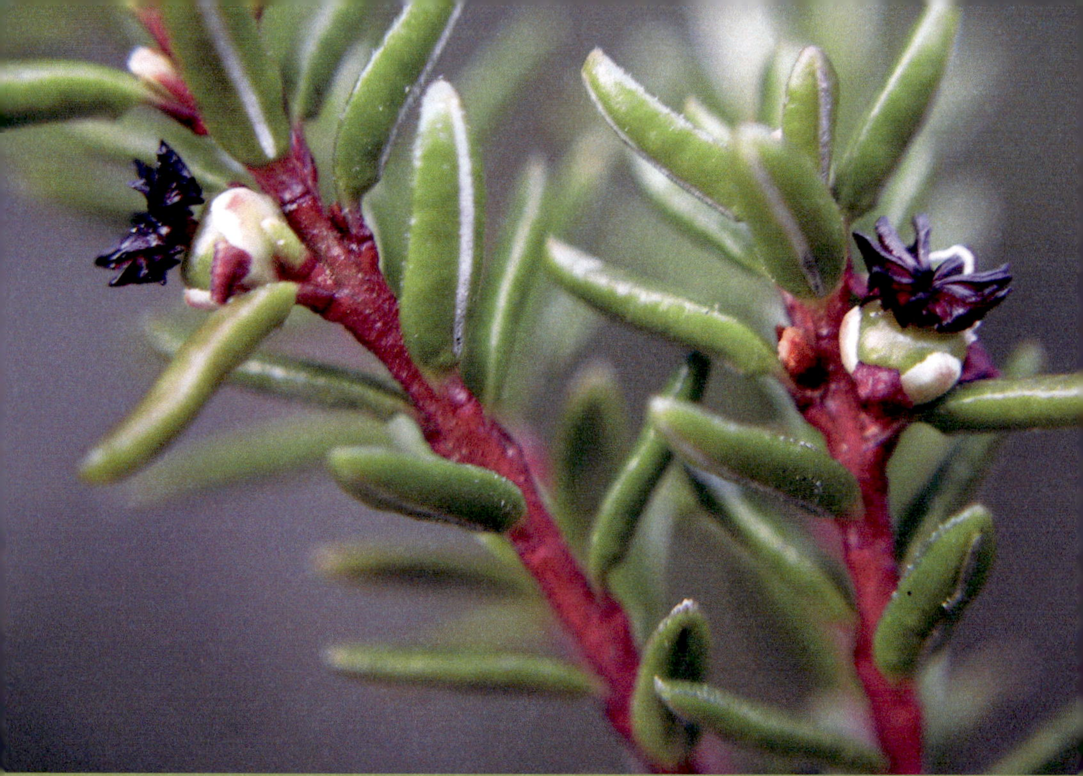

28. **Variksenmarja** *Empetrum nigrum*

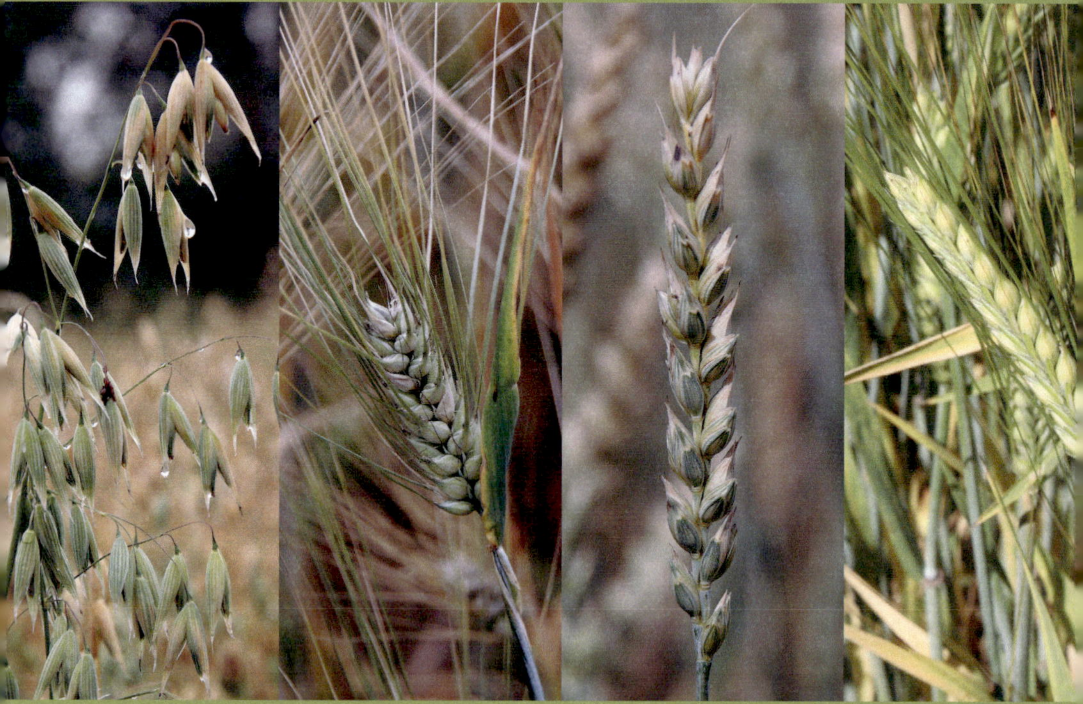

Kaura *Avena sativa*

Ohra *Hordeum vulgare*

Vehnä *Triticum aestivum*

Ruis *Secale cereale*

29. **Viljat**

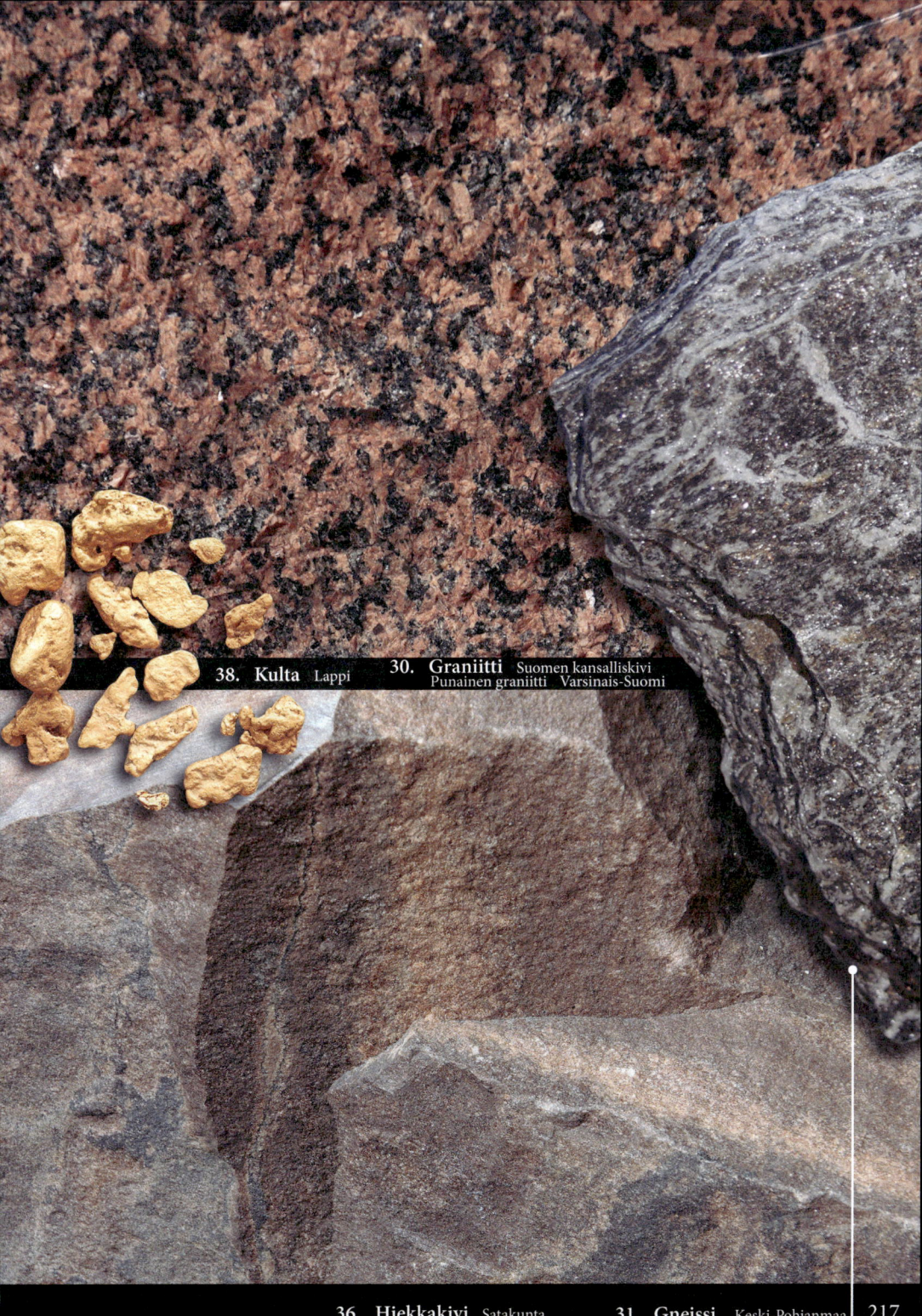

38. Kulta Lappi

30. Graniitti Suomen kansalliskivi
Punainen graniitti Varsinais-Suomi

36. Hiekkakivi Satakunta **31. Gneissi** Keski-Pohjanmaa

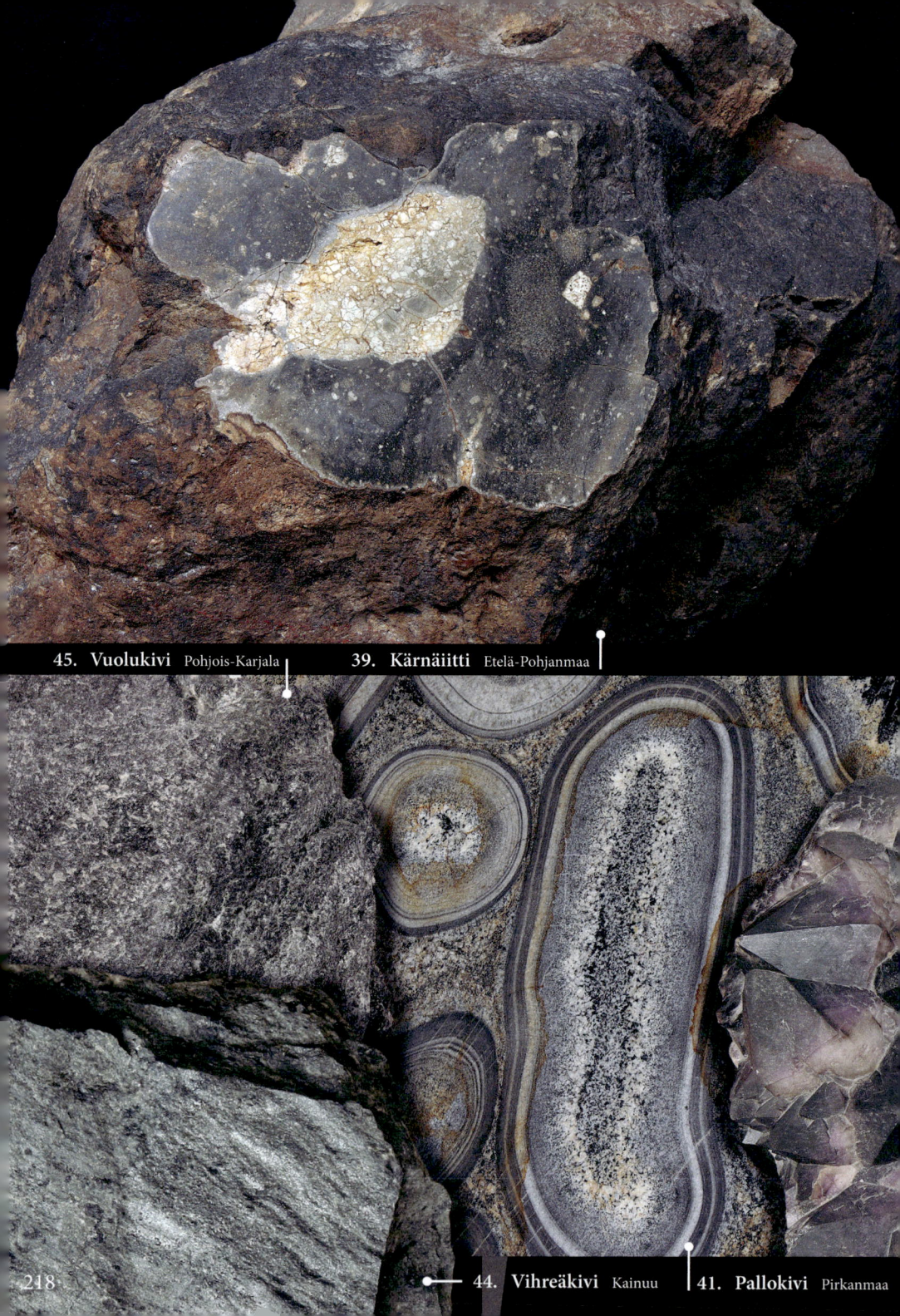

45. Vuolukivi Pohjois-Karjala

39. Kärnäiitti Etelä-Pohjanmaa

44. Vihreäkivi Kainuu

41. Pallokivi Pirkanmaa

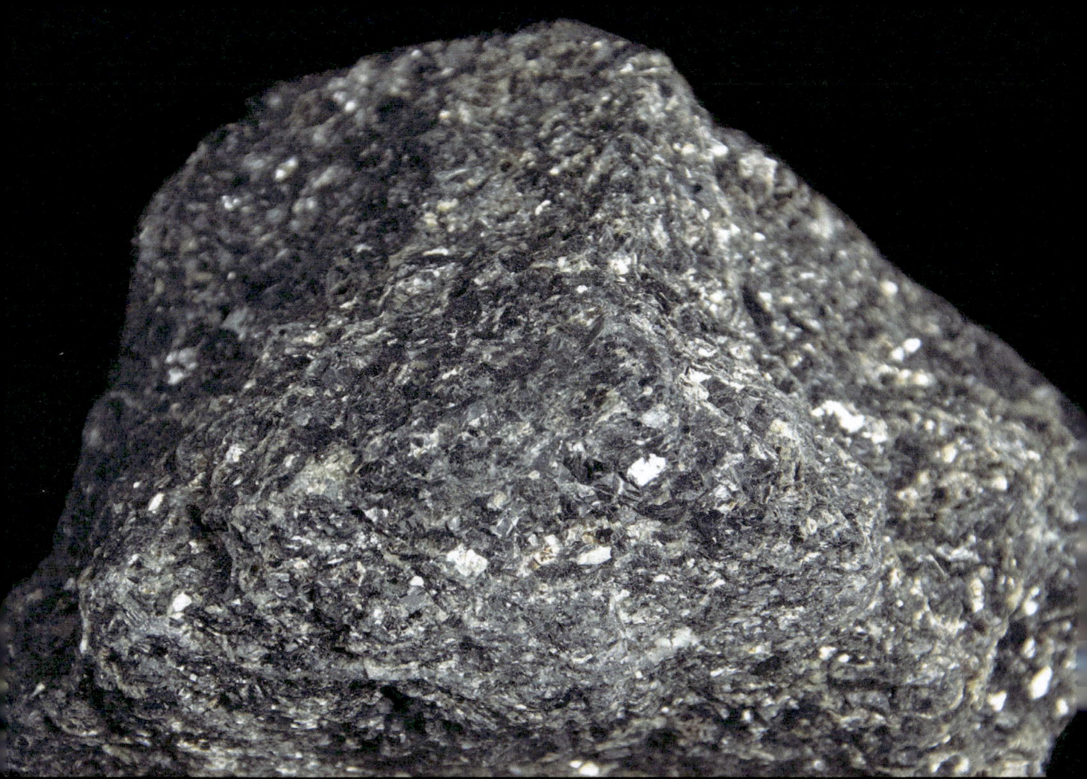

42. Sarvivälke Uusimaa

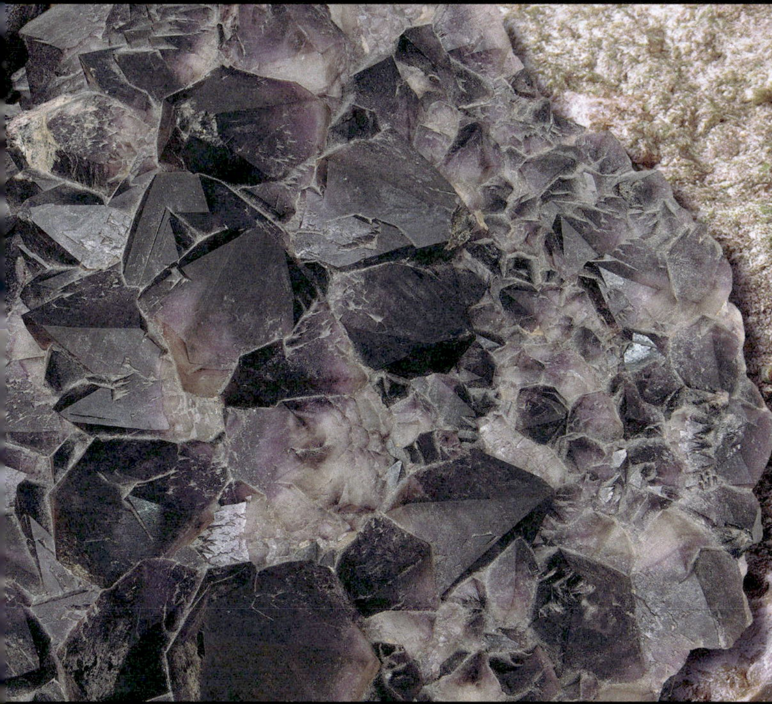

46. Ametisti

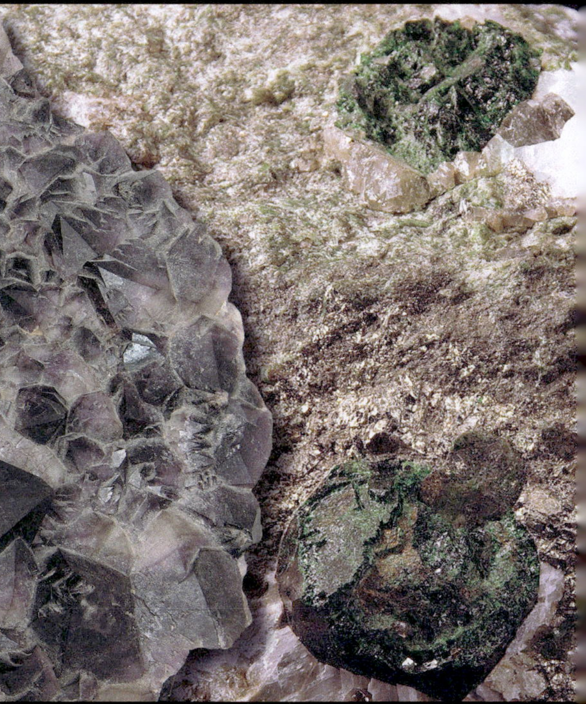

51. Uvaroviitti

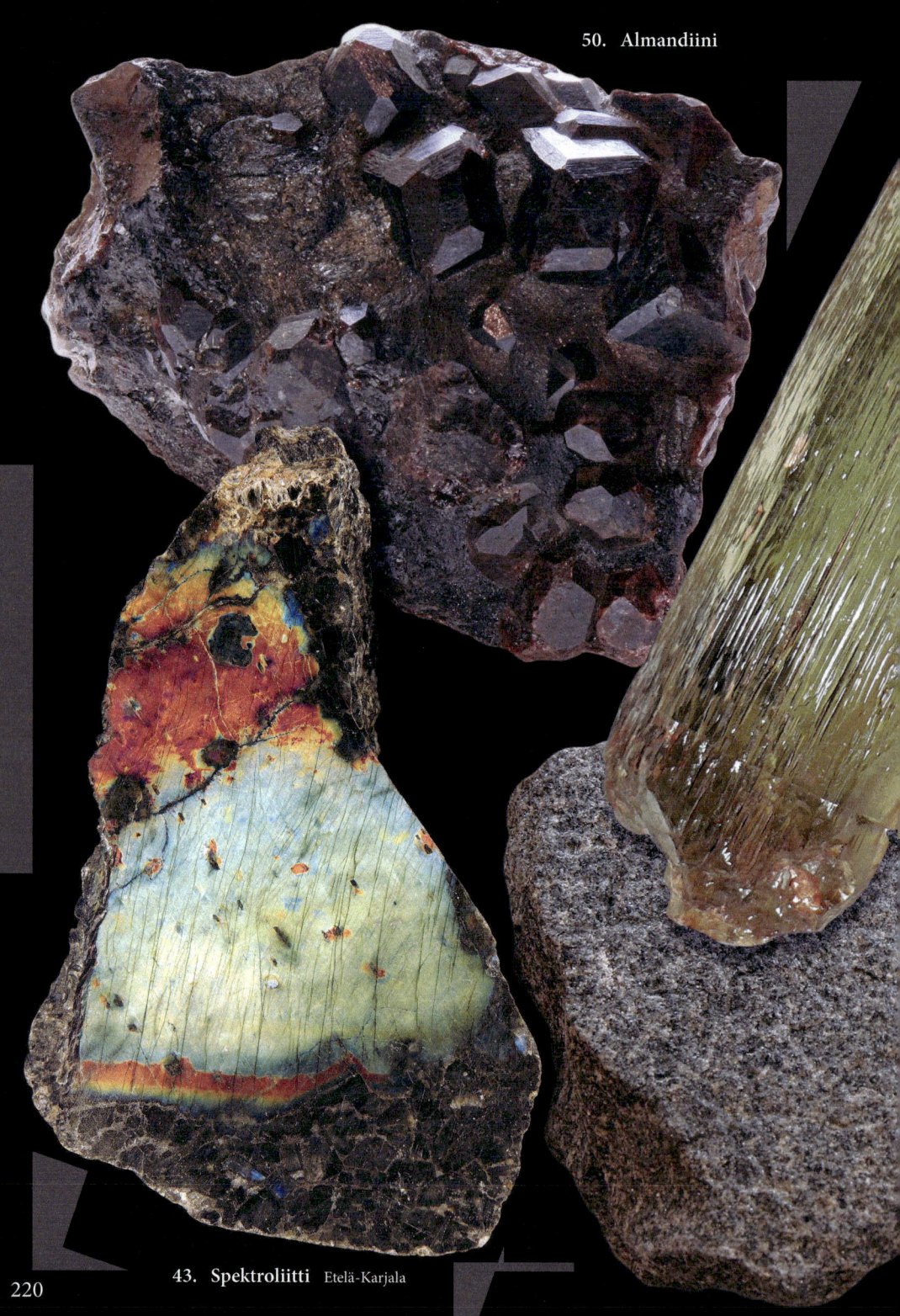

50. Almandiini

43. **Spektroliitti** Etelä-Karjala

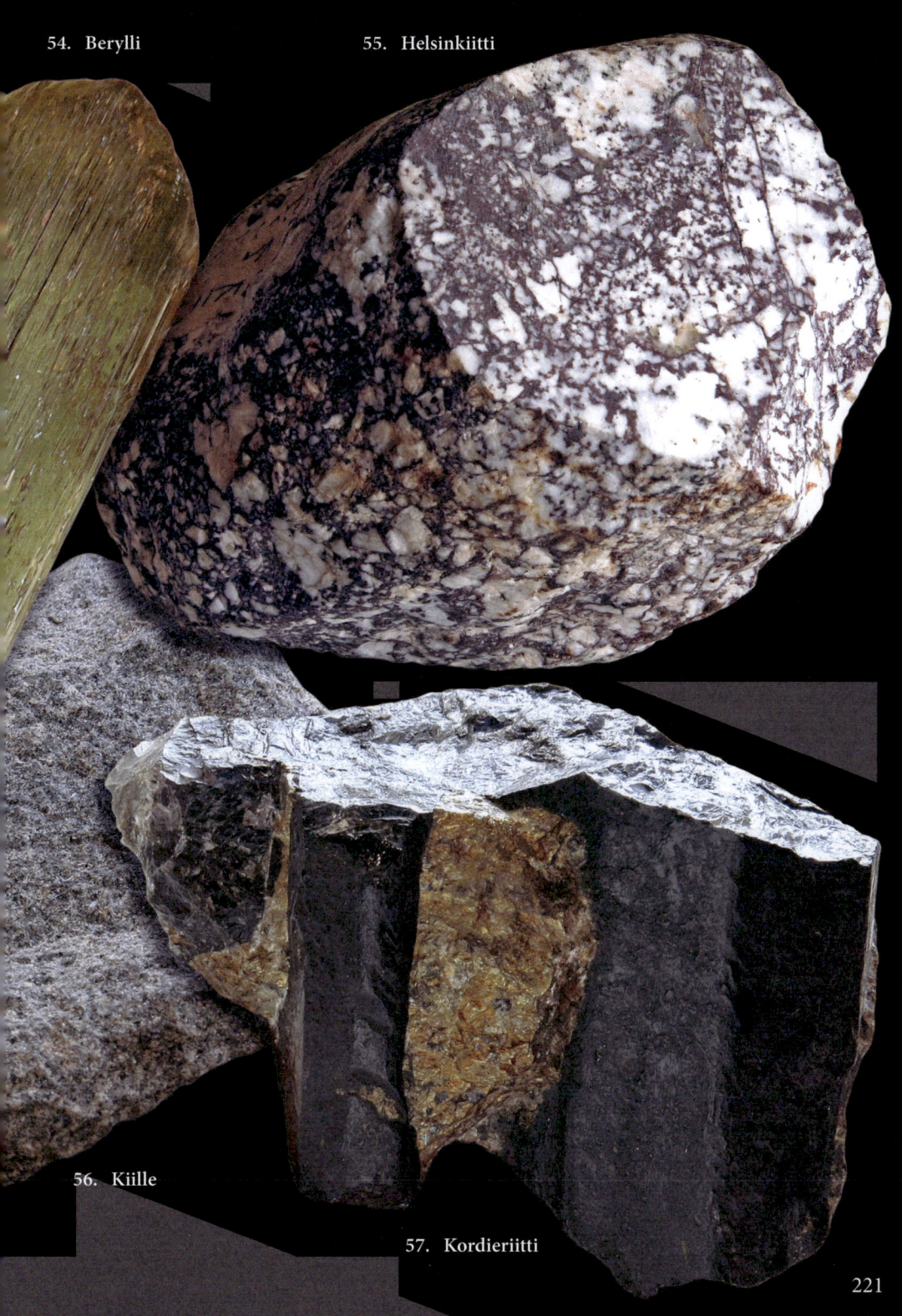

54. Berylli

55. Helsinkiitti

56. Kiille

57. Kordieriitti

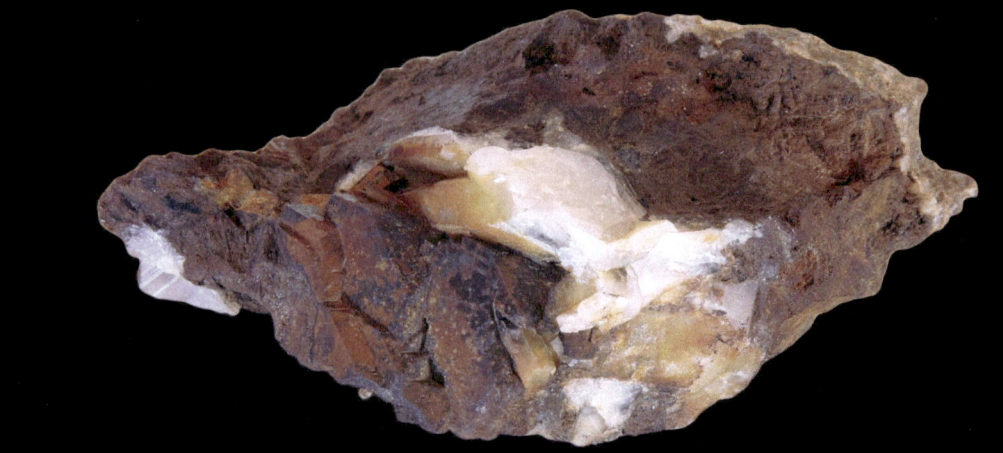

58. Sideriitti

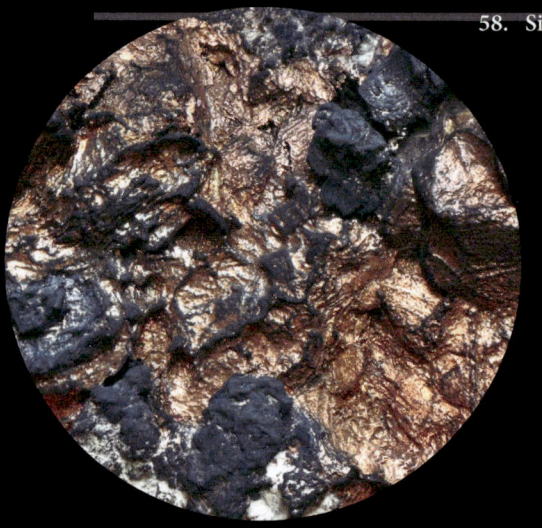

52. Hopea
53. Kupari

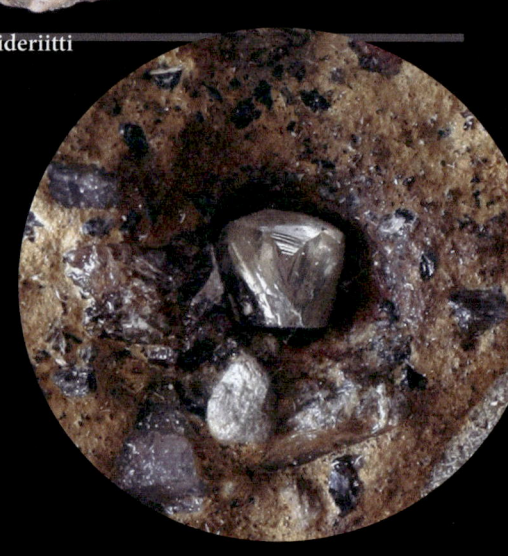

59. Timantti

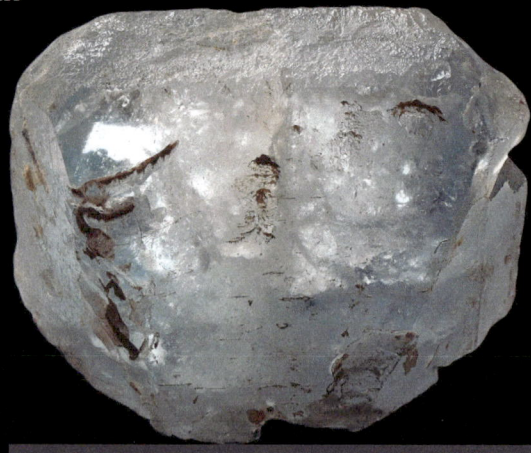

60. Topaasi

Värähtelyuutteiden yhteyksiä astrologiaan ja kehon järjestelmiin

Hilarionin uuteselostuksissa on usein mainittu kulloinkin kyseessä olevan uutteen tai eliksiirin yhteyksiä niin astrologisiin tekijöihin kuin yksilön fyysiseen ja hienokehoihin. Seuraavassa on tiivistelmänä joitakin näistä yhteyksistä. Mukana on kukkauutteiden ja kivieliksiirien lisäksi alkuaine- ja jalokaasu-uutteita sekä tähtieliksiirejä. Bachin uutteista olemme käyttäneet tässä yhteydessä niiden englanninkielisiä nimiä, jotka ovat kansainvälisessä käytössä.

Yhteys eläinradan merkkeihin:

Oinas: Argon, Hematiitti, Impatiens, Karneoliakaatti, Kirjopillike, Mesarthim, Punainen jaspis, Rauta, Valkoinen timantti, Vihreä ruusu
Härkä: Aldebaran, Gentian, Kupari, Lapis lazuli, Leijonankita, Oravanmarja, Safiiri, Tiikerinsilmä
Kaksonen: Akvamariini, Aleksandriitti, Castor, Cerato, Keltamo, Malakiitti, Molybdeeni, Pollux, Tuomi
Rapu: Clematis, El Tarf, Honeysuckle, Hopea, Kuukivi, Salvia, Vaalea helmi, Vihreä turmaliini, Väinönputki
Leijona: Auringonkukka, Kulta, Punainen onyksi, Regulus, Rubiini, Smaragdi, Vervain

Neitsyt: Centaury, Koivu, Kuukivi, Magnesium, Pihlaja, Safiiri, Spica, Tuomi, Tähtisafiiri

Vaaka: Kesäkurpitsa, Lapis lazuli, Palladium, Scleranthus, Turmaliini, Vaalea ja Kirsikkaopaali, Vilukko, Zubenelgenubi

Skorpioni: Akvamariini, Antares, Chicory, Juudaksenpuu, Karneoliakaatti, Lootus, Mangaani, Punainen koralli, Raate, Rubiini, Topaasi

Jousimies: Agrimony, Ametisti, Kaus Borealis, Malakiitti, Peruna, Rohtoraunioyrtti, Tina

Kauris: Gagaatti (Jet), Hematiitti, Maissi, Mimulus, Musta onyksi, Polaris/Pohjantähti, Sinkki, Tiikerinsilmä, Valkoinen onyksi

Vesimies: Kromi, Metsätähti, Rodoliitti-granaatti, Sadalmelik, Silversword, Sinisafiiri, Spessartiini-granaatti, Water violet

Kalat: Centaury, Gamma Piscium, Jade, Kirjopillike, Keto-orvokki, Niittyhumala, Petra, Platina, Rock rose, Turkoosi, Turmaliini

Yhteys planeettoihin ja muihin astrologisiin tekijöihin:

Aurinko: Almandiini, Auringonkukka, Isokarpalo, Keltamaksaruoho, Kevätesikko, Kulta, Maissi, Metsätähti, Pihasaunio, Päivänkakkara, Rentukka, Rubiini, Suopursu, Ulpukka, Vaivero, Valkovuokko

Kuu: Hopea, Juhannusruusu, Lumme, Pihasaunio, Puna-ailakki, Ulpukka, Vaalea helmi, Vaivero

Merkurius: Akvamariini, Greippi, Kahvi, Kataja, Keltamaksaruoho, Mäntykukka, Rantakukka, Siankärsämö, Sinivuokko, Tuomi, Villiporkkana, Vilukko

Venus: Cosmos, Granaattiomena, Helsinkiitti, Komealupiini, Kortteet, Kupari, Metsäruusu, Metsätähti, Nokkonen, Nurmitädyke, Oppineidenkukka, Päivänsini, Rentukka, Ruiskukka, Ruusuruoho, Rätvänä, Sudenmarja, Vaaleansininen safiiri, Yövilkka

Mars: Apatiitti, Hematiitti, Juolukka, Ketoneilikka, Kuusi, Muurain, Nurmitädyke, Peltovalvatti, Puna-ailakki

Jupiter: Ametisti, Graniitti, Kasvikunta kokonaisuutena, Kehäkukka, Keltavuokko, Kielo, Kirjopillike, Koiranputki, Mäkikuisma, Peurankello, Punainen berylli, Puolukka, Setri, Woodwardiitti

Saturnus: Gordoniitti, Kalkkikivi, Keto-orvokki, Kissankäpälä, Kullero, Lyijy, Madia, Mäkitervakko, Niittyleinikki, Pyromorfiitti, Rodoliitti-granaatti, Rosmariini, Serussiitti, Ukontulikukka

Uranus: Humala, Keltamo, Ketoneilikka, Käenkaali, Oravanmarja, Pyrofylliitti, Riekonmarja, Timjami, Uleksiitti

Neptunus: Jade, Juhannusruusu, Luffa, Maariankämmekkä, Maissi, Oravanmarja, Pallokivi, Saniaiset, Valkovuokko

Pluto: Antares, Herkimer-timantti, Jasmiini, Mustikka, Rosa webbiana, Spektroliitti, Syysmaitiainen, Tähtijasmiini, Valkolehdokki

Kheiron: Diabaasi, Komealupiini, Kreosoottipensas (Chaparral), Kärsimyskukka, Uleksiitti, Valkoinen timantti

Vesta: Topaasi

Pallas: Sinivuokko

Europa (Jupiterin kuu): Kielo

Askendentti eli nouseva merkki: Tilli (erit. yrttinä)

Keskitaivas eli MC: Almandiini

Sirius: Valkolehdokki

Arcturus: Suopursu

Orion: Kvartsiitti

Seulaset eli Plejadit: Turmaliini

Värähtelyuutteet ja kehon järjestelmät:

Aineenvaihdunta: Ametisti, Ruusuruoho, Suokukka

Aivot: Ametisti, Berylli, Hopea, Juhannusruusu, Juolukka, Keltamaksaruoho, Keto-orvokki, Kissankäpälä, Kulta, Kupari, Lemmikki, Lootus, Mustikka, Platina, Rentukka, Timantti, Vanamo

DNA: Iridium, Krupkaiitti, Lavendulan, Puna-ailakki, Väinönputki

Haima: Ahomansikka, Aleksandriitti, Ametisti, Aprikoosi, Hiiliteräs, Kalsiitti, Käenkaali, Maariankämmekkä, Neon, Rikki, Rodokrosiitti, Sammalakaatti, Sarvivälke, Savukvartsi
Hampaat: Banaani, Fluoriitti, Malakiitti, Sitruuna
Hermosto: Hopea, Kahvi, Kamomilla, Kupari, Malakiitti, Nokkonen, Onyksi, Platina, Päivänsini, Raunioyrtti, Rentukka, Ruusukvartsi, Savukvartsi, Timantti, Topaasi, Vuorikide, Väinönputki
Hiukset ja päänahka: Greippi, Henna, Koivu, Puuvilla, Sitruuna
Iho: Aloe vera, Eukalyptus, Hiekkakivi, Jasmiini, Malva, Marmori, Munuaispapu, Muurain, Nokkonen, Sitruuna, Väinönputki
Kateenkorva: Ametisti, Amarantti, Kesäpikkusydän, Platina, Rubiini, Tyrni, Vuolukivi
Kaula, kurkku: Keltamo, Kuusi, Mango
Keuhkot: Jasmiini, Karhunvatukka, Kurjenmiekka, Nokkonen, Päivänkakkara, Ruusukvartsi, Saniaiset, Siankärsämö
Korvat, kuulo: Kevätesikko, Malva, Meripihka, Punainen vuorikanerva, Rodoniitti, Suokukka
Kädet: Mäkitervakko, Rohtomesikkä, Spektroliitti, Suokukka, Ulpukka
Lihakset: Avokado, Iisoppi, Kulta, Mesiangervo, Muurain, Sitruuna, Turkoosi, Voikukka
Luusto: Banaani, Kupari, Malakiitti, Mausteneilikkapuu, Sitruuna
Lymfa: Aleksandriitti, Avokado, Koralli, Kulta, Kupari, Lapis lazuli, Rikki, Sammalakaatti, Sitruuna, Smaragdi, Tuliakaatti, Vuorikide
Mahalaukku ja suolisto: Aloe vera, Berylli, Neon, Sarvivälke, Savukvartsi, Topaasi, Turkoosi, Vaalea helmi, Vuorikide
Maksa: Akvamariini, Avokado, Berylli, Hiekkakivi, Karhunvatukka, Lootus, Mustikka, Peridootti, Ruusukvartsi, Sinivuokko, Smaragdi, Uvaroviitti
Munuaisjärjestelmä: Akvamariini, Avokado, Kahvi, Kalsiitti, Kamomilla, Karhunvatukka, Neon, Nokkonen, Rodokrosiitti, Ruusukvartsi, Safiiri, Savukvartsi
Perna: Akvamariini, Kalsiitti, Kesäkurpitsa, Lootus, Marmori, Rodokrosiitti

Polvet: Kirjopillike, Rosa webbiana

Selkäranka: Banaani, Graniitti, Kulta, Pallokivi, Purasruoho

Silmät, näkö: Hopea, Juolukka, Kesäkurpitsa, Kiille, Mustikka, Silmäruoho, Villiporkkana

Sukuelimet: Granaattiomena, Kipsi, Krysopraasi, Kupari, Musta turmaliini, Platina, Ruusukvartsi, Savukvartsi, Timantti, Vesimeloni

Sydän ja verenkierto: Ametisti, Berylli, Eukalyptus, Hematiitti, Hiekkakivi, Juhannusruusu, Kahvi, Keltamaksaruoho, Kesäpikkusydän, Ketoneilikka, Kromiturmaliini, Kulta, Kurjenmiekka, Lootus, Mango, Marmori, Mesiangervo, Purasruoho, Rentukka, Rohtomesikkä, Rosa Macrophylla, Rubiini, Ruusukvartsi, Savukvartsi, Smaragdi, Uvaroviitti, Vihreä turmaliini, Vuolukivi

Jalokaasuteknologia värähtelylääkinnässä

Jalokaasut ovat ryhmä kaasumaisia alkuaineita, jotka eivät muodosta yhdisteitä ja joiden molekyylit sisältävät vain yhden atomin: helium (He), neon (Ne), argon (Ar), krypton (Kr), ksenon (Xe) ja radon (Rn). Ne kuuluvat jaksollisen järjestelmän viimeiseen ryhmään, joilla on uloimmalla kuorella kahdeksan elektronia eli oktetti.

Gummeruksen uusi tietosanakirja A-Ö

Näistä kaasuista radonia ei pidetä varsinaisena jalokaasuna, ja sitä ei käytetä haittavaikutusten takia modernissa jalokaasuteknologiassa.

Jalokaasuja löytyy ilmakehästämme, mutta niiden määrä on kuitenkin hyvin pieni. Yleisin niistä on argon, jota on ilmassa suunnilleen 1,28 painoprosenttia, harvinaisin on ksenon. Sitä on 90 miljardisosaa ilmakehän koostumuksesta eli noin kaksi miljardia tonnia. Kryptonia on puhtaassa ilmassa noin miljoonasosa. Jalokaasujen kallis hinta selittyy sillä, että niiden erottaminen ilmasta on vaikeaa, ja siihen tarvitaan erikoistekniikoita.

Jalokaasuilla on monia erikoisia ominaisuuksia. Ne eivät siis muodosta yhdisteitä luonnontilassa. Raskaimpien jalokaasujen atomit ovat suurempia kuin raudan, kuparin tai nikkelin atomit, ja silti nämä hyvin raskaat jalokaasut pysyvät kaasumaisina normaalissa lämpötilassa ja ilmanpaineessa - samoin kuin tietysti kevyemmät jalokaasut.

Kevyin jalokaasu helium voidaan nesteyttää normaalissa ilmanpaineessa jäähdyttämällä se noin neljän asteen päähän absoluuttisesta nollapisteestä, alimmasta mahdollisesta lämpötilasta (-273,15 °C).

Helium käy kuitenkin lävitse hyvin erikoisen muuntumisen, mikäli jäähdyttämistä jatketaan. Siitä tulee erikoinen "neste", jota tiedemiehet kutsuvat helium II:ksi. Se syntyy noin kahden asteen päässä nollapisteestä. Nesteheliumia on käytetty suprajohtavien magneettien jäähdytyksessä, kun on tarvittu hyvin voimakkaita magneettikenttiä.

Tässä uudessa muodossa heliumilla ei ole minkäänlaista viskositeettia: Se virtaa spontaanisti eri suuntiin säilytysastiassaan ja kykenee lisäksi tiettyihin painovoiman vastaisiin asioihin. Tämän lisäksi heliumia ei voida jäädyttää tavallisessa ilmanpaineessa. Paineen täytyy kohota suunnilleen 27-kertaiseen ilmankehän paineeseen, ennen kuin jalokaasun kiinteä muoto on näkyvissä.

Tieteelle jalokaasut ovat ymmärrettävästi muodostaneet mysteerin, koska ne eivät näytä "kunnioittavan" joitain tieteellisiä lainalaisuuksia. Näyttää siltä, että jalokaasusarjan alkuaineet ovat jatkuvasti värähtelevässä tilassa, joka on voimakkaampaa kuin se, mikä voisi olla seurausta pelkästään lämpötilasta. Selitykseksi tarvitaan neljännen ulottuvuuden ominaisuuksia ja eetteritason ymmärrystä.

Atlantiksen teknologiaa

Jalokaasuteknologia on uutta ja samalla hyvin vanhaa. Sanotaan, että se oli käytössä jo Atlantiksella. Näitä kaasuja oli huomattavasti runsaammin ilmakehässä varhaisempien kulttuurikausien Atlantiksen ja sitä osin edeltäneen Lemurian aikoihin. Nyt jalokaasuteknologia tekee uutta tulemistaan, paljolti Mestari Hilarionin inspiraation ansiosta.

Tässä yhteydessä on tärkeää ymmärtää luonnon *päiväpuolen* eli päivävoimien ja *yöpuolen* eli yövoimien välinen ero, joka tunnettiin Atlantiksen tieteessä. Nykyään ihminen uskoo, ettei energiaa voida saada ilman jonkin jo olemassa olevan energialähteen muuntamista. Tätä kutsutaan energian säilymisen laiksi, jonka mukaan annettua energiamäärää voidaan loputtomasti muuntaa muiksi energiamuodoiksi, mutta sitä ei voida koskaan tuhota tai lisätä.

Tämä periaate on totta luonnon päiväpuolen alueella. Päiväpuoli on termi, jota atlantislaiset käyttivät kuvaamaan luonnonlakeja näkyvässä kolmiulotteisessa aineellisessa maailmassa. Atlantislaiset havaitsivat kuitenkin myös todellisuuden yöpuolen. He oppivat ymmärtämään niitä lakeja ja energioita, joiden avulla muita ulottuvuuksia voitiin käyttää hyväksi energian saamisessa, ja kuinka tällaista energiaa voitiin sitten ottaa käyttöön aineen maailmassa. Nämä muiden ulottuvuuksien lähteet ovat rajoittamattomia ja kykenevät siksi tuottamaan jatkuvalla syötöllä energiaa aineelliseen maailmaan ilman, että jotain kolmiulotteisen universumin energialähdettä muunnetaan.

Kuten edellä kerrottiin, jalokaasut toimivat tavalla, jota ei kyetä tyydyttävästi selittämään nykyisen kolmiulotteisen ajattelun ja maailmankuvan avulla. Yli 200 000 vuotta sitten ihmiset olivat saavuttaneet teknologisen tason, joka monessa suhteessa ylittää huomattavasti nykyihmisen saavutukset. Atomifuusioon ja -fissioon liittyvät teknologiat olivat käytössä, jalokaasuteknologiaa käytettiin laajasti lentämiseen ja vapaan energian tuottamiseen, ja myös viestintäteknologia oli aikaamme edellä.

Atlantiksen teknologian käyttömahdollisuuksien heikentymiseen vaikutti erityisesti maata ympäröivien eteeristen olosuhteiden "kovettuminen", mikä johtui ihmisrodun henkisestä sokeutumisesta. Mutta vielä atlantislaisen epookin puolivälissä oli mahdollista painetta ja magnetismia käyttäen saada aikaan jalokaasujen korkea magnetointikyky ja herättäminen.

Tämän seurauksena sivilisaatio kykeni saamaan käyttöönsä rajattomat määrät vapaata sähköistä energiaa ja luomaan paikallisia painovoimakenttiä, joita voitiin käyttää kohottamaan ilmaan pieniä ilma-ajoneuvoja. Jokaisella perheellä oli oma liikkumavälineensä, ja niitä käytettiin kuin autoja nykyaikana. Mestari Hilarion on antanut kanadalaisen Maurice Cookin välityksellä paljon tietoa jalokaasuteknologiasta esimerkiksi kirjassa *Einstein Doesn't Live Here Anymore* (ks. kirjallisuusluettelo).

Kun ihmiskunta oppii jälleen eteeristen olosuhteiden kevennyttyä käyttämään hyväkseen jalokaasuja energian tuottamiseksi painovoimakenttien ja sähkön avulla, se kykenee samalla eliminoimaan öljyn ja muiden nykyään käytössä olevien energialähteiden synnyttämät ongelmat ja riippuvuudet, jotka ovat nykyään niin ilmeisiä. Atlantis edusti varsinkin sivilisaation loppuvaiheissa involuution, aineeseen laskeutumisen, aikakautta. Sen aikana elektronien liike atominytimen ympärillä hidastui ja teki aineen aiempaa tiiviimmäksi ja raskaammaksi sekä jonkin verran vaikeammin muotoiltavaksi korkeammasta tietoisuudesta käsin.

Tähän liittyi samanaikaisesti myös jalokaasujen määrän väheneminen planeetan ilmakehässä, mikä lyhensi ihmisten elinikää ja hidasti esimerkiksi kudosten uusiutumista. Alkujaan nykyihmistä eteerisemmät ja telepaattisemmat atlantislaiset kahliutuivat vähitellen yhä enemmän aineeseen. Kuitenkin keskimääräinen elinikä vielä varhaisen Atlantiksen aikoihin 150 000 vuotta sitten oli 800 vuotta, mutta mantereen lopullisen tuhoutumisen aikoihin n. 12 000 eKr. se oli pudonnut suunnilleen 200 vuoteen.

Tässä yhteydessä on hyvä ymmärtää, että tavallinen elämän mitta Lemurialla oli useita tuhansia vuosia, ja ihmiset jättivät tavallisesti fyysisen kehonsa, kun he sielun tasolla tunsivat saaneensa tarpeeksi elämänkokemuksia tuossa tietyssä inkarnaatiossa. Esimerkiksi ksenonia sanotaan olleen Lemurian aikana kolme prosenttia ilmakehän koostumuksesta.

Seuraavassa on esitelty tarkemmin joidenkin jalokaasujen ja jalokaasuyhdistelmien ominaisuuksia ja vaikutuksia.

Jalokaasukapselit

Markkinoille on hiljattain tullut kapseleiden muodossa myytäviä matalan paineen jalokaasukombinaatioina, jotka on tallennettu käsin puhallettuihin pyrex-lasikapseleihin. Niiden sisällä on magneetti kaasujen stimulointia varten, ja mukana on myös pieni jalokivipisara tunnistamista varten. Kapseli on ilmatiivis, joten kaasu pysyy koostumukseltaan samana. Alle neljä senttiä pitkiä ja neljä milliä leveitä kapseleita voidaan pitää ihoa vasten esimerkiksi pussukassa tai taskussa jossakin kotelossa, joka estää rikkoutumisen. Niille on saatavissa myös metallikierukkariipus.

Näiden kapseleiden on huomattu vaikuttavan huomattavan voimakkaasti tietoisuuteen ja parantumisen edistämiseen. Kyseessä eivät ole hiuksenhienot vaikutukset, ja siksi kapseleita tulisi käyttää harkiten - ei siis kannata käyttää kymmentä yhtä aikaa.

Jalokaasuatomin keskuksen energialla on yhtaikaa monia ominaisuuksia, ja se tuottaa eetterienergiaa samoin kuin ihmiskehon elämänvoimakin. Tietoisuus koostuu tästä samasta aineesta, jota erittyy jalokaasuatomin keskipistettä ympäröivien energioiden kautta. Näillä energioilla, jotka tavallisesti käsitetään aineena (atominytimenä, elektroneina jne.), on lähemmin tarkasteltuna aaltoluonne. Juuri tämä aaltomainen värähtelyominaisuus voi synnyttää ainetta ja erilaisia energiamuotoja universumissa.

Tämä energia toimii näin ollen eräänlaisena raakamateriaalina erilaisten asioiden rakentamisessa ja siihen voidaan vaikuttaa ajatusprosessilla. Jalokaasuenergiaa on kaikkialla ympärillämme, ilmakehässä, verenkierrossa ja soluissa. Jos oma värähtelysi on riittävän korkeatasoista sen tavoittamiseksi ja käyttämiseksi, saattaa kehossasi stimuloidun kaasun läheisyydessä tapahtua luonnollista voimistumista. Tämä tarkoittaa, että värähtelet sen kanssa synkroniassa niin, että kehosi energia pääsee vapautumaan pääasiassa eetteritasolla.

Tämä vapauttaa luontaisia terveellisiä energioita ja lisää eetterifluidumisi voimaa ja kykyä työskennellä näiden energioiden kanssa. Siitä syystä kun otat jalokaasueliksiiriä tai olet jalokaasun vaikutuskentässä, sillä on todennäköisesti synergistinen vaikutus, josta on sinulle lisähyötyä.

Seuraavassa on yksittäisten jalokaasujen mahdollisten vaikutusten kuvauksia. Kuvaukset soveltuvat niin eliksiireihin kuin myös jalokaasukapseleihin. Eliksiirien yhdistäminen kapseleiden käyttöön saattaa vahvistaa vaikutuksia. Eliksiirien käyttäminen muutaman päivän tai viikon ajan ennen kapselin käyttöönottoa valmistaa kehoa ottamaan vastaan näiden energioiden täyden vaikutuksen ja hyödyn.

Kasvien viisaus, kivien muisti

Jalokaasueliksirejä voidaan käyttää milloin tahansa. Jotta kapselia käyttäessä saataisiin esiin selkeä, voimakas vaikutus, tulisi sitä käyttää vähintään kuusi kuukautta; tässä ajassa vaikutus ehtii asettua luonnolliseksi osaksi yksilön olemusta. Kapselia voidaan käyttää iholla tai muutaman sentin päässä siitä. Sen laittaminen kehon jonkin energiakeskuksen lähelle on suositeltavaa. Useimmilla ihmisillä kaikkein aktiivisimmat energiakeskukset löytyvät nivelten läheltä. Kapseli voidaan asettaa myös lähelle tiettyä elintä tai chakraa. Jos tietoisuus halutaan keskittää johonkin vammaan tai epäharmoniassa olevaan kehon osaan, kapseli voidaan kiinnittää sille kohdalle teipillä tai laastarilla. Esimerkiksi puhdas helium on tässä yhteydessä hyödyllinen.

Näiden tuotteiden yhteydessä ei voida esittää terveyteen liittyviä väitteitä. Niiden käyttöä voidaan kuitenkin suositella kokeilun halusta; näin tulet herkemmäksi kehossasi ja ympärilläsi oleville energioille.

Kapseleiden käyttö kannattaa aloittaa yksittäisillä jalokaasuilla ja käyttää aluksi vain yhtä kerrallaan, kunnes energia tulee tutummaksi. Näiden lisäksi hyvä yksinkertainen jalokaasujen yhdistelmäkapseli, josta jalokaasuihin tutustuminen voidaan aloittaa, on 96% argonia / 4% kryptonia (Henkilökohtainen voimaantuminen), jonka avulla voidaan vapauttaa ja hajottaa kielteisiä ajatusmuotoja. Siitä kerrotaan tarkemmin jatkossa.

Jos kapselien vaikutukset tuntuvat aluksi liian voimakkailta, voit vähentää kapselin käyttöaikaa vuorokaudessa ja lisätä sitä pikkuhiljaa. Samaan aikaan voit käyttää useampia kapseleita, aloittaen kuitenkin varovaisesti. Ne liittyvät luonnollisesti toisiinsa, mikä lisää niiden vaikutusta. Saat vaikutukset tarvittaessa vähenemään tai häviämään täysin, kun olet käyttämättä kapselia 72 tunnin ajan.

Joillakin ihmisillä voi tietyn jalokaasun suhteen ilmetä eteeristä epätasapainoa, joka vaatii tasapainotusta ja totuttelua, ennen kuin kannattaa siirtyä jalokaasuyhdistelmiin.

Seuraavassa esitellään aluksi viiden jalokaasun erityisominaisuuksia, ja lopuksi tarkastellaan joitain keskeisiä jalokaasuyhdistelmiä.

Argon - muutos

Argonin perusta on energiassa. Tämä jalokaasu symboloi muuto-
senergioita, jotka ovat nyt ajankohtaisia planeetallamme. Kyseessä
on useimmille ihmisille arvokkain jalokaasu. Argon saattaa olla jos-
sain määrin stimuloiva ajan mittaan ja lisätä sisäistä voimaa sekä voi-
machakran tai solar pleksuksen alueen syvempää tietoisuutta. Ihmis-
kunta elää parhaillaan dramaattista muutosvaihetta, ja voimakeskuk-
sen työstäminen yksilöiden elämässä on juuri nyt erittäin tärkeää.

Argon on runsain jalokaasu Maan ilmakehässä, ja tämä on sen sig-
natuuri. Argon lisää ihmisen tietoisuutta siitä, mitä hän on oppinut
maailmassa, kuinka rakkaus ja ensimmäisen ja toisen chakran emoo-
tiot ovat vaikuttaneet oppimiseen ja kuinka opittua voidaan soveltaa
elämässä. Argon toimii tältä tasolta.

Argonia voi käyttää kuka tahansa ilman haitallisia sivuvaikutuksia;
sen hyvää tekevät vaikutukset ovat sen sijaan moninaiset. Se voi aut-
taa pääsemään irti ajatusmuodoista, jotka ovat estäneet fyysistä ke-
hoa saamasta lisää energiaa. Argonia suositellaan, kun käsiteltävänä
on syvään juurtuneita negatiivisia asenteita, tietoisen tason esteitä ja
psykologisia kuvioita, joita on tarve muuttaa. Argon voi lisätä men-
taalikehon ja henkisen kehon koordinaatiota eetterikehon kanssa.

Saatavana on myös kapseli, joka sisältää 96% argonia ja 4% krypto-
nia (Henkilökohtainen voimaantuminen). Sillä on kaikki yllä mainitut
ominaisuudet, ja lisäksi se nopeuttaa jonkin verran karman purkautu-
mista emotionaalisen muutoksen osalta. Argonia voidaan käyttää kai-
kissa hallitsemiseen, voimaan ja muutokseen liittyvissä kysymyksissä.

Helium - yhteenkuuluvuus

Helium on kooltaan pienin jalokaasu. Se symboloi hienotasolla olen-
tojen välistä yhteenkuuluvuutta. Kaasu stimuloi yhteyttä kollektiivi-
seen tiedostamattomaan ja harmonisoi sitä yksilön tietoisuudessa.
Tästä seuraa yleensä vapautuminen päivän mittaan kertyneestä ne-
gatiivisuudesta.

Helium auttaa merkittävästi unettomuuden hoidossa. Unensaantiin liittyvät vaikeudet ovat yksi keskeisistä indikaattoreista heliumin tarpeeseen jalokaasuista. Heliumilla on virusten torjuntaan liittyviä ominaisuuksia, jotka voimistavat immuunijärjestelmää. Tämä jalokaasu on auttaa löytämään tiiviimmän yhteyden Äiti Maahan. Helium voi olla hyödyllinen myös synnytyksessä.

Helium on muuttuvaisin kaasuista, sillä sitä ei esiinny ainoastaan fyysisellä tasolla, vaan se kykenee liikkumaan myös muilla olemassaolon tasoilla. Helium on keskeinen aine, jota Aurinkomme käyttää korkeampien värähtelytodellisuuksien muuntamisessa kolmiulotteiselle tasolle. Helium vahvistaa elämänvoimaa.

Krypton - psyykkinen avautuminen

Krypton stimuloi monia psyykkisiä lahjoja ihmisessä. Tämä saattaa tapahtua varsin dramaattisestikin. Krypton antaa juuri oikean sysäyksen, jotta yksilö saavuttaisi uinuvien kykyjensä täyden potentiaalisuuden. Lisäksi krypton voi nostaa selkeämmin esiin mystisiltä vaikuttavia aiemmista elämistä peräisin olevia kielteisiä ajatusmuotoja. Tietoisuuteen nostettuina näitä energioita voidaan paremmin käsitellä ja niistä voidaan vapautua. Näitä mystisiä ominaisuuksia symboloi Neptunuksen ja Uranuksen astrologisten vaikutusten yhdistelmä.

Krypton vahvistaa fyysistä kehoa ja näkökykyä. Yhdistelmä vaikuttaa silmiin, kykyyn nähdä uusin tavoin sekä erilaisten näköongelmien korjaamiseen, jotka liittyvät enemmänkin kaukonäköisyyteen kuin likinäköisyyteen.

Heikkoa sinipunaista valoa säteilevän kryptonin signatuuri on peräisin sen kyvystä luoda yhteys argonin ja ksenonin tasojen välille. Ksenon edustaa hyvin korkeita ja voimakkaita energioita, joita käytetään galaksissa eniten. Argon sen sijaan edustaa ihmiskunnan elämänvirtaa ja Maata.

Krypton voi selvittää epäselviä mentaalisia tiloja synkronoimalla aivoaallot paremmin keskenään sekä kehittää myös motoorisia kykyjä. Se voi myös saada aikaan muistikapasiteetin kasvua, esimerkiksi unien parempaa muistamista ja aivopuoliskojen tasapainottumista. Yhdistettynä muihin värähtelyuutteisiin krypton voi nostaa esiin niiden monia kätkettyjä ominaisuuksia.

Voit myös muodostaa kryptonia tietoisuutesi avulla. Tällöin voit esimerkiksi kuvitella kryptonista säteilevän energiakentän, jolla on esimerkiksi sisäinen yhteys unitasoosi ja unten muistamiseen. Kyseessä voi olla intuitiivinen yhteys, jossa ei tunnu olevan mitään logiikkaa. Esimerkiksi kun ajattelet muistisi kehittyvän, esiin ilmestyy odottamatta vaalean sininen väri. Tällöin voit kuvitella, kuinka väri kulkee lävitsesi ja erityisesti kolmanteen silmään ja pään keskelle. Jos samalla lähelläsi on myös todellisuudessa kryptonia, se auttaa stimuloimaan tätä vaikutusta.

Yhdistettynä Vihreään ruusuun, Perunaan, Kirkkaaseen kvartsiin ja Hyytelöopaaliin Krypton avaa kolmatta silmää.

Ksenon - Kruunuchakran avaaminen

Ksenon stimuloi kruunuchakraa, korkeamman minän yhteyttä ihmisen elämän moniin aspekteihin ja syvempää tietoisuutta yksilön sieluyhteydestä Jumalaan. Mukana voi seurata myös syvempi ymmärrys ihmiskunnan kollektiivisesta tietoisuudesta. Kruunuchakran stimulointi voi virittää syvemmän yhteyden henkisiin periaatteisiin ja parantaa kykyä työskennellä psyykkisten lahjojen kanssa tarkoituksenmukaisella tavalla.

Ksenonin keskeinen signatuuri liittyy Auringon haitallisten vaikutusten ehkäisemiseen aurinkokuntamme olentojen eetterikehossa. Useimmilla muilla ilmakehän ympäröimillä planeetoilla on suurempi ksenonpitoisuus, josta suuri osa siirrettiin aikoinaan Maaplaneetalta. Tällöin pudotettiin tarkoituksellisesti ihmisen elinikää ja lopetettiin suurin osa ksenonin luonnollisista uudistavista kyvyistä.

Niille, jotka haluavat työskennellä uudistavan periaatteen kanssa, ksenon voi olla suureksi avuksi yhdistettynä syviin, selkeisiin ja keskitettyihin visualisointeihin. Ksenonkapselia voidaan käyttää manifestoinnin ja korkeampien ulottuvuuksien ymmärtämisen yhteydessä.

Ksenonkapseli voidaan käyttää kukka- ja jalokivieliksiirien yhteydessä neutraloimaan ja poistamaan auringonvalon haitallisia vaikutuksia.

Neon - maadoittuminen

Neonin pääasiallinen käyttötarkoitus on juurichakran stimulointi ja sen yhdistäminen muihin energialähteisiin. Juurichakra on kehon alempi energiakeskus, joka liittyy lisääntymis- ja ruoansulatusjärjestelmään. Neon tuo tavallisesti lisää energiaa fyysiseen kehoon. Se voi myös vahvistaa yhteyttä Äiti Maahan. Neon voi auttaa kaikenlaisissa painoon liittyvissä ongelmissa. Se voi auttaa yksilöitä, jotka yrittävät vähentää painoaan ja haluavat ymmärtää paremmin tähän liittyviä oppiläksyjä. Tämän myötä on helpompi pitää kiinni tietystä ruokavaliosta ja ymmärtää, miten oma kehonkuva voidaan muuttaa vastaamaan sisäistä kuvaa.

Tarve suojella itseä muilta voi alkaa ilmetä ja nousta tiedostukseen Neonia käytettäessä. Tullessaan voimakkaammaksi ja tietoisemmaksi Maan energiasta yksilö tarvitsee kuitenkin vähemmän tällaista suojautumista. Yhteyksien Äiti Maahan syventyessä yksilö voi saavuttaa syvemmän tietoisuuden omasta aineellisesta puolestaan.

Oranssinpunaista valoa säteilevä neon on hyvin maadoittava. Sitä voidaan käyttää vastalääkkeenä ei-toivotuille psyykkisille energioille tai tuomaan tarvittaessa ihminen takaisin kehoonsa. Neonkapselia voidaan pitää kehon alaosassa, esimerkiksi jalkojen alueella. Se auttaa kaikenlaisissa negatiivisissa ajatusmuodoissa, jotka liittyvät seksuaalisuuden tai eloonjäämisen kysymyksiin.

Neonilla on muita jalokaasuja suorempi vaikutus ruoansulatuskanavaan ja moniin fyysisiin elimiin, erityisesti haimaan, munuaisiin, lisämunuaisiin, ohutsuoleen ja paksusuoleen. Neonin energiat ovat imeytymisen suhteen värähtelyasteikolla hyvin lähellä fyysistä tasoa. Tätä jalokaasua voidaan käyttää myös painoon liittyvien ongelmien yhteydessä, kun kyseessä on ylipaino tai alipaino.

Neonin vaikutus chakrojen alueella keskittyy juuri- ja toiseen chakraan ja jossain määrin myös kolmanteen chakraan. Heliumia voidaan myös käyttää tapauksissa, joissa neon on liian stimuloiva jalokaasu. Näillä kaasuilla on monia synergisiä vaikutuksia, mutta neonilla on yleensä suorin ja hyödyllisin vaikutus. Sen käytön yhteydessä voi visualisoida punaisen värin. Neonuute soveltuu hyvin käytettäväksi kylvyssä ja silloin, kun halutaan maadoittaa muiden värähtelyuutteiden korkeita energioita.

Neonin monien hyvää tekevien vaikutusten yhteydessä voidaan joskus huomata myös, kuinka torjuntamekanismit voivat olla kehossa voimakkaita. Neon voi nimittäin joissain ihmisissä saada aikaan pahoinvointia, joka on tämän torjuntareaktion indikaattori. Tilannetta voisi verrata liian veden tarjoamiseen autiomaassa vaellelleelle ihmiselle, joka on kuolemaisillaan janoon. Hän voikin torjua tarjotun veden. Niinpä neonin suhteen tulee olla tarkkana, jos tällaisia torjuntareaktioita nousee esiin. Näissäkin tapauksissa on hyvä jatkaa uutteen tai kapselin käyttöä, mutta käyttää sitä aluksi vähitellen ja lempeästi.

Jalokaasukombinaatioita

DNA   (50% Xe - 12,5% Ar, He, Kr, Ne)

Suuren ksenonin määrän takia manifestointi painottuu tätä jalokaasuyhdistelmää käytettäessä. Kombinaation yleinen vaikutus toimii parhaiten hedelmöitysvaiheessa olevan lapsen hyväksi. Parhaiden tulosten saavuttamiseksi tarvitaan riittävää visualisointia, energiaa ja yhteys lapsen sieluun luvan saamiseksi prosessia varten. DNA-muutoksille on sitä parempi, mitä aiemmassa raskauden vaiheessa yhdistelmä otetaan käyttöön; mitä myöhemmässä vaiheessa se tehdään yksilön elämässä, sitä vaikeampaa tämä on. Intensiivinen visualisointi ja ei-fyysisten auttajien apu on aina tarpeellista tulosten saamiseksi.

Ksenon-painotuksen takia mukana on myös syvempi yhteys sieluun ja henkisiin tekijöihin. Mukana seuraa myös luonnollinen taipumus luoda fyysisellä tasolla jotain sellaista, joka on ajateltu korkeammalla tietoisuudentasolla. Aivan kuten Kaikki viisi -yhdistelmää, tätäkään ei ole tarkoitettu käytettäväksi huolettomasti, vaan mieluummin selvän, tietoisen ja keskittyneen intention avulla.

Emotionaalinen tasapaino   (65% Xe - 25% Ar - 10% Ne)

Tämä jalokaasukombinaatio sopii emootioiden puhdistamiseen ja tyynnyttämiseen samoin kuin paremman emotionaalisen kestävyyden, tasapainon ja voiman löytämiseen.

Henkilökohtainen voimaantuminen   (96% Ar - 4% Kr)

Tämä jalokaasukombinaatio ohentaa eetteriä ja vähentää eteeristä tungosta. Sitä voidaan käyttää tilanteissa, joissa esiintyy voimakasta eteeristä tiheyttä ja ajatussaastetta. Joitain esimerkkejä tällaisesta ovat vaikkapa vaikeat liike- tai perheneuvottelut, oikeussalissa tai sairaalassa käynti, kiireinen juna-asema tai lentokenttä, tai potentiaalinen väkivaltainen tai vaarallinen paikka, tai mikä paikka tahansa, missä on psyykkisen hyökkäyksen mahdollisuus.

Tällaista energiaa on yleisesti paljon liikkeellä erilaisista psykologisista ja fyysisistä häiriöistä johtuen. Kombinaatiolla voidaan muuntaa monia näistä problemaattisista energioista. Se voi myös muuttaa tavaksi tulleita ja addiktiivisia kuvioita. Kyseessä on tämän hetken tärkein jalokaasuyhdistelmä suurimmalle osalle ihmiskuntaa.

Samasta jalokaasujen yhdistelmästä on saatavissa myös nk. **Omni**laite, jonka sisälle on tallennettu tätä jalokaasuyhdistelmää. Laite muodostaa usean kymmenen neliömetrin kokoisen kentän, jonka energia puhdistuu eetteritason häiriöistä ja tukkoisuudesta. Tämä on voimakkain tuntemamme uutta energiateknologiaa käyttävä energisointilaite. Sitä voidaan käyttää mm. tiloissa, joissa on voimakasta stressienergiaa, kuten hoitotiloissa, sairaaloissa, kaupunkien keskustoissa, matkustusterminaaleissa ja muissa vastaavissa paikoissa. Omni puhdistaa ilmapiiriä nopeasti negatiivisista energioista, ja se sopii erinomaisesti käytettäväksi esimerkiksi muutettaessa uuteen kotiin, yövyttäessä hotellihuoneessa tai jos halutaan keventää työpaikan auraa.

Henkinen virtaus (75% Xe - 25% Ar)

Tätä jalokaasujen yhdistelmää voidaan käyttää silloin, kun halutaan saada aikaan toimintaa, joka pohjautuu yksilön henkiseen keskukseen, elämäntarkoitukseen ja elämän päämäärän ymmärtämiseen. Yhdistelmä auttaa selkeyttämään ja tulemaan tietoisemmaksi omasta tarkoituksesta ja sen ilmentämisestä fyysisen toiminnan kautta. Tällöin henki ilmentyy muodossa. Jalokaasut yhdistävät pään yläpuolella olevat korkeammat chakrat solar pleksukseen, mikä vahvistaa henkilökohtaista voimaa ja henkistä virtausta. Kombinaatiota käyttämällä saadaan enemmän energiaa moniin tärkeisiin kehon alueisiin, joissa painotus on puhdistumisella.

Kun ksenonin uudistavat ominaisuudet yhdistetään 3. chakran alueelle – argonin vaikutusalueelle - lähelle monia tärkeitä sisäelimiä, fyysisen muutoksen mahdollisuus lisääntyy näissä järjestelmissä. Ydinajatuksena on se, että yksilö tietoisesti vapautuu kaikesta, mitä hän ei tarvitse. Tällöin kaikki asiat, jotka ovat häiritseviä tai jotka eivät ole harmoniassa oman henkisen keskuksen kanssa, voidaan vapauttaa. Yhdistelmä auttaa kasvamaan antamalla anteeksi omalle itselle ja muille sekä ymmärtämällä paremmin henkilökohtaisia rajoja.

Ilo ja autuus (25% He - 75% Xe)

Näissä jalokaasuissa yhdistyvät ksenonin kyky aktivoida kruunuchakraa ja heliumin kyky saada aikaan yhteenkuuluvuuden tunnetta. Mahdollinen satunnainen torjunta puhtaalle ksenonenergialle lievenee, kun se on tässä yhdistetty heliumiin. Erillään olemiseen ja puutteeseen keskittymisen sijaan yhdistelmä auttaa yksilöä kokemaan nopeutettua henkistä heräämistä. Se nostaa luonnollisella tavalla esiin korkeamman tietoisuuden sisäistä iloa ja vapauttaa nopeasti murheesta ja surusta.

Immuniteetti (1/3 Ar, 1/3 Kr, 1/3 Ne)

Tämä jalokaasujen yhdistelmä auttaa keskittymään hyvin fyysisiin suorituksiin ja tehtäviin aineen maailmassa. Sitä voivat käyttää myös ihmiset, joiden on vaikea pysyä maadoitettuina ja keskittyneinä meditaation aikana. Kaikkein tärkein on kuitenkin sen kyky saada aikaan monia puhdistavia fyysisiä vaikutuksia etenkin vatsan alueelle sekä voimistaa erityisesti immuunijärjestelmää.

Kaikki viisi (kaikkia jalokaasuja 20% kutakin)

Tämä jalokaasujen yhdistelmä ei sovi kaikille. Tämä pätee erityisesti sellaisiin yksilöihin, joilla on jokin tietty epätasapaino, jonka hoitamiseen yksittäinen jalokaasu sopii paremmin. Koska mukana ovat kaikki viisi jalokaasua, kaikki niihin tuomat mahdollisuudet ovat läsnä. Yhdistelmän käyttö vaatii hyvää keskittymiskykyä. Sen avulla vaikkapa manifestointi, tervehdyttävien tekijöiden tuominen fyysiseen kehoon tai uusien kykyjen ja ominaisuuksien ilmentäminen ovat kaikki mahdollisia. Yhdistelmää voidaan suositella niille, joilla on kokemusta kaikista viidestä erilaisesta jalokaasusta.

Kirkasunet (40% He - 60% Kr)

Tässä jalokaasukombinaatiossa yhdistyvät heliumin kyky edistää yöunta ja kryptonin kyky edistää korkeampia psyykkisiä toimintoja ja kolmannen silmän heräämistä. Tämä yhdistelmä hyödyttää eniten työskenneltäessä unien ja astraaliprojektion kanssa ja kehittää näiden asioiden muistamista. Yhdistelmä voi saada aikaan paljon tavallista syvempää, voimakkaampaa rentoutumista, ja sitä voidaan käyttää hypnoosin yhteydessä.

Lasten keskittymiskyky (25% He - 75% Ne)

Tämä kombinaatio kehittää yksilön keskittymiskykyä ja vapauttaa halusta olla "jalat irti maasta". Yksilö saa paremman yhteyden Maahan ja vahvistaa energioita juurichakran ja Maan välillä. Aikuinen ihminen voi käyttää yhdistelmäkapselia silloin, kun sisäinen lapsi hänessä on jollain tavalla epätasapainossa tai aiheuttaa vaikeuksia.

Luovuus (50% Ne - 50% Ar)

Tämä jalokaasuyhdistelmä voi auttaa ihmistä tuomaan luovuutensa täyteen ilmaisuun. Luovan impulssin saattaminen johonkin muotoon on usein luovan prosessin vaikein osa. Yhdistelmä lisää myös rohkeutta, voimistaa immuunijärjestelmää sekä voi vähentää allergioita, koska nämä asiat liittyvät ihmisen omaan voimantuntoon. Ilo/autuuskapselin tai Tietoisuuskapselin vuorottelu tämän Luovuus-kombinaation kanssa on hyvä tapa kehittää luovaa prosessia.

Maadoitettu Psi(50% Kr - 50% Ne)

Tämän jalokaasuyhdistelmän käyttö lisää psyykkisiä kykyjä liittyen fyysiseen todellisuuteen, kadonneiden esineiden löytämiseen, psykometriaan ja käsillä parantamiseen puhdistamis- ja selkeyttämismielessä. Energiareitti kruunuchakrasta juurichakraan avautuu, mikä voi johtaa kundaliinikokemuksiin.

Runsaus (50% Kr - 50% Ar)

Runsaus on maailmankaikkeuden luonne. Tämä jalokaasukombinaatio on karman lain, toistuvien kuvioiden ja maailmankaikkeuden niukkuuskäsityksen synnyn ymmärtämistä varten. Ideana tässä on vapautua mistä tahansa energian tai tietoisuuden esteistä, sillä se mikä ilmentyy yksilön ulkopuolella on suoraa seurausta siitä, mitä ihminen ilmentää sisäisesti.

Selkeys (75% Xe - 25% Kr)

Tämä voi olla erittäin stimuloiva kombinaatio, joka avaa monia psyykkisiä kykyjä samanaikaisesti. Kombinaatiota on käytetty luiden, ihon ja hiusten kehittämiseen. Positiivinen asenne voi vahvistua huomattavasti yhdistelmää käytettäessä, mikä parantaa kehon ryhtiä. Kehittynyt ajattelu ja korkeammat älylliset funktiot voivat voimistua.

Synnytyskombinaatio (50% He – 50% Ne)

Tämä jalokaasukapseli virittää voimakkaammin Maan energioihin ja edistää siten niin ihmisten kuin eläinten synnytysprosessia. Mukana voi olla korkeampi tietoisuus ja yhteys lapsen ja odottavan äidin tai isän välillä. Tämä luonnollisesti lisää lapsen vanhemmissa ymmärrystä prosessia kohtaan, mutta avaa myös väylän heidän omaan sisäiseen lapseensa tai lapsenkaltaiseen olemukseensa. Auttavat hellävaraiset energiat virittävät yhteyttä lapsen ydinolemukseen ja saavat usein aikaan suuremman yhteyden sen sielun tarkoitukseen. Alempien chakrojen alueella olevia ajatusmuotoja tai fyysistä epäharmoniaa voidaan käsitellä tämän yhdistelmän avulla. Mukana saattaa seurata myös lisääntyvää tietoisuutta tai kykyä työskennellä monien ei-fyysisten lasten kanssa, joille voidaan lähettää parantavia energioita ja ymmärrystä.

Tantra (25% Ne - 75% Xe)

Tämä jalokaasukombinaatio sopii käytettäväksi suvunjatkamiseen liittyvien ongelmien yhteydessä. Yhdistelmää käyttämällä voidaan saada aikaan tietoisuuden maadoittuminen. Yhdistelmä vahvistaa seksuaalisuuden, seksuaalisen ilmaisun ja tantran kanssa työskentelyn korkeampaa ymmärrystä.

Tietoisuus (10% Ar - 10% Kr - 80% Xe)

Tätä jalokaasuyhdistelmää käytettäessä tietoisuus avartuu energioiden keskittyessä 6. ja 7. chakraan. Yhdistelmä tuo suurempaa voimaa ja tietoisuutta käpylisäkkeeseen lisäten ymmärrystä sen funktioista ja kyvystä voimistaa monia inhimillisiä toimintoja. Korkeammat chakrat uusiutuvat. Tietoisuuskapselia voi vaihdella Henkilökohtaisen voimistumisen kanssa, jotta päästään eroon korkeampaa tietoisuutta estävistä ajatusmuodoista ja -kuvioista.

Urheilusuoritukset   (1/3 He, 1/3 Ne, 1/3 Ar)

Nämä kolme jalokaasua tuovat yhdessä energiaa fyysiseen todellisuuteen monilla tasoilla. Urheilusuoritukset voivat parantua, erityisesti mikäli niihin liitetään selkeä toivottujen tulosten visualisointi. Lihakset ja luut voimistuvat. Mukana on myös seksuaalienergian voimistumista, mikä vahvistaa yhteyttä omaan kumppaniin. Kyky nopeiden päätösten tekemiseen lisääntyy.

Vetovoima ja karisma   (80% Ar - 10% Kr - 10% Xe)

Yksi henkilökohtaisen vetovoiman ja karisman avaimista on kielteisistä ajatusmuodoista vapautuminen. Ksenonin mukanaolo tässä yhdistelmässä auttaa tunnistamaan korkeammat kyvyt ja syventää henkisiä yhteyksiä muihin. Muihin kohdistuvan vetovoiman ymmärtämisessä sieluperheen käsite on tärkeä osatekijä.

Jalokaasuyhdistelmä auttaa vapautumaan esteitä luovista, kielteisistä tai ongelmallisista energioista, minkä myötä on helpompi olla yhteydessä muihin olentoihin, joilla on samanlainen värähtely. Lisäksi se parantaa yhteyttä omaan korkeampaan minään, auttaa yksilöä tuntemaan olonsa mukavaksi sen seurassa ja sen myötä auttaa heijastamaan helpommin todellista olemustaan maailmaan.

Visiointi   (18% He - 36% Kr - 46% Xe)

Tämä jalokaasujen yhdistelmä vahvistaa intuitiivista ja luovaa visualisointia sekä edistää työskentelyä kaikkien kuvataiteiden ja mielikuvituksen muotojen kanssa. Näkökykyä voidaan parantaa vuorottelemalla tätä yhdistelmää ja Vitaliteetti-kombinaatiota.

Vitaliteetti (18% He - 36% Ne - 46% Xe)

Tämä jalokaasuyhdistelmä auttaa yksilöä ikääntymisen yhteydessä työskentelemään voimakkaiden ihmisen kehoa uudistavien ajatusmuotojen kanssa. Sitä voidaan käyttää myös varhaisessa teini-iässä seksuaalisen heräämisen tuomien muutosten yhteydessä.

Yhdistelmä auttaa yhdistämään varhaiset fyysiset aspektit korkeampaan tietoisuuteen, mikä edistää terveyttä. Kapselia suositellaan käytettäväksi nukkuessa. Sitä voidaan vaihdella Henkilökohtaisen voimaantumisen kanssa haluttaessa muuttaa vanhenemiseen ja sairauksiin liittyviä ajatusmuotoja ja edistää terveyttä.

Näitä Pegasus Productsin uutteita, kapseleita ja Omni-laitetta on saatavissa Smiling Starsin kautta.

Säteet, luomisen kosminen laulu

Oppi seitsemästä kosmisesta säteestä on ollut 1900-luvun ehkä tärkein yksittäinen "uutuus" esoteerisessa kirjallisuudessa. Teema nousi toki esiin jo 1800-luvun jälkipuoliskolla mm. Madame Blavatskyn kirjoituksissa, mutta sen tuleminen laajempaan tietoisuuteen tapahtui viime vuosisadalla erityisesti Alice A. Baileyn kirjoitusten kautta. Joitain näistä teoksista on suomennettu (ks. kirjallisuusluettelo), ja uusia suomennoksia on luvassa. Suomeen on perustettu vuonna 2006 myös Alice A. Bailey -yhdistys ry (www.alicebaileyry.fi).

Valkoisen Veljeskunnan Mestareista erityisesti Djwhal Khul eli Tiibetiläinen on antanut paljon sädetietoa seitsemästä säteestä ja myöhemmin myös uusista, sekoittuneista säteistä. Klassisista teksteistä Alice A. Baileyn kautta annettu *Esoteerinen psykologia* - joka aloittaa valtavan viisiosaisen tutkimuksen nimeltä *A Treatise on the Seven Rays* - on hyvä johdanto sädeoppiin. Ehkä paras lähde uusien säteiden ymmärrykseen on Janet McCluren kanavoima teos *Prelude to Ascension - Tools for Transformation*, joka myös on suurelta osin peräisin Tiibetiläiseltä. Hieno johdatus säteisiin on myös tohtori Michael D. Robbinsin kaksiosainen *Tapestry of the Gods*.

Mitä nämä säteet sitten ovat? Tiibetiläisen mukaan ne ovat jumalallisen tietoisuuden, universaalin mielen kokonaissumma. Niitä voidaan pitää kosmisina älykkäinä entiteetteinä, joiden kautta jumalallinen suunnitelma toteutuu. Säteet tulevat ilmennykseen ja poistuvat siitä omien syklisten lakiensa, liikkeen ja levon periaatteiden mukaisesti. Jokaisella säteellä on siis oma aikataulunsa, jonka mukaan se tulee esiin ja lisää omalla panoksellaan ihmiskunnan ymmärrystä.

Säteet tuovat mukanaan oman tarkoituksensa. Niiden sädesykleihin perustuvat mm. suuret kulttuurikaudet sekä sivilisaatioiden nousu ja vaipuminen hämärään. Säteisiin on joskus liitetty ajatus kamppailusta aineen kanssa ja sen alistamisesta jumalalliselle tarkoitukselle.

Nämä kosmiset säteet (nyt emme puhu nykyisestä materialistis-luonnontieteellisestä säteiden ymmärryksestä käsin) ovat kaiken il-menneen takana olevia jumalallisia energioita, voisipa melkein sanoa, että ne ovat kaikkeuden "yleisavain" - niiden kautta voi hahmottaa ja tarkastella todellisuuden eri osatekijöitä. Säteet liittyvät siis kaikkeen, mikä on: konstellaatioihin, kiintotähtiin, planeettoihin, luonnonta-soihin, sivilisaatioihin, uskontoihin, kansakuntiin, kaupunkeihin, ih-misyksilöihin, mineraaleihin ja kivikuntaan, eläimiin, kasvikuntaan, enkeleihin ja muihin luonnonkuntiin.

Esimerkiksi eri jalokivet pyrkivät harmonisoimaan säteiden toi-mintoja hienokehojen yhteydessä. Jokainen mineraali ja kivi on yh-teydessä yhteen tai useampaan säteeseen, samoin jokainen kasvila-ji ja eläin. Hilarion antaa kirjassamme joitain tärkeitä esimerkkejä näistä yhteyksistä.

Tiibetiläinen antaa em. esoteeriseen psykologiaan perehdyttävässä teoksessa (*Esoteerinen psykologia*, s. 118) säteille seuraavat värit:

1) Punainen
2) Sininen
3) Keltainen
4) Oranssi
5) Vihreä
6) Violetti
7) Indigo, syntetisoiva säde.

Väreistä on säteiden yhteydessä esitetty muitakin järjestyksiä. Esimer-kiksi Helen S. Burmester kertoo kirjassaan *Seven Rays Made Visual*, että kuudennen säteen väri on purppura ja seitsemännen violetti. Asia ei siis ole aivan yksiselitteinen. Meidän näkökulmamme on joka tapauksessa se, että seitsemäs säde on violetti.

On myös hyvä ymmärtää, että säteillä ei ole luonnostaan värikvaliteetteja. Säteisiin samastetut värit ovatkin enemmän kolmiulotteiseen maailmaan suhteutettua havaintotodellisuutta, niin kuin esimerkiksi Gurudasin kirjassa *Gem Elixirs and Vibrational Healing, Vol. II* todetaan. Säteet matkaavat valoa nopeammin, mutta ne voidaan kuitenkin rinnastaa luonnolliseen värispektriin. Säteiden toiminta keskittyy ihmisten tasolla keskeisiin chakroihin, ja kullakin säteellä on erityinen yhteys johonkin hienokehoon.

Punainen säde, suuri alkuunpanija, löytyy eetterikehosta. Tunnekeho yhdistää oranssisäteen, mentaalikeho sisältää keltaisen säteen ominaisuuksia, ja astraalikeho sisältää vihreän säteen. Sininen säde on löydettävissä henkisestä kehosta, ja kaksi korkeinta sädettä liittyvät kausaali- ja sielukehoon.

Esimerkiksi ihmisen säderakennetta on joskus tarkasteltu viiden eri tekijän kautta. Tavallisesti puhutaan persoonallisuuden eli alemman minän ja sielun eli korkeamman minän säteestä. Ihmisen sielu, hänen korkeampi olemuspuolensa, itse asiassa päättää kunkin elämän osalta aineen maailmaan lähettämänsä "satelliitin" eli persoonallisuuden säteen. Sielun säteen on katsottu pysyvän pääsääntöisesti samana läpi aikakausien, mutta tässäkin lienee syytä olla ajattelussa joustava. Eilisen totuudet ovat usein tämän päivän puolitotuuksia, niin kuin jo aiemmin totesimme. Joka tapauksessa persoonallisuuden säde vaihtelee elämästä toiseen niin kuin vaikkapa ihmisen kunkin inkarnaation aurinkomerkki. Tämä säde värittää kulloistakin persoonallisuutta, kunnes kaikki tarpeelliset ominaisuudet on kehitetty elämien saatossa.

On mainittu, että kehityksensä alkupuolella ihmistä hallitsee yleensä hänen persoonallisuussäteensä, mutta kun henkisestä pyhiinvaelluksesta on kuljettu noin kaksi kolmasosaa, alkaa sielun säteen vaikutus voimistua jatkuvasti. Tämä prosessi voidaan ymmärtää myös persoonallisuuden ja sielun sulautumisena, josta löytyy tämän kirjasarjan toisesta osasta laajempi selostus (*Astrologia ja Henkinen Tie*, s. 18-20).

Myös mentaalikehoa hallitsee oma säteensä, samoin emotionaalista kehoa ja fyysistä kulkuvälinettä. Jokainen säde vaikuttaa pääasiassa tietyn henkisen energiakeskuksen eli chakran ja hienokehon kautta, ja nämä säteet muokkaavat yhdessä fyysistä rakennettamme, astraalis-emotionaalista luonnettamme sekä mentaalista olemustamme eli ihmisyytemme peruskolminaisuutta.

Hilarion huomauttaa kuitenkin, että jokainen yksilö on yhdistelmä kaikkia säteitä ja niiden ilmaisemia voimia. Tämä on juuri syy siihen, miksi usein ilmenee sekaannusta liittyen säteiden todellisiin väreihin.

Säteen valitseminen perustuu niihin tarvittaviin energioihin, joita sielun valitsema elämänsuunnitelma pitää sisällään. Säderakenne ei kuitenkaan ole jäykkä ja kiinteän muuttumaton elämän saatossa. Yksilö voi muuttaa sisään virtaavien säteiden värien (joista yksi näkyy päävärinä) prosentuaalista osuutta. Ihminen voi myös virittyä uuteen väriin, uuteen säde-energiaan, jota hänellä ei aiemmin ole ollut käytössään. Yleensä kuitenkin yksilöt työskentelevät samojen säde-energioiden kanssa suurimman osan elämäänsä.

Jokaisella säteellä on omat ominaisuutensa, vahvuutensa ja myös kehitysläksynsä inhimillisellä tasolla. Säteet itsessään edustavat ihmisissä uusia energiamuotoja, uutta potentiaalisuutta. Näistä on kirjoitettu paljon, ja lukijaa kehotetaankin tutustumaan esimerkiksi edellä mainittuihin Alice A. Baileyn, Janet McCluren ja Michael D. Robbinsin teoksiin.

Myös Hilarion viittaa usein säteisiin antaessaan tietoa värähtelyuutteiden ja -eliksiirien vaikutuksista. Hän kuitenkin painottaa, että myös tässä asiassa meidän tulee mahdollisuuksiemme mukaan hankkia omakohtaista kokemusta säteistä. Niiden näkemistä voidaan harjoitella esimerkiksi ryhmissä niin, että kukin ryhmän jäsen seisoo vuorollaan jotain tasaväristä, mielellään valkeaa taustaa vasten, ja muut katsovat sitten rentoutuneesti hieman hänen ohitseen. Tällöin säde tai säteet voivat alkaa näyttäytyä ikään kuin kartiomaisina energioina, jotka tulevat yksilöön vertikaalisesti tai horisontaalisesti (kolmiulotteisesti ajateltuna) ja läpäisevät koko olemuksen. Säteet liittyvät esoteeriseen fysiikkaan ja mm. integroivat chakrat ja niiden laajentumat universumiin. Niiden kautta me ikään kuin seurustelemme universumin suurien luovien energioiden kanssa, ne ovat tavallaan aineen ja tietoisuuden vuoropuhelua. Säteet ovat Hilarionin mukaan fysiikan toimintoja, jotka luovat yksilön holografisen fyysisen olemassaolon tällä tasolla ja ovat siihen vastaavuussuhteessa. Ne voidaan liittää tietoisuuden fysiikan käsitteisiin.

Seitsemän klassista sädettä ja ns. uudet säteet ovat hienoenergioiden toisistaan erillään olevia spektrejä, jotka luovat fyysisen tason biologisen elämän. Säteet eivät kuitenkaan ole tyypillistä sähkömagneettista värähtelyä osittain siksi, että ne toimivat enemmän neljännessä ulottuvuudessa. Ne eivät siis ole samanlaista värähtelyä kuin väri tai valo. Säteet ovat puhdasta värähtelyä, jonka voivat aistia ainoastaan korkeammille tasoille nousseet ihmiset.

Gurudasin kirjassa *Gem Elixirs and Vibrational Healing, Vol. II* on annettu laajahko ja syvällinen esitys säteistä, niihin liitetyistä väreistä ja ominaislaaduista. Ymmärtääksemme näitä seitsemää sädettä ja niiden erilaisia kombinaatioita meidän on hyvä löytää jokin kiintopiste, joka liittyy niiden tarkoitukseen ja ensisijaiseen erottamiseen fyysisen kehon luomisen yhteydessä. Säteet edistävät persoonallisuuden henkistymisen tai aktivoitumisen yksilöllistä dynamiikkaa ja auttavat samalla luomaan yhteyden yksilön havaintotodellisuuteen. Säteet ovat tässä mielessä kuin silmälasit, joiden kautta havainnoimme todellisuutta.

Seuraavassa perustavat säteet käydään lyhyesti läpi Hilarionin antamien osviittojen avulla. Koska säteistä on myös monia tulkintoja liittyen järjestysnumeroihin, viittaamme tässä aiemmin mainittuun Alice A. Baileyn kirjassa *Esoteerinen psykologia* annettuun malliin, joka myös Hilarionin mukaan antaa hyvän, yksinkertaisen lähtökohdan.

Jos halutaan oppia kivien avulla ymmärtämään säteitä laaja-alaisesti, Hilarion suosittelee tekemään kombinaation joko erivärisistä korundeista, turmaliineista tai kvartseista. Nämä voidaan myös yhdistää eräänlaiseksi superkombinaatioksi, joka stimuloi ja auttaa tutkimaan niin omaa kuin muidenkin säderakennetta.

Punainen säde - aloittaja ja vitalisoija

Punaisesta säteestä löytyy alkuunpanija ja vitalisoija. Sillä on kyky keskittää ja toimia aineen maailmassa, kyetä kolmiulotteisuudessa vastustamaan painovoiman liikkeitä. Painovoima on pikemminkin laajentava kuin vetävä voima. Aivan kuten esine kokee painetta, kun se laitetaan liikkeelle, kaikki asiat ovat jatkuvassa laajentumisen tilassa. Samalla kun punainen on suuri alkuunpanija, se on myös vuorostaan ensimmäinen säde.

Tämä säde on tietoisuuden aktivoija, ja sen piiriin ovat kuuluneet mm. menneisyyden klassiset profeetat. He ruoskivat itseään psykospirituaalisessa mielessä, koska tunsivat itsensä arvottomiksi niiden asioiden suhteen, joita he pystyivät tuntemaan, mutta eivät kuitenkaan kyenneet ilmaisemaan. Tässä on kuvattu punaisen säteen psykohenkisen dynamiikan arkkityyppinen persoonallisuus. Kapinallisuus kuuluu usein tämän säteen ilmenemismuotoihin.

Tämä nimenomainen säde yhdistyy fyysisiin voimiin lisämunuaisten ja häntäluun kautta, ja sieltä sen vaikutus laajentuu kiveksiin ja munasarjoihin. Tämä säde liittyy juurichakraan ja eetterikehoon.

Oranssi säde - luova energia

Oranssisäde ilmaisee luovaa energiaa. Se on luotu erilliseksi voimaksi vain yhdistämällä kaksi perustavaa voimaa, punainen ja keltainen. Oranssi onkin ensimmäinen luova voima, koska se on alkuunpanevien (punainen) ja mentaalisten (keltainen) voimien sekoitus. Nämä kaksi voimaa ilmentävät luovuutta ja kykyä laajentaa itseä muille alueille.

Tämän säteen piiristä löydämme taiteilijan, suuren alkuunpanevan luovan energian purkautumisreitin. Oranssi säde lievittää ensimmäisen säteen aiheuttamaa turhautumista. Se tuo suurta iloa, auttaa löytämään tantran ja vapautumaan siitä sekä seksuaalisuuteen liittyvästä havaintotodellisuudesta. Kaikki nämä voimat ovat luonteeltaan positiivisia ja stimuloivat iloa, läheisyyttä ja havaintotodellisuuden laajentumista. Oranssi säde saa joskus aikaan esimerkiksi karismaattista kielillä puhumista ja runoilijan lahjoja.

Keltainen säde - mentaaliset voimat

Keltaisessa säteessä voidaan huomata, että puhtaat mentaaliset voimat ja massa muuttavat täysin muotoaan. Tällä tasolla puhtaat mentaaliset voimat integroituvat nimittäin täydellisesti massaan ja saavat oivalluksen tietoisuudesta.

Keltainen säde liittyy henkistyneen älyn kehittymiseen. Tässä yksilö, joka ei ole vielä täysin toteuttanut itseään, on saavuttanut valaistumisen polulla tietoisuuden tilan, josta syntyvät tiede, filosofia ja vastaavat perspektiivit. Keltaisen säteen myötä yksilön luovat voimat järjestäytyvät kestäviin ja häviämättömiin muotoihin. Tietoiselle oppilaalle tuodaan nyt järjestystä ja iloa. Tämän säteen piirissä löydämme Sokrateen, Platonin ja muiden filosofisesti suuntautuneiden yksilöiden arkkityyppiset muodot.

Vihreä säde - parantavat energiat ja tasapaino

Vihreään säteeseen liittyy kykyä parantaa ja nousta alemman itsen yläpuolelle. Se on ensimmäinen askel kohti kehitystä epäitsekkyyden tilaan. Vihreä säde ohjaa älylliseen, filosofiseen ja parantavaan prosessiin kohti altruismia, joka on tietoisen olennon korkeampi tila. Kyseessä on tiedonjanoinen tila, joka huokuu parantumista ja rakkauden tasapainoa.

Vihreän säteen keskeinen kiinnekohta on henkisesti oivallettu äly. Tässä tilassa yksilö alkaa muuttua sisäisen rauhan ilmentymäksi, ja älylliset ominaisuudet muuntuvat psyykkisiksi kyvyiksi. Vihreän säteen havaintotodellisuudessa etsitään niitä voimia, jotka ylittävät ilon ja surun tai mentaaliset voimat tai materiaalisen tason tarkan tutkimisen. Tämän säteen vaikutuspiiristä löydetään jumalallisen rakkauden syttyminen - rakkauden, joka ulottuu yksilön tuolle puolen. Kyseessä on kyky rakastaa kaikkia. Yksilö alkaa ensimmäistä kertaa ymmärtää korkeampien voimien ja korkeamman minän kokonaisuutta. Mukana on yritys integroida ja henkistää kolmen karkeamman havaintotodellisuuden - fyysisen, emotionaalisen ja mentaalisen - voimat ja kyvyt. Tästä säteestä löytyy Jeesuksen ja Buddhan arkkityyppinen havaintotodellisuus. Näitä yksilöitä on syytä tutkia, sillä he ilmensivät henkisesti toteutunutta älyä, joka ylittää persoonallisuuden.

Telepatia, selvänäköisyys, ennalta näkeminen sekä kyky nähdä, ymmärtää ja tulkita erilaisia energioita kuuluvat tämän säteen piiriin.

Sininen säde - altruismi ja palveleminen

Sinisestä säteestä löydetään todellinen altruistinen tila ja todellisen itsen täysi ilmennys, niin kuin se voidaan toteuttaa ihmisen persoonallisuuden dynamiikan kautta kolmiulotteisessa todellisuudessa. Kehittäessään todellista altruistista persoonallisuutta ihminen pääsee syvään rauhan tilaan, ja kyvyssään palvella muita ihmisiä hän oppii hallitsemaan täydellisesti kaikki fyysisen tason elementit. Tämä on täydellistä altruismia, joka on muiden totaalista palvelemista.

Tutki Buddhan ja Jeesuksen myöhempien vuosien palvelemista ymmärtääksesi tämän säteen arkkityyppistä olemusta. He edustivat täydellistä palvelemista ja itsen täydellistä antamista. Jotkut pyrkivät nykyään palvelemaan ja suojelemaan ympäristöä ja oppimaan esimerkiksi delfiineiltä. Nämä ihmiset toimivat tämän säteen alaisuudessa ja pyrkivät tuomaan mainitut asiat sosiaaliseksi voimaksi ollakseen täysin altruistisia.

Täysin altruistiset ja käytökseltään nöyrät ihmiset saavuttavat korkeampia psyykkisiä lahjoja ja parantajanlahjoja. Ne ilmaisevat kykyä stabiloida itseä hienotasoilla.

Sininen säde liittyy opettamiseen ja opettajiin sekä hallitsee tällä hetkellä mm. astrologiaa.

Indigo säde - jumalallisen olemuksen aktivoituminen

Indigosäde ilmaisee kykyä etsiä perimmäistä todellista minää. Aiemmin mainitut säteet tai voimat edustavat enemmänkin itse toteuttamisen ominaisuuksia fyysisellä tasolla. Indigosäteen yhteydessä yksilö aktivoi täysin jumalallisen minän ominaisuudet ja heijastaa näitä energioita tuoden aiemmin mainittujen viiden säteen havaintotodellisuudet täyteen yhteyteen toistensa kanssa. Yksilö pyrkii saamaan täydellisen hallinnan neljässä ulottuvuudessa ja saavuttaa sitten viidennen ulottuvuuden hallinnan.

Indigosäteen havaintotodellisuuksia voidaan kuvata voimina, jotka tuovat yksilön lähelle samadhi-tilaa, ilon, palvelemisen ja ekstaasin puhdasta elementtiä. Tässä kannattaa tutkia samadhiin liitettyjä ominaisuuksia ja Pyhän Fransiskus Assisilaisen elämää.

Hilarion on maininnut eräässä yhteydessä (ks. artikkeli *Mitä indigosäteen jälkeen*, Minä Olen 3/2001, s. 60-61), että monet lapset ovat nyt avautumassa indigosäteelle kaikkialla planeetalla. Ihmiskunta tulee ymmärtämään paremmin tätä sädettä näiden lasten vartuttua.

Osa näiden indigolasten sykliä ja kehityskaarta liittyy Uranus-planeettaan, jolla on usein tärkeä rooli heidän kehityksessään, ymmärryksessään ja myös tietyissä symboleissa, jotka liittyvät näiden lasten kasvamiseen maailmassa. Tiettyinä aikoina elämässään, tavallisesti 28 ikävuoden vaiheilla syvemmän heräämisen tai sielun kriisin yhteydessä, nämä yksilöt voivat käydä lävitse merkittävän transformaation, muodonmuutoksen.

Tämän seurauksena monet piilossa olevat kyvyt ja ominaisuudet heräävät. Ne eivät näytä aluksi olevan erityisen luontaisia kyseisille ihmisille aivan samalla tavoin kuin suuri osa heidän lapsuuttaan on näyttänyt etenevän eri tahdissa verrattuna muuhun ihmiskuntaan.

Violetti säde - transsendenssi

Violettisäteen vaikutuksesta korkeampien voimien kaikki ominaisuudet yhdistyvät, mikä liittyy täydellisesti itsensä toteuttaneeseen olentoon. Tähän säteeseen yhdistyy jatkuvaa kohoamista ja korkeampia ominaisuuksia, koska sen voimassa yhdistyvät suuri alkuunpanija ja altruistinen luonne. Violetissa säteessä toteutuu täydellinen tasapaino viiden alemman dimension tai säteen täyden spektrin suhteen, ja taajuudeltaan se ylittää jopa indigon aspektit. Siten avainsanana on transsendenssi. Se on kykyä muuntua ja yhdistää korkeammat voimat yksilöllisen persoonallisuuden havaintotodellisuuteen.

Violettisäde on nykyään hyvin aktiivinen, mikä näkyy mm. lääketieteessä. Se on alkemistisen tieteen ulkoinen laajentuma. Mestari Saint Germain on paljon tekemisissä alkemian kanssa, ja sen kautta myös holistinen lääketiede nousee vaikuttavaksi voimaksi. Lisäksi säde liittyy voimakkaasti kirjamme toiseen pääaiheeseen, kivikuntaan, jota se hallitsee.

Korkeammat säteet

Ihmiskunta on parhaillaan uusien mahdollisuuksien kynnyksellä. On tapahtumassa tietoisuuden muutos, jonka aikaansaama evolutionaarinen paine vie meitä vallitsevista seitsenrakenteista kohti rakenteita, joiden perustana on 12-järjestelmä. Tämä näkyy esimerkiksi uusien chakrojen aktivoitumisena. Puhutaan ja kirjoitetaan viidestä hiljattain aktivoituneesta henkisestä pyörteestä, jotka edustavat chakrojen tasolla ihmiskunnalle avautuneita mahdollisuuksia. Näihin myös Hilarion viittaa usein tässäkin kirjassa. Samoin esiin ovat nousseet korkeammat säteet, jotka ovat tulossa perinteisten seitsemän säteen rinnalle.

Nämä uudet säteet on annettu viemään ihmiskunta Uuteen Aikakauteen, korkeamman kehityksen tielle. Korkeammat säteet ovat muiden säteiden yhteen sulautumia, joihin lisätään Kokonaisuuden energiaa - valkoista Valoa lisätään näihin erityisiin väreihin, jotta niihin saadaan suurempi kirkkaus. Jokaisella näistä korkeammista säteistä on oma erityinen tarkoituksensa, joista ehkä keskeisin kirjallinen esitys on liitteen alussa mainittu Janet McCluren kolossaalinen teos *Prelude to Ascension - Tools for Transformation*. Olemme käyttäneet sitä lähtökohtana tutkiessamme näitä uusia säderakenteita.

Säde kahdeksan on McCluren teoksen mukaan yhdistelmä kirkastettua vihreää ja violettia, ja sitä voidaan käyttää hyvin tehokkaasti **puhdistavana säteenä**. Se koostuu kolmenlaisesta energiasta: neljännestä (emotionaalisesta), seitsemännestä (fyysisestä) ja myös viidennestä (mentaalisesta) säteestä.

Kahdeksannen säteen energia on hyvin arvokasta tällä hetkellä koko planeetalle. Sitä voi hyvin käyttää ryhmämeditaatioissa. Kahdeksas säde auttaa ihmistä pääsemään eroon niistä luonteenpiirteistä, jotka eivät enää ole tarkoituksenmukaisia. Näihin voivat kuulua mm. jotkut käyttäytymiskaavat, jotka ovat vanhanaikaisia ja soveltumattomia kokemukseen, jota kutsutaan Uudeksi Ajaksi.

Säde auttaa vapautumaan niistä olosuhteista, jotka eivät enää tuota hyviä tuloksia. Sen kaunis kirkkaus antaa ihmiselle mahdollisuuden edetä sen pisteen ohitse, missä hän on nyt. Kahdeksas säde on tehokas väline mm. tiedostamattoman mielen puhdistamiseen.

Säde yhdeksän nähdään kirkkaan vaaleana sini-vihreänä, ei aivan veden värisenä, ja se on ensimmäisen ja toisen säteen yhdistelmä (vaikka niin ei voidakaan päätellä väreistä). Yhdeksäs säde jatkaa työtä, jonka edellinen säde aloitti. Yhdeksäs säde auttaa irrottamaan siteitä fyysiseen tasoon ja vakiinnuttamaan kontaktin sielun tasolle ja Itsen Kristus-olemukseen.

Tämä säde antaa ihmiselle mahdollisuuden päästä parempaan yhteyteen ja vireeseen Valokehoksi kutsutun kulkuvälineen kanssa; tätä kehoa käytämme kokemuksissa jättäessämme maan tason. Eli käytä tätä yhdeksännen säteen energiaa virittyäksesi Valokehoon ja etsiessäsi siihen yhteyttä ja yhdistymistä. Hyvä tapa mietiskellä on käyttää ensin seitsemättä sädettä, muuntavaa violettiliekkiä. Käytä sitten kahdeksatta sädettä kaikilla haluamillasi tavoilla.

Sen jälkeen käytä yhdeksättä sädettä ja tee se ILOLLA! Tämän jälkeen kutsu Valokehoa ja salli itsesi pukeutua siihen (aivan kuin laittaisit päällesi uusia vaatteita). Saat tällöin yhteyden myös kauniiseen kymmenenteen säteeseen. Yhdeksäs säde tekee mahdolliseksi ilon pääsemisen omaan olemukseesi; tässä ilo on hyvin korkea energiamuoto, jonka avulla yhteys valokehoon tulee yhä ilmeisemmäksi ja ilmeisemmäksi.

Säde kymmenen on McCluren mukaan helmenväristä kirkkautta, joka sisältää ensimmäisen, toisen ja kolmannen säteen energioita lisättynä Kokonaisuuden Valkealla Valolla.

Kymmenes säde voi - mikäli sallit sen tehdä niin - itse asiassa koodata tai ankkuroida Valokehon fyysiseen rakenteeseen... Se ON jossakin mielessä Valokeho. Tätä sädettä mietiskellessäsi pääset yhteyteen jumaluuden kanssa; tämä helmenharmaa kirkkaus on yhteyskohta jumalalliseen tietoisuuteen, sen tulemiseen osaksi ihmisen omaa tietoista todellisuutta.

Kymmenes säde voi auttaa Sinua tarttumaan niihin muutoksiin, joita pyrit tekemään - mitä ne ikinä ovatkin. Tämä on tärkeää, sillä tällä hetkellä kaikki ihmiset käyvät lävitse kyseistä muutosten prosessia Maa-planeetalla.

Kymmenettä sädettä on Tiibetiläisen mukaan täällä varsin runsaasti, ja vain ne jotka havaitsevat sen omassa kehityskohdassaan, pääsevät sen kanssa kosketuksiin ja sen vaikutuspiiriin. Muut eivät edes tiedä sen olevan olemassa. Tämä tarkoittaa, että mikäli olet varsin herkkä sille, ymmärrät että itsessäsi on käynnissä tärkeitä muutoksia.

Kymmenennen säteen intensiteetti kasvattaa paljon mahdollisuuttasi oppia polariteetista, koska täysin toteutettuna kymmenes säde antaa kokea ykseyden tunteen - mies- ja naisaspektin täydellisen balanssin. Säde antaa mahdollisuuden havaita Valokehon, oivaltaa ja toteuttaa sen olemalla itse fyysisessä kehossa. Se on aina olemassa - meillä on kaikki jo itsessämme - mutta meidän tulee vain toteuttaa se! Valokeho ei ole sama asia kuin eetterikeho. Se on eetterikehoa hienompi värähtelyalue. Yksilön täytyy muuttaa värähtelyään, jotta valokeho voi tulla osaksi fyysistä olemassaoloa. Tätä kutsutaan "värähtelytason nostamiseksi", mutta oikeastaan värähtely tulee tässä vain hienommaksi.

Säteen sähköinen laatu on hyvin voimakkaasti läsnä tällä hetkellä planeetallamme. Sähköisillä myrskyillä on samalla yhteys myös kahdeksanteen säteeseen ja sen sähköiseen toimintatapaan.

Käyttääksesi kymmenettä sädettä näe ja tunne sen helmenvärisen kirkkauden laskeutuvan itseesi - tunne sen intensiteetti, yhdisty sen sähköiseen ominaisuuteen ja lähetä sitä Maa-planeetalle. Näin tuot Valokehoa lähemmäksi omaa todellisuuttasi ja Maa-planeettaa.

Säde yksitoista on silta Uuteen Aikaan - ihmiskunnan ja Maa-planeetan seuraavalle kehitystasolle. Se näkyy vaaleanpunaisena kirkkautena, johon on lisätty hieman oranssia, ja se on Tiibetiläisen mukaan sekoitus ensimmäistä, toista ja viidettä sädettä, joihin on liitetty Jumalallisen Lähteen valkoista väriä. Kyseessä on hyvin erikoinen säde, koska se on silta täysin uuteen aikakauteen inhimillisessä elämässä Maa-planeetalla. Se on silta omasta ajastamme Uuden Aikakauden kokemuspiiriin. Voimme puhua myös kynnyksestä, jolle olemme saapuneet seitsemännen säteen myötä ja joka aloittaa Uuden Ajan kokemuksen.

Hyvä tapa työskennellä tämän säteen kanssa on päällystää oma olemus, tai tietty kehon alue, tai vaikkapa koko maailma yhdennentoista säteen "lakanalla". Huomaa tällöin, kuinka Maa alkaa imeä itseensä tätä energiatyyppiä. Ideaaleimmassa muodossaan tämä on hyvin tasapainoista energiatyyppiä ja auttaa lisäämään myös ihmisen omaa tasapainoa.

Säde kaksitoista on Uuden Ajan säde ja kaikkien muiden säteiden ja mahdollisuuksien kombinaatio, korkeampien säteiden huippu. Se näyttäytyy kirkkaan kultaisena ja on ehkä paras säde käytettäväksi Uuden Ajan energioiden esiinkutsumisessa. Kahdestoista säde on kultainen säde, Uuden Ajan airut. Kyseessä on uusi todellisuudentaso ihmiskunnalle, ja se tarkoittaa että ihmiskunta tulee olemaan yhteydessä tähän tasoon neliulotteisesti Luoja-tason yhdistyessä Maa-planeettaan.

Näin ollen kyseessä on täysin uusi alku, missä tietoinen kanssakäyminen tapahtuu aiempaa täydemmin Luoja-tason kanssa. Sen jälkeen kun Uusi Aika on alkanut ja ihmiskunta on saavuttanut tämän tason, se tulee ymmärtämään oman osansa Kosmoksessa eri tavalla kuin koskaan ennen! Myös Maa-planeetta itse tulee ymmärtämään osansa Kosmoksessa.

Uutena Aikana säde-energia keskittyy pääasiallisesti kahdenteentoista säteeseen. Sitä käytetään korkeimman Maa-planeetalla saatavissa olevan energiatyypin kiintopisteenä. Kahdestoista säde kirjaimellisesti sisältää kaikki säteet. Hyvin voimakas tapa käyttää kahdettatoista sädettä on luoda kultaisen valon pyörre tai kanava ja tuntea sen pyörivän itsen lävitse ja Maahan. Tämä energia nostaa positiivisella ja harmonisella tavalla kaiken sen kohteena olevan värähtelyä.

Tiivistäen:

SÄDE 8 — Puhdistaminen (4., 5. ja 7. säde)
vihreän-violetti kirkkaus
SÄDE 9 — Ilo (1. ja 2. säde)
vaalean sini-vihreä
SÄDE 10 — Valokeho (1., 2. ja 3. säde)
helmenväri
SÄDE 11 — Palveleminen (1., 2. ja 5. säde)
vaaleanpunainen ja oranssi
SÄDE 12 — Kultainen säde (kaikkien säteiden kombinaatio)

Sanasto

Selityksen perustuvat osin Gurudasin kirjoihin ja Sage Hollowayn
Animal Healing and Vibrational Healing -kirjan sanastoon.

Akaashan aikakirjat, arkistot: Kaikkien tapahtumien, tekojen ja ajatusten kosmiset muistiinmerkinnät. Mestareilla on pääsy lukemaan näitä arkistoja luonnonmuistista, joka on eräänlainen kosminen tietokone.

Akupunktiopiste, akupiste: Ihossa oleva energeettinen huokonen, jonka kautta ympäristöstä saapunut hienoenergia kulkeutuu meridiaanien välityksellä sisäelimiin, verenkiertoon ja hermostoon.

Astraalikeho: Yksi fyysistä kehoa ympäröivistä hienokehoista.

Astraaliprojektio: Kehostairtautumiskokemus (out-of-body experience, OOBE), jossa ihmisen tietoisuus siirtyy väliaikaisesti korkeampaan hienokehoon. Tämä tapahtuu luonnollisesti esimerkiksi ihmisen nukkuessa, mutta se voidaan kokea myös valveilla ollessa.

Atlantis: Muinainen sivilisaatio, joka sijaitsi nykyisen Atlantin alueella. Atlantis oli teknisesti orientoituneempi kuin äitimantereensa Lemuria.

Aura: Fyysistä kehoa ympäröivä ja sen läpäisevä kirkas, näkymätön säteily, joka rakentuu monista eri kerroksista. Sen koko, tiheys ja väritys vaihtelevat laajasti liittyen kunkin yksilön kehitysasteeseen. Myös muilla elämänmuodoilla on auransa.

Chakra: Henkinen energiakeskus ja -pyörre, joka on yhteydessä fyysiseen kehoon umpierityisjärjestelmän ja hermogangioiden välityksellä.

Deevat: Luonnonhenget, jotka elävät fyysistä tasoa korkeammalla värähtelytasolla ja liittyvät läheisesti eri luonnonkuntiin.

Eetterikeho: Hienokeho, joka ympäröi fyysistä kehoa ja on värähtelyltään sitä hieman korkeammalla tasolla.

Elämänvirta: Yksittäinen elämänmuoto, johon kuuluvat kaikki saman lajin yksilöt. Esimerkiksi ihmiskunta muodostaa oman elämänvirtansa, samoin kaktukset omansa.

Eetterifluidumi: Eetterikehon osa, joka on yhteydessä kaikkiin soluihin.

Evolutionaarinen duo: Kaksi yksilöä, jotka työskentelevät positiivisessa vuorovaikutuksessa toistensa kanssa ja ovat omistautuneet useiden elämien ajan toistensa henkisen kehityksen ja elämäntehtävän optimointiin.

Hienokeho: Käsite, joka viittaa mihin tahansa fyysistä kehoa korkeammilla värähtelytaajuuksilla olevaan kehoon.

Karma: Sanskritinkielinen sana, joka tarkoittaa yksilön toimien kokonaisuutta hänen monien elämiensä aikana. Nämä aiempien elämien aikana tehdyt teot ja hankitut luonteenpiirteet seuraavat syyn ja seurauksen lain myötä kuhunkin uuteen elämään jatkuvina kehitysmahdollisuuksina.

Kausaalikeho: Fyysistä kehoa ympäröivä hienokeho, joka on koostunut kausaalitason aineesta. Se on taso, jolle yksilön tietoisuus varastoi kaikki monien inkarnaatioiden aikana fyysisellä tasolla hankitut kokemukset.

Korkeampi minä: Ihmisen olemuspuoli, jossa kaikki korkeammat periaatteet ja kokemukset aiemmista elämistä ovat tallennettuina, ts. aiempien elämien kokonaissumma.

Kundaliini: Voimakas henkinen energia, joka tavallisesti on uinuvana fyysisessä kehossa selkärangan tyvessä. Henkisen kehityksen myötä se lähtee turvallisesti kohoamaan juurichakrasta kohti päälakichakraa.

Lemuria: Muinainen sivilisaatio, joka sijaitsi nykyisen Tyynen valtameren alueella. Lemuria oli Atlantiksen äitimanner.

Mentaalikeho: Fyysistä kehoa ympäröivä hienokeho.

Meridiaanit: Energiakanavat, jotka kulkevat kehon läpi kuljettaen hienoenergiaa. Meridiaanit yhdistävät toisiinsa kehon eri akupunktiopisteet. Päämeridiaaneja on 12, ja niiden lisäksi kirjassamme tarkastellaan hallitsevaa ja hedelmällisyysmeridiaania.

Miasmat: Erilaiset soluissa ja hienokehoissa piilevät epäbalanssit, jotka karmallisten syiden seurauksena aktivoituvat aiheuttamaan erilaisia sairauksia. Miasmat voivat olla luonteeltaan hankittuja, perittyjä tai planetaarisia.

Naadit: Laaja eetteritason hermoverkosto, joka on aivan lähellä fyysistä kehoa ja yhteydessä sen hermoverkkoon.

Praana: Elämänvoima tai elämänenergia.

Signatuurioppi: Oppi, jonka mukaan esimerkiksi kasvilajin tarkoitus ja energeettiset funktiot voidaan saada selville sen rakenteen, muodon, värin, aromin tai kasvupaikan mukaan. Signatuurioppia on sovellettu myös mm. mineraaleihin.

Tunnekeho: Fyysistä kehoa ympäröivä hienokeho.

Tähtieliksiiri: Informaatiouute, joka on tehty jonkin planeetan, kiintotähden, tähtijoukon tai galaksin valosta tietokoneohjatun teleskoopin avulla.

Kirjallisuutta

A) Hilarionin viisautta:

Cooke, Maurice B. 1983: Einstein Doesn't Work Here Anymore. A Treatise on the New Science. Marcus Books, Toronto.

Gurudas 1985/1986: Gem Elixirs and Vibrational Healing, Vol. I & Vol. II. Cassandra Press, San Rafael.

Gurudas 1988: The Spiritual Properties of Herbs. Cassandra Press, San Rafael.

Gurudas 1989: Flower Essences and Vibrational Healing. Cassandra Press, San Rafael.

Hilarion 1979: The Nature of Reality. Marcus Books, Toronto.

---------- 1979: Symbols. Marcus Books, Agincourt.

---------- 1980: Seasons of the Spirit. Marcus Books, Queensville.

---------- 1981: Other Kingdoms. Marcus Books, Queensville.

---------- 1982: Wildflowers. Their Occult Gifts. Marcus Books, Queensville.

---------- 1983: Answers. Marcus Books, Queensville.

---------- 1985: More Answers. Marcus Books, Toronto.

Lehtiranta, Erkki & Niemelä, Leena 2007: Suomen luonnon valkoista magiaa. Mestari Hilarionin viisautta 1. Smiling Stars, Helsinki.

Lehtiranta, Erkki 2008: Astrologia ja Henkinen Tie. Mestari Hilarionin viisautta 2. Smiling Stars, Helsinki.

Pensatia 1970: The Stone and Elixir. The Euclid Publishing Company, New York.

Smulkis, Michael & Rubenfeld, Fred 1992: Starlight Elixirs & Cosmic Vibrational Healing. C.W. Daniel Company Limited, Saffron Walden.

B) Muuta kirjallisuutta:

Bailey, Alice A. 2006: Esoteerinen psykologia I. Delfiini Kirjat, Helsinki.

Doczi, György 1994: The Power of Limits. Proportional Harmonics in Nature, Art, and Architecture. Shambhala, Boston & London.

Ganten, Detlev 2007: Luonto, tiede ja elämä. Ajatus Kirjat, Helsinki.

Gemmologia/Jalokivet 2001. Suomen Gemmologinen Seura ry, Helsinki.

Gerber, Richard 1996: Vibrational Medicine. New Choices for Healing Ourselves. Bear & Company, Santa Fe.

Grönholm, Sari (toim.) 2006: Retkeilijän kiviopas. Geologinen tutkimuskeskus, Espoo.

Hamilo, Marko & Niinistö, Lauri (toim.) 2007: Alkuaineet. Helsingin Sanomat, Helsinki.

Hytönen, Kai 1999: Suomen mineraalit. Geologian tutkimuskeskus, Espoo.

Jahns, Hans Martin 1996: Sanikkaiset, sammalet, jäkälät. Otava, Helsinki.

Jones, Adrian 2006: Kivet. WSOY, Porvoo.

Kalliola, Iiris 2005: Ruokakasvit. WSOY, Helsinki.

Kejonen, Aimo 2007: Geologiset kohteet. Karttakeskus, Helsinki.

Louekari, Lauri 2006: Metsän arkkitehtuuri. Oulun yliopisto, Oulu.

Lehti, Kari, Lehmuskallio, Eija, Lehmuskallio, Jouko, Gullstén, Eeva & Piippo, Petri 1997: Suomalaisen kasviopas. Tammi, Helsinki.

Lehtinen, Martti & Lehtinen, Jukka I. 2008: Helsingin kaupunkikiviopas. Karttakeskus.

McClure, Janet 1996: Prelude to Ascension. Tools for Transformation. Light Technology Publishing, Sedona.

Mesimäki, Pekka (toim.) 1998: Kiviteknologia I - luonnonkiven ominaisuudet. Opetushallitus, Helsinki.

Mononen, Seppo 1999: Jännittävä mineraalien maailma. Litorina ry, Vaasa.

Piippo, Sinikka 2008: Kasvien salaiset voima. Helmi Kustannus, Helsinki.

Relve, Hendrik 1995: Luonnonmarjat. Atena Kustannus Oy, Jyväskylä.

Roeder, Dorothy 1994: Crystal Co-Creators. Light Publishing Technology, Flagstaff.

Ryvarden, Leif 2006: Retkeilijän kasviopas. Karisto, Hämeenlinna.

Schneider, Michael S. 1994: A Beginner's Guide to Constructing the Universe. The Mathematical Archetypes of Nature, Art, and Science. HarperCollins Publishers, New York.

Schumann, Walter 1989: Kivet ja mineraalit värikuvina. Otava, Helsinki.

Sherwood, Martin & Sutton, Christina 1993: Tieteen maailma 14: Fysiikan lait. Bonniers, Kööpenhamina.

Sullivan, Kevin 1993: Kivien magiaa. Karisto, Hämeenlinna.

Symes, R.F. 1989: Kivet ja mineraalit. WSOY, Porvoo - Helsinki - Juva.

Taipale, Kalle 1995: Kivet. Etsijän ja keräilijän opas. WSOY, Porvoo.

Taipale, Kalle & Parviainen, Jouko T. 1995: Jokamiehen geologia. Kirjayhtymä, Helsinki.

Timonen, Esko 1988: Kultasepän jalokivioppi. Valtion Painatuskeskus, Helsinki.

Tirri, Rauno, Lehtonen, Juhani, Lemmetyinen, Risto, Pihakasvi, Seppo & Portin, Petter 2001 (uudistetun laitoksen 1. painos): Biologian sanakirja. Otava, Helsinki.

Walters, Raymond J.L 1996: The Healing Power of Gemstones. Carlton Books, London.

Virkkunen, Marjatta & Partanen, Seppo J. 1994: Suomen kivet. Suomen Matkailuliitto, Helsinki.

Virkkunen, Marjatta, Partanen, Seppo J. & Rask, Markku 2001: Suomen kivet. Edita, Helsinki.

Vuokko, Seppo 2005: Metsien yleiset kasvit. Opas kasvupaikkojen tunnistamiseen. Metsätalouden kehittämiskeskus Tapio, Helsinki.

Hyödyllisiä nettiosoitteita

www.pegasusproducts.com

- Coloradossa toimivan Pegasus Products -yhtiön värähtelyuutevalikoima on maailman suurin. Mm. Smiling Stars edustaa näitä uutteita Suomessa.

www.hilarion.com

- Jon C. Foxin kotisivut, joilta löytyy paljon hyödyllistä tietoa Mestari Hilarionista, kanavoinnista, jalokaasuteknologiasta ja universaaleista lainalaisuuksista.

www.healing-herbs.co.uk/herbs

- Bachin uutteita, kirjallisuutta ja muuta koulutusmateriaalia.

www.smilingstars.fi

- Erkki Lehtirannan ja Leena Niemelän kotisivut. Kurssitarjontaa, matkoja, tietoja henkisestä astrologiasta ja värähtelyuutteista, mm. kukka- ja jalokiviuutteiden teko-ohjeet.

www.flowersociety.org

- Patricia Kaminskin ja Richard Katzin v. 1979 perustama yleishyödyllinen tutkimus- ja koulutussäätiö The Flower Essence Society, joka on omistautunut kukkaterapialle. Säätiö julkaisee Calix-aikakauskirjaa. FES-uutteita tuo maahan Aduki Oy, ja niitä myy mm. Era Nova Helsingissä (09- 632 500).

Smiling Starsin uuteyhdistelmiä

Smiling Stars on vuosien varrella testannut monia uutekombinaatioita useisiin toistuvasti esille nousseisiin tarpeisiin. Olemme saaneet tässä tutkimustyössä merkittävää apua mm. Pegasus Productsilta ja kehitämme jatkuvasti uusia kombinaatioita. Seuraavia yhdistelmiä on saatavissa kauttamme:

Ananasuute (Ananas comosus) - voima

Ananas on tärkeimpiä ja vahvimpia kukkauutteita. Se avaa voimakkaasti chakrat ja niihin liittyvät naadit sekä puhdistaa meridiaanit. Näin henkinen informaatio ja elämänvoima voivat kanavoitua hyvin fyysiseen kehoon. Erityisen voimakas ananasuutteen vaikutus on kurkkuchakraan, joten uute on erinomainen esimerkiksi puhujille. Uute stimuloi ruoansulatusta ja entsyymien toimintaa. Mukana tässä - niin kuin kaikissa muissakin tekemissämme uuteyhdistelmissä - on Lootusta, joka vahvistaa muiden uutteiden vaikutuksia.

Bleeding Heart, kesäpikkusydän (Dicentra chrysantha) - sydämen rauha

Tämä on todellinen sydänbalsami, joka stimuloi sydäntä ja sydänkeskusta lievittäen kaikkia tuon alueen ongelmia. Se säätelee myös jonkin verran verenpainetta ja voi tuoda helpotusta verenkierto-ongelmiin. Uute harmonisoi sydämenasioita, jopa äärimmäisiä kiintymyksiä ja takertumisia ihmisiin. Käytön myötä ihminen tavallisesti kokee syvää harmoniaa ja rauhan tunnetta. Uute saa ikään kuin sydämen laulamaan.

Cosmos (Cosmos bipinnatus) - kommunikaatio, itseilmaisu

Kosmoskukasta tehdyllä uutteella on harvinainen kyky yhdistää sydän- ja kurkkuchakra. Se luo levollisuutta ja tyyneyttä ennen puhumista tai taiteellisen ilmaisun aloittamista. Kyseessä on arvokas uute näyttelijöille, kirjoittajille ja johtavissa asemissa oleville ihmisille. Myös kielelliset kyvyt kehittyvät.

Yhdistelmä sopii erinomaisesti ihmisille, jotka ovat ujoja, sisäänpäin kääntyneitä tai vitkastelijoita. Tällaiset ihmiset kykenevät helpommin ja selkeämmin ilmaisemaan omia näkemyksiään annetusta aiheesta. Syynä tähän on se, että kosmosuute auttaa saattamaan tasapainoon eetteri-, mentaali- ja henkisen kehon. Uute auttaa samalla yksilöä vapautumaan sydämeen kertyneistä emotionaalisista jännitteistä.

Energiauuteyhdistelmä Mestari Hilarionin ohjeiden mukaan: Intian lootus, Metsätähti, Valkoinen timantti ja Silversword.

Intian lootus saa aikaan tunteen ja hengen harmoniaa. Kyseessä on todellinen mestariuute, joka stimuloi luovaa mielikuvitusta ja henkisiä kykyjä sekä auttaa vapauttamaan aiempiin elämiin liittyvää informaatiota, joka on tallennettu geeneihin. Lootus balansoi kaikkia chakroja ja energisoi mm. sydäntä, pernaa ja maksaa.

Silversword on tärkeimpiä uutteita henkisessä heräämisessä. Se aktivoi päälakikeskuksen ja viisi avainchakraa pään yläpuolella. Silversword avaa voimakkaasti myös sydänkeskuksen ja helpottaa mitä tahansa ongelmaa sillä alueella. Uute yhdistää kaikki hienokehot 90 päiväksi. Muista uutteista ainoastaan Lootus kykenee tähän. Silversword lievittää lisäksi kännyköiden ja muun modernin teknologian aiheuttamia haittoja.

Metsätähti on omien metsiemme "vaatimaton" kaunistaja seitsemine puhtaan valkoisine terälehtineen. Kyseessä on salaisten henkisten järjestöjen, esimerkiksi Valkoisen Veljeskunnan, kukka.

Valkoinen timantti on mestariparantaja, joka aktivoi yhteyden ja virittymisen korkeampaan minään. Kyseessä on voimakas puhdistaja, joka lisää elämänvoimaa ja avaa kruununchakran. Tämä uute on niille, jotka haluavat työskennellä mineraalikunnan integroiduimman muodon kanssa. Se on erinomainen mm. persoonallisuuden tasapainon voimistamiseen sekä stressin, epävarmuuden ja seksuaalisten jännitteiden hoitamiseen.

Uuteyhdistelmä tukee erinomaisesti henkistä kehitystä, avartumista ja harmonisoitumista. Se helpottaa aikamme suurten haasteiden kohtaamisessa. Kyseessä on Smiling Starsin myydyin uutekombinaatio.

Ilotipat: Kapris, Nasturtium, Puolukka, Purasruoho, Salkoruusu, Salvia ja Zinnia.

Tämä veikeä yhdistelmä auttaa ymmärtämään ja kokemaan, että ilo on kaikkein keskeisimpiä hoitomuotoja. Samalla uute auttaa palauttamaan huumorin elämään kohottamalla ihmisen elämänkatsomusta sekä tasapainottamalla eetteri- ja tunnekehon. Tämä on yksi huumorin lähteistä. Loukkaamaton ilo nostaa ihmisen värähtelytasoa.

Yhdistelmä auttaa ihmistä pääsemään kosketuksiin oman sisäisen lapsensa kanssa. Nauru pyrkii ilmoille, kun esimerkiksi keho alkaa vapautua jännitteistä. Ilotipat auttavat eheyttämään persoonallisuutta niin lapsissa, nuorissa kuin aikuisissakin.

Kärsimyskukka, Passion Flower (Passiflora Incarnata)

Tämä kukkauute auttaa ihmistä virittymään Kristus-tietoisuuden tasolle, ja uutteella on suora yhteys henkiseen kehoomme. Passiouute aktivoi sydänchakran, kurkkukeskuksen ja jalkaholvin yläosassa olevan chakrapisteen, jonka aktivoituminen stimuloi myötätuntoa.

Passiouute helpottaa unensaantia, auttaa ihmistä vapautumaan päivän tapahtumista ja syventää henkistä luottamusta. Uute voi myös helpottaa oppimaan enemmän unien kautta tulevasta informaatiosta.

Naistenuute: Granaattiomena, Henna, Jade, Kupari, Kuukivi, Lootus, Malva ja Persikka.

Granaattiomenasta tehtyä uutetta voidaan käyttää hoitamaan kaikkia naistenvaivoja fyysisessä kehossa. Uute sopii myös mihin tahansa emotionaaliseen ongelmaan ja auttaa naisia hyväksymään oman feminiinisyytensä. Granaattiomena auttaa juurichakran energiaongelmissa, avaa ja stimuloi kakkoschakraa sekä tasapainottaa tunnekehoa.

Toinen keskeinen värähtelyuute naistenvaivoihin on Kuukivi, joka auttaa kaikissa ongelmissa lantion häiriöistä ja kehon myrkkyjen poistamisesta koko synnytysprosessiin. Kyseessä on voimakas uute työskentelyyn tunteiden kanssa, erityisesti niiden jotka aiheuttavat huolestumista ja stressiä tai liittyvät äitiin. Kaikki emootiot integroituvat niin, että ihmisestä voi tulla aidosti herkkä. Uute aktivoi lisäksi kulmakarva- ja päälakichakran.

Yhdistelmän uutteista Henna ja Malva auttavat menopaussiin liittyvissä ongelmissa.

Saturnus-kombinaatio

Saturnus-kombinaatio koostuu viidestä kukkauutteesta (Madia, Ukontulikukka, Rosmariini, Salvia ja Lootus) ja Gordoniitti- ja Pyromorfiitti -nimisestä jalokivieliksiiristä. Yhdessä nämä uutteet helpottavat Saturnuksen kierron kulminaatiopisteissä, jolloin yksilö yleensä kohtaa osan karmastaan.

Saturnus on taivaan tärkein opettaja sen suhteen, mitä meille on olennaista tietää ja ymmärtää itsestämme. Planeetan sijainti syntymäkartalla kertoo mm. elämän keskeisistä läksyistä ja energioiden balansointitarpeista. Kombinaatio auttaa ymmärtämään, mikä on kulloisenkin opetuksen ydin, mihin olisi tärkeää kiinnittää huomiota ja miten vastukset voidaan kohdata voitokkaasti. Saturnuksen n. 29,5 vuotta kestävän syklin tärkeitä kulminaatiokohtia ovat mm. ikävuodet 7-8, 14-15, 22, 29-30, 37, 44, 52, 59, 66-67, 74 ja 81.

Sideriitti - työskentelyyn oman varjon kanssa

Sideriitti on tärkeä jalokivieliksiiri ihmiskunnalle. Useimmat Sideriittieliksiiriä käyttävät ihmiset huomaavat ajan myötä, että heidän kykynsä hyväksyä oma varjopuolensa ja työskennellä sen kanssa parantuu huomattavasti. Tästä seurauksena tunnekeho puhdistuu vähitellen, ja energiat vapautuvat mentaalikehoon, mikä antaa ihmiselle laajemman perspektiivin ja suuremman ymmärryksen.

Ymmärrys lisääntyy sen suhteen, että kyky ilmentää valoa riippuu myös kyvystä hyväksyä oman olemuksensa tummat alueet, mitä ne ikinä ovatkin. Vain ne hyväksymällä voi ihminen tietoisesti vapautua niistä. Syvempi ykseyden kokeminen nousee esiin tunnetasolla sideriittieliksiirin käytön myötä. Sideriitti auttaa lopulta näkemään ihmiskunnan korkeimman mahdollisuuden, joka yhdistyy kykyyn rakastaa.

Uuteyhdistelmä pelkojen voittamiseen: Mimulus ja Valkosipuli.

Vanha henkinen maksiimi kertoo, että meillä ei ole mitään muuta pelättävää kuin pelko itse. Tämä kombinaatio mm. tuo objektiivisuutta tunne- ja mentaalikehoon, mikä auttaa vapautumaan peloista ja vainoharhaisuudesta.

Uutekombinaatio stressinhallintaan: Greippi, Hopea, Kamomilla, Nektariini, Platina, Voikukka ja Väinönputki.

Stressinhallinta on yksi aikamme kynnyskysymyksistä. Värähtelyuutteet voivat tässä tarjota apuaan. Tämä kombinaatio on yhdistelmä kukka- ja mineraaliuutteita, jotka kaikki helpottavat omalla tavallaan stressiä.

Uuteyhdistelmä syyllisyydestä vapautumiseen: Iisoppi, Mänty ja Sinivuokko.

Alituinen syyllisyydentunto on yksi kaikkein vammauttavimmista tunteista ihmiselämässä. Tuo kielteinen tunne ei tuo mitään hyvää tullessaan, vaan pikemminkin psykologisia hankaluuksia, minäkuvan rapistumista ja joskus jopa terveysongelmia. Maksa on se elin, joka kaikkein eniten kärsii siitä, että ihminen syyllistää tai antaa muiden tavan takaa syyllistää itseään.

Iisoppi, Mänty ja Sinivuokko ovat erinomaisia uutteita syyllisyydentunteiden voittamiseen. Ne auttavat lisäksi antamaan anteeksi itselle, löytämään terveen itsetunnon ja tarkastelemaan rehellisesti omia virheitä - ja oppimaan niistä ilman syyllisyyden taakkaa. Näin persoonallisuus voi eheytyä rakentavalla tavalla.

Uuteyhdistelmä astrologian harjoittajille: Shooting Star/ Jumaltenkukka, Kupari ja Meteoriitti.

Tämä uuteyhdistelmä kohottaa tietoisuudentasoa ja kehon taajuuksia herkistäen siten kulloisellekin taivaan tilanteelle ja eri planeettojen liikkeille. Uute aktivoi kausaalikehoa tulemaan herkemmäksi planetaarisille liikkeelle. Tämä on erittäin tärkeää, koska kausaalikeho on avainasemassa, kun virittäydytään astrologisille vaikutuksille. Jumalten-

kukka on erinomainen uute astrologian opiskelijoille. Kokeneilla astrologeilla intuitio kohoaa ja ymmärrys lisääntyy erilaisia astrologisia kuvioita kohtaan. Uute auttaa myös oivaltamaan astrologian teknisiä aspekteja ja lisää astronomian ymmärrystä.

Kuparilla on erikoinen ominaisuus lisätä tai vähentää astrologisia vaikutuksia kasvattamalla fyysisen ja hienokehojen sähkömagneettisia ominaisuuksia. Samalla se hoitaa kosmisesta säteilystä aiheutuneita ongelmia. Meteoriitti auttaa virittymään menneisiin elämiin muilla planeetoilla eri konstellaatioissa. Se avartaa kosmista tietoisuutta ja voimistaa yhteyttä ulkoplanetaarisiin vaikutuksiin.

Henkilökohtainen astrologinen kukkauuteyhdistelmä

Tämä uutekombinaatio tehdään henkilökohtaisesti asiakkaalle hänen syntymäkarttansa ja ajankohtaisten astrologisten trendien pohjalta. Uutteen tekemiseen tarvitaan tiedot tarkasta syntymäajasta ja syntymäpaikkakunnasta. Uuteyhdistelmä toimitetaan 30 ml:n pipettipullossa. Käyttöohjeet seuraavat mukana.

Henkilökohtainen uuteyhdistelmä

Teemme myös henkilökohtaisia uuteyhdistelmiä asiakkaiden tilauksesta eri tarpeisiin. Smiling Starsin valikoima sisältää tällä hetkellä noin 700 erilaista uutetta. Bachin klassisten uutteiden lisäksi käytämme mm. kalifornialaisia, kreetalaisia, intialaisia, nepalilaisia ja suomalaisia kukkatippoja ja jalokivieliksiirejä. Uuteyhdistelmä toimitetaan 30 ml:n pipettipullossa. Käyttöohjeet seuraavat mukana.

Smiling Starsin kautta saatavana kirjoja:

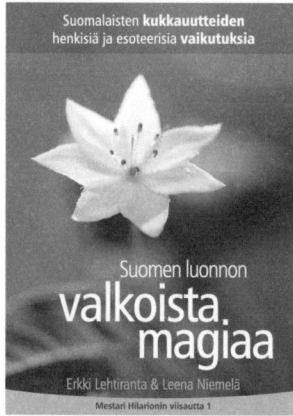

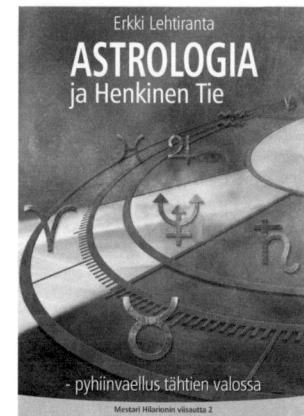

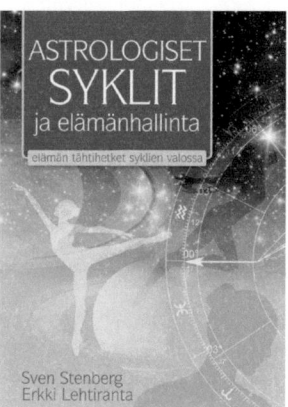

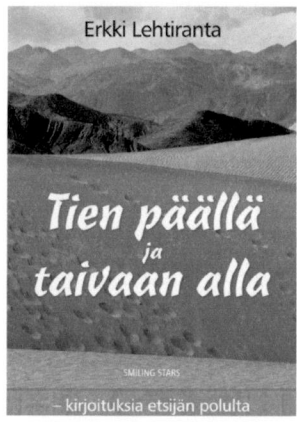

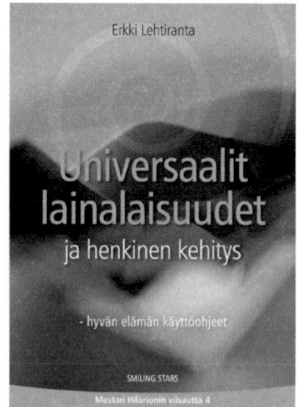

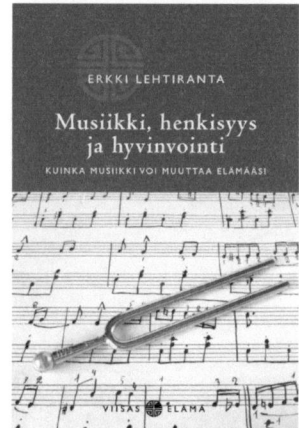

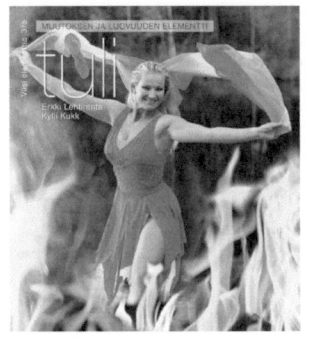
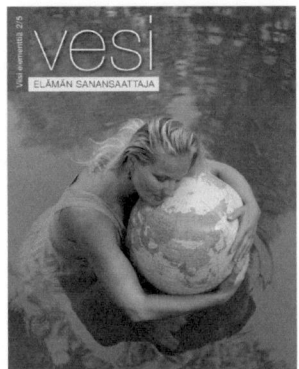
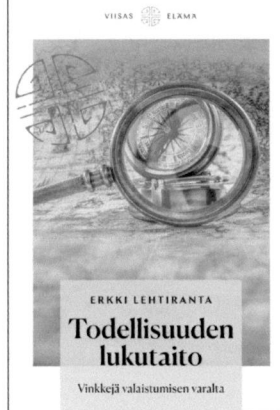
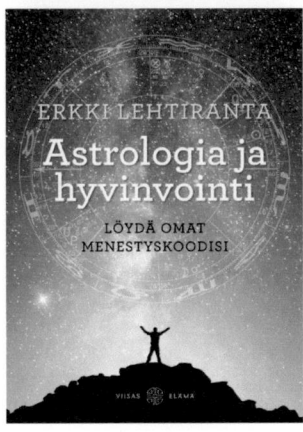
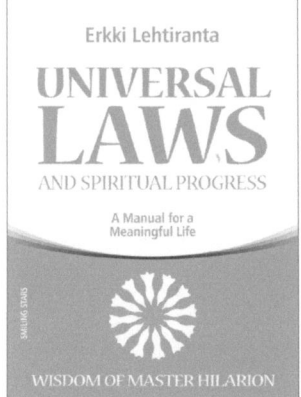

Smiling Starsin palveluihin kuuluvat mm.:

Värähtelyuutteet

o kukka- ja jalokiviuutteet
o metalli- ja jalokaasu-uutteet
o tähtieliksiirit
o henkilökohtaiset uuteyhdistelmät
o astrologiset uuteyhdistelmät

Henkisen astrologian palvelut (kirjalliset ja suulliset)

o yleiskartoitus henkisen astrologian pohjalta
o vuosikatsaukset
o vertailukartat

Henkisyyteen liittyvät luennot, kurssit ja workshopit

o henkisen astrologian koulutus
o kukka- ja värähtelyuutekoulutus
o musiikin henkiset vaikutukset
o henkinen kirologia
o ihmiskehon kielioppi
o hyvien värähtelyjen viikonloput
o elämän henkiset lainalaisuudet
o matka tiedostamattomaan

Kurssimatkat

o Kreetalle, Nepaliin, Tiibetiin jne.

Kauttamme myös kirjallisuutta ja äänitteitä.

www.smilingstars.fi

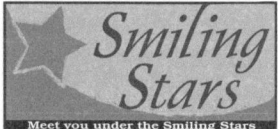

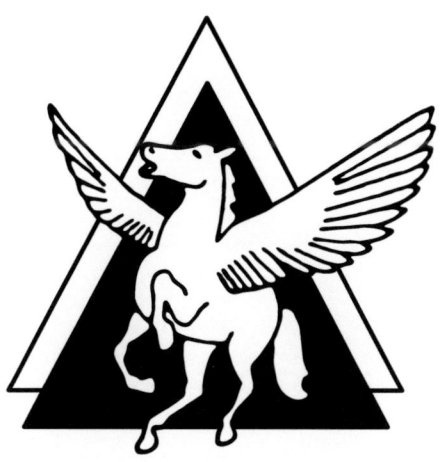

Good Vibrations!

Maailman laajin värähteuutteiden
ja -teknologian valikoima.
Pegasukselta myös tähtieliksiirit ja
jalokaasukapselit.

Pegasus Products mukana
hyvien värähtelyjen tuottamisessa
jo vuodesta 1981.

www.pegasusproducts.com

Maahantuonti Smiling Stars